坐月子母婴护理一本搞定

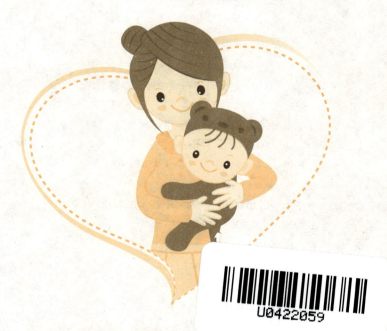

妇产科医师 邢小芬/编者

陕西新华出版传媒集团
陕西科学技术出版社

图书在版编目（CIP）数据

坐月子母婴护理一本搞定/邢小芬编著. —西安：陕西科学技术出版社，2015.6
ISBN 978-7-5369-6454-9

Ⅰ. ①坐… Ⅱ. ①邢… Ⅲ. ①产褥期—护理—基本知识 ②新生儿—护理—基本知识 Ⅳ. ①R714.6②R174

中国版本图书馆 CIP 数据核字（2015）第 102455 号

坐月子母婴护理一本搞定

出 版 者	陕西新华出版传媒集团　陕西科学技术出版社
	西安北大街 131 号　邮编　710003
	电话（029）87211894　传真（029）87218236
	http://www.snstp.com
发 行 者	陕西新华出版传媒集团　陕西科学技术出版社
	电话（029）87212206　87260001
印　　刷	北京建泰印刷有限公司
规　　格	710mm×1000mm　16 开本
印　　张	25.75
字　　数	400 千字
版　　次	2015 年 9 月第 1 版
	2015 年 9 月第 1 次印刷
书　　号	ISBN 978-7-5369-6454-9
定　　价	29.80 元

版权所有　翻印必究

前言 FOREWORD

有人说,女人的一生有 3 个重要的生理期:月经来潮时、怀孕生产时、停经更年时。这 3 个时期是女人身体产生重大变化的健康关键期,也是女人调养身体的 3 个"春天"。只要能掌握这 3 个时机做好调养,对促进身体健康便会起到事半功倍的作用。

而女人的第 2 个生理期则是女人最重要的身体修复期,经历了怀孕、分娩,女人的身体发生了许多变化,一些身体组织受到不同程度的损伤,这都需要女人重视月子期的调养。坐月子的传统自古就有,最早可追溯到距今已有 2000 多年历史的西汉时期。在西汉《礼记·内则》的记载中,当时坐月子被称为"月内"。

坐月子是女性人生中的重要转折点。月子期间稍不注意,就会染上月子病,并伴随女人一生。为此,有的新妈妈特别谨慎,把自己和宝宝关在屋子里,大门不出二门不迈,连窗帘都不拉开。其实,大可不必如此。由于受一些传统习俗的影响,虽然我们不能像西方女性坐月子一样无所顾忌,但是也不能像传统坐月子那样顾忌颇多,我们所要做的就是在坚持"科学"的原则的基础上,"取西式月子之精华,弃传统月子之糟粕",相信这样对每一位新妈妈都有益。另外,针对一些针对新生儿的传统禁忌,例如"裹蜡烛包""剃满月头""擦马牙"等,作为新时代的女性,我们也要敢于打破。

鉴于此,我们编著了这本《坐月子母婴护理一本搞定》。在本书中,我们首先介绍了有关坐月子的一些理论知识,及要为坐月子所做的准备,然后分别介绍了新妈妈坐月子的相关知识和新生儿如何养护的相关知识。在介绍新妈妈如何坐月子时，我们对新妈妈月子中的饮食、日常照护、日常保健和塑身美容为读者一一做了介绍，尽量让新妈妈能够通过本书解决所有月子里的疑问。在新生儿养护部分，我们首先介绍了新生儿的基本发育情况、特有的生理现象和特有的先天反射，然后针对这些发育特点介绍了如何对新生儿进行日常喂养、日常护理、日常保健和简单的能力训练，让新妈妈能够在照顾新生儿的时候不至于手忙脚乱。

总之，新妈妈的月子期与新生儿息息相关。新妈妈在月子期间不但要学会好好保养自己的身体，还要尽快学会照顾好宝宝的生活起居。这样，新妈妈在月子里才能保持身心愉快。

愿本书能够陪伴新妈妈度过"坐月子"这段特殊的时期，愿本书能够使新妈妈的月子更安心、更完美！

编　者

目录 CONTENTS

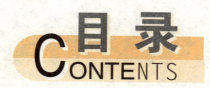

Part 1　月子准备篇　解读"坐月子"

中西方坐月子大不同 …………………… 002
　　中医解读坐月子 ………………… 002
　　西医解读坐月子 ………………… 003
　　传统月子禁忌多 ………………… 003
　　西式月子约束少 ………………… 004

坐月子，新妈妈的必修课 ……………… 006
　　树立正确的月子观 ……………… 006
　　月子不是1个月 ………………… 007
　　坐对月子，谨防后遗症 ………… 008
　　6招让新妈妈身体尽快康复 …… 010
　　7招帮新妈妈赶走疾病 ………… 011
　　给剖宫产新妈妈的13点建议 … 013
　　谨记坐月子"四避" ……………… 015
　　走出坐月子9大误区 …………… 016

选择坐月子的方式 ……………………… 019
　　家中老人照料坐月子 …………… 019

目录

请保姆照料坐月子 020
去月子中心坐月子 021
请月嫂照料坐月子 022
坐月子方式大 PK 023

"粮弹充足"，备战月子 024

为月子休养创造舒适的环境 024
面试月嫂的 4 个要点 025
教你挑选合格的月子中心 027
处理婆媳关系是大事 027
亲朋探望巧应对 028
自己动手，丰衣足食 029

理性购置月子用品 030

与专家对话 033

Part 2　月子饮食篇
月子中的重头戏

新妈妈月子饮食须知 038

四季月子饮食原则及禁忌 038
科学月子餐 6 大原则 042
摒弃不正确的饮食旧观念 043
不同体质新妈妈进补食物宜忌 046
剖宫产妈妈饮食须讲究 047
月子饮食禁忌及食物黑名单 048
吃健脑食物让宝宝更聪明 050

为宝宝及时调整饮食 *051*
月子饮食四大宝 *052*
适合坐月子吃的保健性蔬果 *054*
能提高母乳质量的催乳明星食材 *055*
产后美颜塑身食材推荐 *056*
产后瘦身饮食法则 *060*

月子期新妈妈饮食同步指导 *062*

产后第1周的月子餐——以排恶露、开胃为主 *062*
产后第1周的饮食之道 *062*
产后第1周必需营养食材大盘点 *064*
产后第1餐饮食关键词——恢复体力 *065*
产后第1餐的4项原则 *065*
吃好产后黄金第1餐 *067*
产后第2餐饮食关键词——补充能量 *068*
产后第2餐的4项原则 *068*
吃好产后第2餐 *069*
产后第3餐饮食关键词——补充必需营养素 *070*
吃好产后第3餐 *071*
产后7天新妈妈饮食方案 *072*
产后第1周营养食谱推荐 *073*
产后第2周的月子餐——补血为第一要务 *076*
产后第2周的饮食之道 *077*
产后第2周必需营养食材大盘点 *079*
产后第2周营养食谱推荐 *079*
产后第3周的月子餐——催乳好时机 *084*
产后第3周的饮食之道 *085*
产后第3周必需营养食材大盘点 *086*
产后第3周营养食谱推荐 *087*
产后第4周的月子餐——恢复体力，增强免疫 *090*

目录

- 产后第4周的饮食之道 090
- 产后第4周必需营养食材大盘点 091
- 产后第4周营养食谱推荐 092
- 产后第5~6周的月子餐——以瘦身美颜为主 ... 095
- 产后第5~6周的饮食之道 096
- 产后第5~6周必需营养食材大盘点 098
- 产后第5~6周营养食谱推荐 100

产后恢复特效食谱 103

- 产后出血滋补食谱 103
- 产后恶露不下滋补食谱 105
- 产后腰背痛滋补食谱 106
- 产后便秘滋补食谱 108
- 产后抑郁滋补食谱 110
- 高血压新妈妈滋补食谱 113
- 糖尿病新妈妈滋补食谱 115

新妈妈月子饮食备忘录 116

与专家对话 117

Part 3 月子照护篇
有所为，有所不为

月子护理须知 120

- 不同季节月子护理要点 120
- 产后护理常见误区 123
- 月子期新妈妈选衣物4大原则 125

月子新妈妈选鞋 5 大标准 ········· **126**
新妈妈穿高跟鞋不宜过早 ········· **126**
新妈妈不适宜睡太软的床 ········· **127**
新妈妈睡姿有讲究 ················· **128**
新妈妈应该这样换洗衣物 ········· **129**
月子里洗头梳头好处多 ············ **129**
月子里也要洗澡 ····················· **130**
月子可以这样刷牙 ················· **132**
新妈妈产后护齿很重要 ············ **132**
哺乳妈妈"臭美"三不宜 ········· **134**
精心呵护，让子宫快速复原 ······ **135**
哺乳妈妈，保护好宝宝的"粮仓" ··· **136**
保护视力，让眼睛更明亮 ········· **137**
产后记性差，新妈妈有办法 ······ **139**
产后性生活不宜过早 ··············· **140**

| 知识链接：护腰，找道具帮忙 ········· *141* |

| 与专家对话 ································· *142* |

Part 4　月子保健篇
谨防"月子病"

| 产后保健须知　　　　　　　　　　　*146* |

新妈妈产后正常的生理现象 ······ **146**
新妈妈坐月子保健要诀 ············ **147**
顺产新妈妈月子各阶段的护理 ··· **148**

剖宫产新妈妈产后护理 …………………… 150
剖宫产伤口如何预防感染 ………………… 152
剖宫产疤痕如何养护 ……………………… 153
月子期间感冒早预防 ……………………… 154
产后失眠，如何应对 ……………………… 155
观察恶露，了解健康状况 ………………… 156
正确区分恶露和月经 ……………………… 157
小心呵护会阴伤口 ………………………… 158
产后子宫恢复如何护理 …………………… 160
产后新妈妈可以进行自我检查 …………… 160

新妈妈产后疾病防治　　　　　　　162

月子病要科学对待 ………………………… 162
重视产后"妈妈腕" ……………………… 163
产后腰痛的原因及护理 …………………… 165
产后腹痛的护理 …………………………… 166
产后足跟痛的原因及防护 ………………… 167
产后颈肩部劳损的自我保健法 …………… 168
子宫复旧不全的症状及护理措施 ………… 169
子宫脱垂的判断及防护 …………………… 170
产后异常出血如何护理 …………………… 171
产后出血需警惕席汉氏综合征 …………… 172
产后恶露不绝如何护理 …………………… 173
尿潴留的护理措施 ………………………… 174
产褥感染重在预防 ………………………… 175
乳房疾病如何护理 ………………………… 176
产后便秘，预防是关键 …………………… 179
产后痔疮的原因及预防 …………………… 180
产后外阴发炎的原因及护理 ……………… 181
产后瘙痒要及时解决 ……………………… 182

产后发热的原因及护理 *184*

知识链接：产后第 42 天的检查 *186*

与专家对话 *188*

Part 5 月子美丽篇
时尚辣妈养成记

心理调适 *192*

Baby blues 不同于产后抑郁症 ***192***
怎样认识产后抑郁症 ***193***
有无产后抑郁症，一测便知 ***194***
走出产后抑郁症的 6 个误区 ***195***
多管齐下，赶走产后抑郁症 ***196***
剖宫产妈妈心理恢复五阶段 ***198***
按摩得当，让新妈妈身心愉快 ***198***

瘦身美颜 *200*

产后减肥不可不知的常识 ***200***
产后瘦身的"三原则"和"三不宜" ***201***
早晨是瘦身最佳时刻 ***202***
产后塑身注意要点 ***203***
束缚带不一定要用 ***205***
产后适当运动，为美丽加分 ***206***
顺产妈妈完美塑身计划 ***207***
5 招让你有效减肥 ***208***
3 种运动助你塑造完美身材 ***209***

目录

产后美容，让自己光彩照人 210
祛除妊娠纹的5个建议 211
让剖宫产伤疤缩小的妙招 212
从点滴做起，拒绝大妈身材 213
精心护理，拥有靓丽秀发 214
眼部去皱，让双眼更迷人 216
产后美胸，新妈妈有办法 217
背部运动，帮你塑造背部完美曲线 219
多做运动，塑造纤纤玉臂 220
减掉"大肚腩"的妙方清单 222
几种简单易做的产后美臀法 223
3招让你恢复修长美腿 224
美丽，别忘了重塑玉足 225
产后瑜伽，塑造完美身材 226
只需一把椅子的健身运动 227
简单轻松的按摩塑身法 228
化点淡妆，新妈妈重拾美丽、自信 229

几款天然面膜的制作方法 230

与专家对话 233

Part 6 新生儿解密篇
走近"新生儿"

了解你的宝宝 238

揭开新生儿的16个秘密 238

新生儿的生长发育状况 *241*

新生儿的生长发育规律 *242*

新生儿特有的生理现象 *243*

新生儿神奇的先天反射 *244*

新生宝宝1~7天生活纪实 *246*

与专家对话 *249*

Part 7 新生儿喂养篇
让宝宝吃出健康

新生儿喂养须知 *252*

母乳是宝宝最好的营养品 *252*

新妈妈开奶3个步骤 *254*

喂奶姿势要正确 *256*

新妈妈哺乳的9大注意事项 *257*

母乳喂养5个常见错误 *259*

奶水是否充足的判断依据 *260*

让母乳质与量齐升 *261*

新妈妈哺乳4大关键 *262*

为宝宝选对奶粉 *263*

为宝宝选奶瓶需谨慎 *264*

牢记奶粉喂养5大关键 *265*

宝宝奶瓶也要"保养"好 *268*

2种混合喂养方法大对比 *269*

混合喂养的注意事项 *271*

| 如何判断宝宝是否吃饱 | 271 |
| 婴儿制剂和保健品不可滥用 | 272 |

新生儿喂养与智力发育关系密切 …… 274

与专家对话 …… 275

Part 8 新生儿护理篇
给他最贴心的呵护

新生儿护理须知 …… 282

护理宝宝 8 大禁忌	282
如何选购和使用纸尿裤	283
传统尿布的使用、洗涤和消毒	285
不要给宝宝打"蜡烛包"	286
"满月头"剃不得	287
宝宝衣物选择 3 大原则	288
宝宝头上乳痂,小心处理	288
宝宝私处如何清洗	289
宝宝皮肤娇嫩,要小心呵护	291
有些时候不宜亲吻宝宝	291
读懂宝宝的各种"哭"	292
宝宝的大小便学问大	294
给宝宝穿、脱衣服的技巧	297
给宝宝修剪指甲要谨慎	298
抱新生儿需遵循 4 个原则	299
新生儿 3 种睡眠状态下的照护要点	300

给新生儿"颠倒黑白"	301
给宝宝洗澡的方法和注意事项	302
第一天就与宝宝建立亲密关系	303
出院事宜巧安排	305
宝宝安全是大事	306

不同季节出生的宝宝护理指南 308

与专家对话 309

Part 9 新生儿保健篇
让宝宝远离不适

新生儿日常保健要点 314

精细护理，预防新生儿感染	314
新生儿常见6种皮肤问题的应对	315
谨慎护理新生儿的五官	317
小心护理宝宝的小肚脐	318
宝宝突然不爱吃奶有原因	319
宝宝吐奶、溢奶要分情况对待	319
新生儿打嗝巧护理	321
新生儿夜哭不止怎么办	322
宝宝睡眠状况与健康密切相关	324
辨别新生儿生病的信号	325
新生儿黄疸怎么防治	326
宝宝便秘如何护理	328

新生儿腹泻如何护理	329
新生儿脐疝怎么预防	330
宝宝肠绞痛如何护理	331
新生儿鼻塞怎么护理	332
新生儿发热如何应对	333
宝宝头形不正是怎么回事	334
如何预防新生儿佝偻病	335
宝宝尿布疹如何护理	336
宝宝湿疹如何防治	336
男宝宝阴囊水肿怎么治疗	338
如何防治新生儿鹅口疮	339
当心宝宝呼吸道感染	340
女宝宝外阴2种常见疾病及防治	340
新生宝宝用药需谨慎	341
给新生宝宝喂药的禁忌	342
了解宝宝疫苗接种情况	343

给宝宝喂药的技巧 … 345

与专家对话 … 346

Part 10 新生儿早教篇
聪明宝宝早培养

新生儿综合训练 … 352

视觉训练	352
听觉训练	353

触觉训练 *353*

嗅觉和味觉训练 *354*

动作训练 *354*

语言与思维能力培养 *355*

大脑潜能开发 *356*

月子分阶段宝宝智力大开发 *357*

第一阶段（第1~2周） *357*

第二阶段（第3周） *358*

第三阶段（第4周） *359*

知识链接：给宝宝爱的抚触 *361*

与专家对话 *362*

Part 11　补丁篇
让月子更完美

特殊新妈妈的月子护理 *366*

高龄新妈妈产后须知 *366*

高龄新妈妈应注意护理好产道 *367*

妊娠合并糖尿病的新妈妈要特别注意饮食 *367*

家人应给予高血压妈妈更多关注 *369*

谨防高血压新妈妈3种并发症 *369*

高血压新妈妈要养成良好的生活习惯 *371*

流产、早产的女性也需要坐月子 *372*

流产、早产后女性要做好避孕工作 *372*

流产、早产后女性应注意月子中的小细节 *373*

特殊宝宝的护理 *375*

- 双胞胎这样喂养 **375**
- 早产儿喂养方法 **376**
- 用袋鼠养育法养育早产儿 **377**
- 早产儿需要给予特别护理 **378**

新爸爸的责任 *380*

- 新爸爸要扮演3个角色 **380**
- 体味做新爸爸的快乐 **381**
- 新爸爸要牢记育儿4原则 **382**
- 新爸爸一定要做的几件事 **383**
- 提前准备好母婴用品 **384**
- 多陪伴新妈妈，预防产后抑郁 **385**
- 协助新妈妈调养身体 **385**
- 多与宝宝零接触 **386**
- 不忘和网络奶爸多多交流 **387**

让宝宝开心，老爸有妙招 *388*

与专家对话 *390*

Part 1

月子准备篇
解读"坐月子"

坐月子关乎女人一生的健康,是女人一生中难得的休养时光,每一个为了孩子的诞生而耗尽了体力与精力的新妈妈都可以在这短短的日子里做回公主,享受属于自己的快乐时光。为此,需要自己及家人做好充分准备。不但做好物质上的准备,还要做好心理准备和月子知识储备上的准备。

PART 1
月子准备篇：解读"坐月子"

中西方坐月子大不同

🌙 中医解读坐月子

传统中医认为，女性十月怀胎，宝宝所需的营养都靠母体供给，一朝分娩之时，也是母体大量耗血伤身的时刻。因此，新妈妈要多卧床休息，期间不能外出、不能吹风、不能洗澡洗头、不能碰冷水，同时还要多喝鸡汤、多喝红糖水，以补益气血，调理虚损。

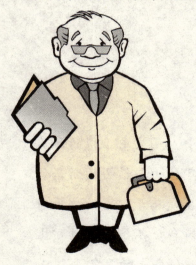

传统中医关于坐月子的这些相当麻烦的禁忌，看似不大科学，但是如果冷静分析，我们也不难发现，顺利分娩后的女性和宝宝在免疫力和体力各方面都有待重新强化确立，非常有必要以坐月子的方式进行防护。

此外，有些禁忌是在传统农村和公共卫生、医疗条件不发达的环境下，为了降低新妈妈和新生宝宝的感染乃至患病的概率才提出的。而这些禁忌即使现在看来，也并不能认为是无稽之谈，只是以现代医学和生活环境而言，是可以通过科技手段获得完全不同的照顾和改善的。随着科学的进步，现代中医的理论也在不断更新，对于坐月子的注意事项也制订得更加科学了。诸如不能刷牙、不能吃盐、不能下床等不科学的禁忌，目前已经不合时宜了。

西医解读坐月子

西医虽然没有坐月子的说法，但是对产后护理也十分重视。世界卫生组织（WHO）关于产后护理的建议，主要是要注意是否有产后并发症，如产后大出血、感染等。另外，还要指导哺喂母乳、建立亲子关系、心理调适、避孕等。

现代的新妈妈坐月子时，已将中西医的观点融合起来，形成了一种特殊的文化。在身体方面，母体可以利用坐月子这一阶段调养身体，增进身体健康；就心理层面而言，此时期也是新生宝宝与母亲建立亲密关系的开始，如果新妈妈能有平静和愉快的心情，对建立与新生宝宝之间的亲密关系会有关键性的帮助和深远的影响。

传统月子禁忌多

新妈妈坐月子，身边总是会有长辈再三嘱咐、谆谆教诲，告之"千万千万不可……""一定一定要……"。这些条目式的宜忌，连同那句带着恐吓般的话——"不听老人言，吃亏在眼前"，常常让新妈妈觉得备受束缚。对于中国女性来说，坐月子是流传了千百年的一项传统。而日韩等其他亚洲国家，也有类似"坐月子"的习俗。老人嘴里的月子究竟怎么坐呢？

1. 为时1个月的禁闭

生男孩要坐30天月子，生女孩要坐40天月子，原因是生了女孩，妈妈的身体更亏，要多养10天。

2. 为众多行动设卡

不出屋、不久坐、不爬楼梯、不碰冷水、不看书、不哭、禁性行为、不可吹风、不可缝纫。

3. 应忌口，要大补

禁吃——冰冷的食物、硬的食物、在中医传统中认为含有毒性的食物、含酒精的食物、盐、水果和蔬菜以及凉水等。宜多吃——鸡蛋、生化汤、麻油鸡、猪腰子、猪心和猪肝，以及其他高热量、高蛋白质的食物等。

4. 脏乎乎更健康

月子里不能刷牙、梳头发，禁止沐浴及洗头。

5. 紧衣紧袖不露风

鼓励产妇穿着袖口、裤管较紧的服装，穿着袜子；不能穿拖鞋，脚后跟不能露在外面；坐着腰后不能空，须垫上。

6. 娘家长辈来帮忙

传统上，是由新妈妈的亲戚长辈帮忙坐月子。但随着风俗不同，要求也有变化。

西式月子约束少

传统月子强调养生，所以禁忌比较多，而西式月子就没有这么多的讲究，甚至西式月子中的一些做法会让我们咋舌、无法接受。不管西方或东方，女性怀孕期体内各系统的变化是一样的，生育完都要有恢复阶段，但东西方人的体质差异很大，我们的饮食以植物类为主，体质与营养饮食有直接关系。还有环境因素，西方人产后伤口暴露，然后主张马上洗澡，他们的室内环境很干净，暴露伤口没问题。但我们的环境条件达不到那样的水平，所以许多做法我们不能完全模仿西方。我们的医学发展借鉴了他们的优点，但中国有中国的特点，我们的保健就要选择适合我们中国人体质的方式和方法。

1. 饮食无禁忌

欧美地区的人喜爱饮冰水，认为温水不可口。所以产妇也喝冰水、吃冰激凌。水果被认为是清淡而富有营养的好东西，十分适合产妇食用，大鱼大肉被认为太油腻，吃太多会破坏体形。

27岁的美国产妇丽兹认为：产后体质受损，需要增加营养品。但是像中国人一样在短短的1个月中，要吃这么多蛋、这么多鸡，实无必要。她的医生对她说高蛋白、高脂肪的饮食易引起消化不良，也会令产妇发福，而且所产生的乳汁容易引起宝宝腹泻，优质母乳更需要母亲拓宽食谱，产后禁吃这、禁吃那的习俗是不对的。

2. 催奶基本不靠食补

国外女性注重月子期间的营养，通常吃得好一些，尤其会注意补钙和维生素。但无奶或奶水少的产妇，常被认为是体内激素失调，而对之进行药物治疗。

3. 没有不沾冷水这一说

不但可以沾冷水，吹冷风，一位美国产科大夫还让一位中国妈妈坐在冰袋上——让她因分娩而撕裂的阴道口尽快消肿。这位妈妈不答应："我是中国人，我不坐在冰块上。"大夫说："不坐在冰块上伤口要肿1个星期，你要多在医院里呆1星期？"这位妈妈于是决定入乡随俗。结果伤口果然好了，但是冰得肚子疼。医生又扔给她两片止痛片，于是万事大吉。这位妈妈总结说外国女人冻着了也会肚子疼，但不会像我们那样当真，吃点止痛药就可以了。

4. 无人伺候月子

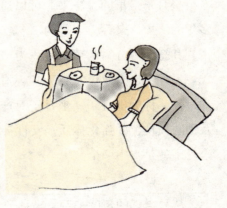

中国的婆家妈、娘家妈来伺候月子，是因为中国人认为宝宝是一个家族的所有物，外国大多认为生宝宝是夫妇二人的选择，与上一代没关系，自然没有义务来为你服务。倒是邻居朋友会给新妈妈和小宝宝送些食品，充满温情。说到伺候月子，能指得上的就只有丈夫了。许多国家的法律规定男人也可以休带薪产假。

外出无限制。新妈妈通常在产后一两天就外出散步、晒太阳。为了减轻独自带宝宝的心理压力，社区设有母亲儿童娱乐中心，年轻母亲在此相互交流她们的育儿经验，热门话题便是自己刚刚出生几天、几周的小宝贝。

5. 小宝宝也百无禁忌

什么暗房、百天，外国人没这么一说。外国产妇在寒冬腊月穿着一件T恤或一件衬衣在外面走，爸爸抱着戴一顶小帽子、衣服比母亲多不了几件的小宝宝走在后面。外国的妈妈不坐月子，产后几天就要外出购物、运动、交际，小宝宝就随身带着。

PART.1
月子准备篇：解读"坐月子"

坐月子，新妈妈的必修课

☾ 树立正确的月子观

1. 坐月子的来源

坐月子最早的说法来源可以追溯至西汉《礼记·内则》，距今已有2000多年的历史，又称为"月内"，是产后必须的仪式性行为，也是中国的传统习俗，其意义可分为两项：其一为产妇补充流失的营养；其二为犒赏其任务达成。另外，还有避免冒犯天神、报答母恩的意义。也因此现代人将产后调理的过程，称为坐月子。坐月子对产妇的意义很多，做好产后调理，可以恢复及预防损伤，并强化体质。女性一生中有3个可转化体质的重要黄金期，而坐月子就是当中一个。

2. 坐月子的好处

从社会学的角度来看，坐月子是协助产妇顺利度过人生转折的关键时期。以中医学的角度而言，传统的坐月子是产后必需的养护之道，因为经过分娩时的用力与出血、体力耗损，产妇会处于"血不足、气亦虚"的状态，大约需要6~8周的时间才能恢复到怀孕前的生理状态。

所以，这段时间的调养正确与否，关系到未来日子里身体是否健康。如果能抓住分娩的机会调整体形，或治疗分娩之前的某些身体上的异样，按照正确的方法坐月子，好好地补充营养、充分休息，就能带给妈妈未来几十年的健康身体。

3. 讲求科学的坐月子方法

古代坐月子有许多禁忌，具体包括不可探视产妇、不可外出、不可进庙、不能参与祭祀等等，这无非都是基于对产妇的一种隔离保护措施，为了保护产妇远离污染源，且提供一个不受干扰、可以完全卧床的静养环境。用现在的医学理论去看待，其实是非常有道理的。

虽然现代西医理论赞同当时对产妇的隔离保护，不过，由于现今的医学进步以及环境改善，月子禁忌的实行方法已有适度的改良，主要目的都是避免产妇感染，能让产妇多休养，有效恢复体能与健康。

所以采用科学合理的方法坐月子对于中国女性来说，有极大的好处，因此，中国女性还是要坐月子的。

月子不是1个月

很多人一听到坐月子，便会联想到产后需要1个月的时间来休息调养。其实，这个观念是不完全正确的。

坐月子在医学上称为"产褥期"，是指自胎宝宝、胎盘娩出后，新妈妈的身体和生殖器官复原的一段时间，一般需6~8周，也就是42~56天。当然，由于每个人的身体素质、营养状况和精神状态各不相同，而且还受到自然分娩、剖宫产等分娩方式的影响，所以休整的具体时间长短也会有所不同。难产一般延至72天。

妊娠期间，准妈妈担负着提供胎宝宝生长发育所需营养的重任，身体的各个系统都发生了一系列的适应性变化。尤其是子宫变化最为明显，其重量约增加了20倍，容积大约增加了500~1000倍，心脏跳动每分钟增加10~15次，血容量增加10%，肺通气量增加10%，这些变化都导致了身体器官的一系列改变。

以上这些变化在分娩后都需要通过一定的调养方式使其逐渐恢复正常。加之在分娩时，产妇的精力、体力损耗很大，气血也需要一定时间的精心调养才能恢复。总之，这些变化的恢复和器官的复原，都要经过产褥期的休息和调养才能实现。

另外，新妈妈身体的恢复不仅是时间的问题，还取决于产褥期的饮食、休息、锻炼等多方面的调养。调养得当，则恢复快，且无后患；若调养不当，则恢复较慢，往往还会留下很多后遗症（俗称"月子病"），危害新妈妈的身体健康。因此，新妈妈不要盲目地认为只需休养 30 天就万事大吉，一定要以自己的身体状况为基准，充分调养，直到感觉自己身体完全恢复，才能结束产褥期。

坐对月子，谨防后遗症

后遗症一：产后腰腿痛

妊娠期间，胎儿的发育使子宫增大，同时新妈妈腹部也变大，重量增加，为适应这种生理改变，身体的重心就必然发生改变，腰背部的负重加大，所以新妈妈的腰背部和腿部常常感到酸痛。分娩的时候（现在新妈妈分娩时多采用仰卧截石位）新妈妈在产床上时间较长，且不能自由活动，要消耗掉许多的体力和热量，致使腰部和腿部酸痛加剧。新妈妈产后睡弹簧床不利于腰腿部的恢复，反而会导致腰腿部疼痛加重。新妈妈在产后感到腰腿痛一般来说属于生理性的变化，是可以恢复的，如果属于怀孕和分娩引起的疼痛，一般在产后 1 周疼痛就会减轻。在坐月子期间注意劳逸结合，将会恢复得很好。

后遗症二：子宫复旧不良

有部分新妈妈生完宝宝后，恶露经久不净，一直腹部隐疼，好像里面有东西揪着痛，尤其哺乳时加剧。此时用热水袋局部热敷后，疼痛会得到缓解。这可能是子宫复旧不良，新妈妈产后宫缩引起的疼痛。因宝宝在吸吮时刺激乳头，可反射性地引起子宫收缩，所以哺乳时腹部疼痛加剧。恶露经久不净要注意是否患子宫内膜炎症，必要时要做 B 超检查，看有没有胎盘残留。

要注意防治感染。如果 B 超发现有胎盘残留，要做清宫，产后 24 小时内应经常注意宫缩及阴道流血情况。每日检查宫底高度，观察恶露性质。

后遗症三：产后不设防致孕

经常会有这样的情况：一对年轻的夫妻，妻子产后恢复很快，宝宝接受人工喂养，夫妻性生活没有采取避孕措施。产后 3 个月叫来做检查，竟然发现妻子又怀孕了。

医生把这个结果告诉年轻的夫妻，只见二人目瞪口呆，不解地问道："产后不是安全期吗？"

很多人尤其是年轻的小夫妻没有这方面的常识，以为哺乳期不会怀孕，又不好意思咨询医生，结果产后没有多久又怀孕，对新妈妈的身体造成极大的伤害。建议即使处于哺乳期，夫妻同房也应做好安全措施。

后遗症四：产后排尿问题

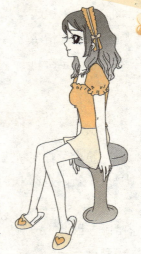

十月怀胎，好不容易才把宝宝生下来，新妈妈们如释重负，还没来得及想如何恢复身材，马上就可能面临一个难以开口的尴尬问题——尿失禁。每次开心地哈哈大笑或咳嗽时，尿就不能自控地排出来。

尿失禁是新妈妈产后的常见问题。导致尿失禁的内因是女性尿道相对比较短，外因是生产时胎儿通过产道，使得膀胱、子宫等组织的肌膜受伤，弹性受损，尿道松弛而失去应有的功能。当新妈妈腹部用力、腹压增加的时候，尿液即会不自主流出，尤其当咳嗽、打喷嚏时最容易发生。

后遗症五：产后乳房变化

产后乳房的变化会衍生出一些问题，要提高警惕。产后乳腺炎通常发生在产后第10~14天，尤以新妈妈多见，主要发病原理是产后身体抵抗力下降，易使病菌侵入、生长、繁殖。为了保持乳房清洁，预防乳腺炎，分娩后应用肥皂及清水洗净乳房、乳头，每次哺乳前洗手，用温开水擦洗乳头。乳头若有皲裂，每次哺乳后，可涂10%的鱼肝油剂或10%的复方安息香酸酊，促进愈合，严重者应停止哺乳，按时将奶挤出，或用消毒的玻璃吸奶器吸出再哺喂。

后遗症六：产后抑郁症

从心理方面分析，新妈妈妊娠前，特别是第一次做妈妈，精神上会有较大的压力，如担心：分娩会疼吗？能否恢复到过去的状态？产后，新妈妈从兴奋状态转入疲倦，情绪从高亢转为低落，部分新妈妈会出现感情脆弱、焦虑，有时候有失眠、头痛等症状。严重的可能日日以泪洗面，更甚者有自杀倾向。一般产后2~3天会出现上述症状，10天左右症状将自动减轻或消失。倘若症状持续恶化，需要注意是否患有产后抑郁症。如果真的患上此症，丈夫应该多抽时间陪伴在新妈妈左右，分担育婴责任，减轻新妈妈的劳累和心理负担，忍耐妻子的挑剔与情绪化。产后由经验丰富的助产护士上门指导，及时传授护理和育婴技巧，也有利于帮助新妈妈度过产后的情感脆弱阶段。

6招让新妈妈身体尽快康复

整个孕程使新妈妈身体的变化很大，分娩后如何使自己的身体尽快复原，是每个新妈妈都十分关心的事。有几点康复原则供参考：

注意劳逸适当。分娩时由于用力，新妈妈体力消耗极大，产后一般疲惫嗜睡。因此，产后最初24小时内，新妈妈应卧床休息，然后，可以起床在室内稍微活动，这样可促进恶露的排出，有利子宫尽快复原，也有利产后大小便通畅。整个产褥期都应保证新妈妈充足的睡眠和休息，不能从事重体力劳动。也不要因害怕会阴部疼痛而整日躺在床上，这样对身体复原很不利。

1. 注意排尿

产后不久，一般尿量较多，应尽早自排小便，以免膀胱膨胀，妨碍子宫的复原。产后6～8小时仍未解小便，要鼓励和帮助新妈妈下床排尿，也可在下腹部放一个热水袋，或用温开水缓慢冲洗外阴，以刺激和诱导排尿。

2. 防止便秘

分娩时大多进行过灌肠，大便已排空，产后2天内可能无大便。由于产后卧床休息，肠蠕动减弱，加上会阴部疼痛而不愿解大便，常常容易形成便秘。家人可鼓励和帮助新妈妈排便，必要时可用"开塞露"塞入肛门帮助排便。有痔疮的新妈妈更应防止便秘。

3. 注意会阴部卫生

产后，特别是产褥期，会阴部分泌物较多，应特别注意卫生。每天可用温开水或1：5000的高锰酸钾溶液冲洗外阴部1～3次，并保持会阴部清洁和干燥，勤换会阴垫。

4. 勤换内衣、床单

产后出汗较多，尤其夜晚更明显，所以要勤换内衣内裤和床单，以保持清洁和干燥。

5. 注意饮食的营养

增加鱼、肉、蛋及海产品的摄入，保证新妈妈摄入充足的优质蛋白质。多喝汤水，可以适当饮用牛奶。奶类含钙量高，易于被人体吸收利用，是钙最好的食物来源。总之，新妈妈的饮食应遵循控制食量、提高品质的原则，各种食物都吃。

7招帮新妈妈赶走疾病

产后新妈妈的身体较为脆弱，如不注意养护容易出现一些健康问题。希望以下7条生活备忘录能在生活中时时提醒新妈妈。

1. 不要忽视给身体补钙

女性成年后要经历怀孕、分娩、更年期等特殊生理过程，身体更容易缺钙，如不注意补充，就会使骨质中的钙丢失过多，提早发生骨质疏松。因此，从现在开始就要摄取足够的钙，包括每天吃3份以上富含钙的食物，如1杯脱脂、低脂牛奶或脱脂、低脂酸乳酪；1杯加钙橙汁或橘汁；2片富含钙的白面包等。同时，新妈妈也应经常去做户外运动，使体内储存充足的钙，避免提早发生骨质疏松。

2. 多吃富含铁的食物

每个月成年女性都会排出一定量的月经血，特别是宫内上环时月经血量会增多，久而久之易造成慢性失血性贫血。另外，分娩及人工流产也会造成身体不同程度的失血。贫血可导致身体抵抗力下降，发生各种感染。因此，新妈妈应在饮食上注意摄取富含铁的食物，如动物肝、瘦肉、鸡蛋、豆制品、新鲜蔬菜和水果等，纠正不吃动物蛋白、只吃素食的不良习惯。平时常去测查血色素，发现贫血尽早治疗。月经量增多时尽快查找原因并积极治疗，如是宫内上环引起就要采取其他的避孕方法。

3. 避免发生意外怀孕

避孕方法不当常会导致新妈妈意外怀孕，有时不得不采取人工流产。这会给新妈妈的健康带来很多害处。多次人工流产的新妈妈，会出现月经过少甚至闭经等现象，还会因子宫内膜及子宫颈发生粘连而导致日后发生闭经、周期性腹痛、子宫内膜异位症等。值得一提的是，人工流产同时还会对新妈妈的心理造成不良影响，这不利于其身体康复及远期身体健康。因此，一定要为自己选择可靠的避孕方法。

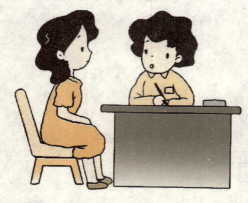

4. 定期做妇科检查

怀孕、分娩、性生活是每个新妈妈都少不了的生活内容，可这样也常会使生殖器官出现一些问题，使健康危机潜伏在身体里。

需要提醒的是，有时健康出了问题，新妈妈并不一定会感觉到，待出现明显症状时，可能已发展为很严重的疾病。如果能定期做妇科检查，就会及早将引发疾病的隐患扼杀。但很多新妈妈对此并不在意，不是嫌去医院麻烦就是因不愿让医生查看生殖器官而躲避。每一位新妈妈都要记住，应该定期去做妇科检查，特别是感到生殖器官不舒服时更要及时去检查。

5. 发生不规则阴道出血时及早去看医生

虽然阴道出血是女性司空见惯的事，但如果不是正常月经引起的阴道出血，就不要掉以轻心，这往往预示身体里存在着某种异常。如果在性生活后出现阴道出血，通常表明可能有阴道炎、宫颈糜烂、宫颈息肉或宫颈癌等，这些是造成性生活后阴道出血的最常见原因之一。子宫黏膜下长了肌瘤或巨大的子宫壁间肌瘤时，虽然月经周期正常，也会使阴道出血量增多并使出血时间延长。因此，阴道出现不规则出血时一定要及早去看医生，以避免病情发展得严重。

6. 月经期间注意呵护自己

月经虽然是正常的生理现象，但女性在这一时期往往会抵抗力下降，需要悉心呵护自己。几乎所有女性月经期的疾患，都是经期不注意呵护自己而引发的。月经期每天注意清洗外阴，洗澡宜淋浴并最好是热浴，尽量不去做妇科检查，禁止性生活。勤换卫生巾，更换时注意由前向后放入。同时，注意身体保暖，避免凉刺激，如不洗凉水浴、不吃凉食、不喝凉水；不过于劳累或剧烈运动,少吃高盐食物。还要记住自己的月经情况,如周期、经期时间、经血量、有无腹痛及其他不适、末次月经时间等,这是医生确诊某些妇科病时十分重要的资料。

给剖宫产新妈妈的 13 点建议

1. 去枕平卧

术后回到病房的新妈妈需要偏向一侧,去枕平卧。这样做的原因是大多剖宫产选用硬脊膜外腔麻醉方式,术后去枕平卧可以预防头痛;侧平卧位时头偏向一侧,还可以预防呕吐物的误吸。

2. 要少用止痛药物

剖宫产术后麻醉药的作用逐渐消失,腹部伤口的痛觉开始恢复,一般在术后数小时,伤口开始剧烈疼痛。为了能够使新妈妈很好地休息,让身体尽快复原,可请医生在手术当天或当夜给用一些止痛药物。在此之后,对疼痛多做一些忍耐,最好不要再使用药物止痛,以免影响肠蠕动功能的恢复。一般来讲,伤口的疼痛在 3 天后便会自行消失。

3. 腹部放置沙袋

有时护士会在新妈妈的腹部放置一个沙袋,这样做是为了减少腹部伤口的渗血。此外,护士会按规定每隔一段时间为新妈妈测量血压、脉搏和体温,查看面色,还会观察小便的颜色、尿量的多少、尿管是否通畅等,并将这些情况记录下来。护士还会定时为新妈妈按摩子宫,观察子宫收缩和阴道流血的情况。

咳嗽、恶心、呕吐时应用手压住伤口两侧,以防缝线断裂。翻身的时候,用一手捂住伤口,另一手抓住床边扶拦,利用手部力量翻身(而不是腹部的力量)。

4. 及时哺乳

如果新妈妈打算进行母乳喂养,做完手术进病房后就可以开始了。宝宝饿了,护士会把他抱给新妈妈,新妈妈一定要将最珍贵的初乳喂给宝宝。让护士指导并帮助你在侧卧位的状态下喂奶,可以像抱橄榄球一样把宝宝夹在腋下喂奶,这样做不仅不会压迫到新妈妈的伤口,宝宝的吸吮还可以促进子宫收缩,减少子宫出血,使伤口尽快复原。

5. 注意阴道出血

剖宫产通常子宫出血较多，但家属也应经常看一下新妈妈的阴道出血量，如远远超过月经量，应立即通知医生，及时采取止血措施。

感觉恶心、瘙痒及时告诉医生。剖宫产手术后，新妈妈可能会觉得头重脚轻，甚至还会感到恶心。有时恶心会持续48小时，此时医生会用一些药物来减轻新妈妈的不适。

6. 术后应该多翻身

麻醉药物可抑制肠蠕动，引起不同程度的肠胀气，因而发生腹胀。因此，剖宫产新妈妈产后宜多做翻身动作，促进麻痹的肠肌蠕动功能及早恢复，使肠道内的气体尽快排出，6小时后宜服用一些排气类食物（如萝卜汤等），以增强肠蠕动，促进排气，减少胀气，并使大小便通畅。易发酵产气多的食物，如糖类、黄豆、豆浆、淀粉等，新妈妈也要少吃或不吃，以防腹胀。

7. 卧床宜取半卧位

剖宫产的新妈妈术后身体恢复较慢，不能与自然分娩的新妈妈一样，在产后24小时后就可起床活动。因此，剖宫产新妈妈容易发生恶露不易排出的情况，但如果采取半卧位，配合多翻身，那么就会促使恶露排出，避免恶露淤积在子宫腔内，引起感染而影响子宫复位，也利于子宫切口的愈合。

8. 产后注意排尿

为了手术方便，通常在剖宫产术前要放置导尿管。术后24～48小时，由于麻醉药物的影响消失，膀胱肌肉才又恢复排尿功能，这时可以拔掉导尿管，只要一有尿意，就要努力自行解尿，降低导尿管保留时间过长而引起尿路细菌感染的危险性。

9. 保持阴部及腹部切口清洁

术后2周内，避免腹部切口沾湿，全身的清洁宜采用擦浴，在此之后可以淋浴，但恶露未排干净之前一定要禁止盆浴；每天冲洗外阴2次，注意不要让脏水进入阴道；如果伤口发生红、肿、热、痛，不可自己随意挤压敷贴，应该及时就医，以免伤口感染迁延不愈，使整个产假都"泡"在伤口处理上。

10. 尽量早下床活动

只要新妈妈体力允许，产后应该尽量早下床活动，并逐渐增加活动量。

这样，不仅可增加肠蠕动的功能，促进子宫复位，而且还可避免发生肠粘连、血栓性静脉炎。

11. 不要进食胀气食物

剖宫产新妈妈术后约24小时，胃肠功能才可恢复，待胃肠功能恢复后，给予流食1天，如蛋汤、米汤，忌食牛奶、豆浆、大量蔗糖等胀气食物。肠道气体排通后，改用半流质食物1~2天，如稀粥、汤面、馄饨等，然后再转为普通饮食。

12. 预防伤口感染

剖宫产的伤口约在下腹15厘米，愈合约需1周的时间。肥胖的新妈妈由于皮下脂肪较厚，容易发生伤口感染。

剖宫产伤口的照顾必须遵循3个原则：一是保持干爽；二是在伤口没有渗湿或出血时视情况换药；三是由于伤口会疼痛，要特别注意翻身的技巧。

13. 产褥期绝对禁止性生活

剖宫产新妈妈术后100天，如果阴道不再出血，经医生检查伤口愈合情况良好，这时可以恢复性生活。但是，一定要采取严格的避孕措施，因为有疤痕的子宫容易在做刮宫术时发生穿孔，甚至破裂。

刚刚经历完剖宫产手术，你会感觉身体好像已经不是自己的身体了，很多事情不能自主。没关系，本周你还在医院里，护士、医生还有家人都会好好照顾你，而你也要积极配合他们哦！

谨记坐月子"四避"

有人把旧时流传下来的坐月子风俗完全当成"陈规陋习"，这是不理性的。如强调新妈妈要遵守的"四避"，即使在今天看来也很有必要。

1. 避风

天气不是很炎热时，新妈妈在月子里一般要穿长裤和长袖上衣，用围巾裹头，没有特殊情况不出门。这是因为妊娠和分娩对女性来说是一个巨大的体力消耗过程，产后虚弱，免疫力低，稍有不慎就会被传染上疾病。闭门不出，减少与公共场所的灰尘、细菌、病毒接触，有利于预防疾病。但避风也要适当，虽然新妈妈的居室不能有对流风，但适当的空气流通、保持空气新鲜还是必要的。

2. 避客

我国不少地方有在大门上挂红布条表示家里有新妈妈，谢绝外人来访的习俗，这有一定的好处。因为新妈妈身体虚弱，加之夜间要频繁哺乳、照顾宝宝，需抓紧时间适当多休息。宝宝神经功能尚未发育完全，稍有响动易受到惊吓，所以月子里谢客，避免打扰、噪声，降低感染疾病的概率，对母婴都是一种关心和爱护。

3. 避性生活

有些地方的女性坐月子时，常由母亲或婆婆陪床睡觉，意在使其丈夫夜间回避。这样不仅可以对母婴进行较好的照顾，也可以避免新妈妈还没完全复原的身体受到损伤。

4. 避辛辣油腻

新妈妈身体消耗大，卧床休息多，还要给宝宝哺乳，此时若食用油炸、油腻及辛辣食物则不易消化，容易造成便秘，还会影响乳汁分泌，并通过乳汁刺激宝宝而诱发湿疹、腹泻等疾病。让新妈妈适量喝红糖水、母鸡汤、鱼汤、小米粥以及吃水煮鸡蛋的习俗都是好的，如果再配以适量的蔬菜、水果，会更有益于新妈妈身体的复原和哺乳。

走出坐月子9大误区

误区一：高蛋白多多益善

民间认为，新妈妈产后气血大亏，需要大补大养，因此主张吃得越多越好。新妈妈在月子期比平时多吃鱼禽肉蛋奶等动物性食品，以补充优质蛋白质，这是非常必要的，但是蛋白质并非越多越好。蛋白质过多会加重胃肠道负担，引起消化不良，并诱发其他营养缺乏，从而引发多种疾病。

误区二：汤比肉有营养，光喝汤不吃肉

民间主张只喝汤不吃肉。汤类不仅味道鲜美，还能刺激胃液分泌，帮助消化。新妈妈的基础代谢较高，容易出汗，又要分泌乳汁哺育宝宝，故新妈

妈宜多喝一些汤。但是，只喝汤不吃肉的做法是不科学的。因为蛋白质、维生素、矿物质等营养物质主要存在于肉中，溶解在汤里的只有少数，肉比汤的营养要丰富得多。

误区三：补钙的观念：忽视奶类食品

新妈妈产后担负着分泌乳汁、哺育宝宝的重任，对钙的需求量较大。若膳食中钙供给不足，母体就会动用自身骨骼中的钙，以满足乳汁分泌的需要。民间所说的补钙观念是多喝骨头汤而忽视奶类食品。其实不然，补钙的最佳食品是奶和奶制品，它们不仅含钙多，吸收率也高，同时也是天然钙的极好来源。新妈妈可以每天喝250~500毫升牛奶，并多吃含钙丰富的食品，如小虾皮、芝麻酱、豆腐等，以达到补钙的目的。

误区四：不能吃生冷蔬菜水果

民间流传的"忌口"认为蔬菜、水果都是凉性的，许多新妈妈在坐月子时不敢吃蔬菜水果。其实，这种顾虑是多余的。新妈妈在分娩过程中体力消耗大，腹部肌肉松弛，加上卧床时间长，运动量减少，肠蠕动变慢，极容易发生便秘。如果再禁食蔬菜和水果，不仅容易引发便秘、痔疮等疾病，还会造成多种维生素、矿物质和微量元素的缺乏。

误区五：多喝牛奶、多吃鸡蛋补铁

新妈妈产后对铁的需要量增大，如果新妈妈对铁汲取不足容易发生缺铁性贫血。民间流传"多吃鸡蛋、牛奶就可以改善贫血"，这是不正确的。虽然牛奶含蛋白质、钙等很丰富，但含铁却很少；鸡蛋中含铁略高，但由于蛋黄中含卵黄高磷蛋白，会干扰铁的吸收。因此，仅靠吃鸡蛋、喝牛奶补铁是不足以改善产后贫血的。

误区六：月子里不要吃咸的

过去人们说"月子里不要吃咸的"，是怕吃了盐影响乳汁分泌。产后不宜吃过咸的食物是因为产后体内有大量水分需要排出，过多的盐分会使水分滞留体内，出现水肿，并使血液浓缩。但是完全不吃盐，就不能保证人体对钠和碘的正常需要量，甚至还会出现乏力的感觉。正确的食盐方法应该是比平时稍淡即可。

误区七：专吃母鸡补身

有的新妈妈产后倾向于吃母鸡补身，其实公鸡比母鸡效果要好。因为乳汁的形成得益于分娩后体内雌、孕激素水平的降低。但母鸡的卵巢中却含有一定量的雌激素，会减弱催乳素的功效，从而影响乳汁的分泌。相反，公鸡睾丸中含有的雄激素可以对抗雌激素。另外，公鸡肉脂肪较少，新妈妈吃了不容易发胖，有助于保持较好的身材，也不容易引起宝宝腹泻。

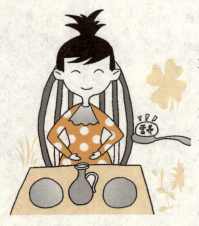

误区八：大吃特吃，过量摄取营养

每天大吃特吃，过量摄取营养，会加重新妈妈的肠胃负担，不利于体内恶露和毒素的排出，还会导致新妈妈肥胖，不但体形难以恢复，还有可能使体内糖和脂肪代谢失调，增加患糖尿病、冠心病等疾病的概率。

误区九："捂"月子

我国民间流行这样一种做法：新妈妈分娩后1个月不能出房门，必须在房间里"捂"1个月，不管多热的天都要穿着长衣长裤，头上还必须戴帽子或围围巾，以免受风。其实这种坐月子的方法对新妈妈不仅无益反而有害。

"捂月子"是一种极不科学的做法，这样做会影响汗液蒸发，阻碍体内散热。尤其是在炎热的夏天，严重时会造成产后中暑，如果不及时采取措施是很危险的。即使是冬天，也不能"捂"，新妈妈要保证居室通风，保持空气新鲜。有空调的房间要合理调节室温，避免夏天中暑，冬天着凉。

温馨提示 WEN XIN TI SHI

月子期间，吃鸡蛋并非越多越好。分娩后产妇坐月子期间常以鸡蛋为主食，但吃鸡蛋并非愈多愈好。新妈妈产后数小时内最好不要吃鸡蛋。因为分娩时体力消耗大，出汗多，体内体液不足，消化能力随之下降，若立即吃鸡蛋，身体难以消化吸收，增加胃肠负担。有些产妇为了加强营养，一天吃多个鸡蛋，其实这对身体并无好处，产妇每天吃3个鸡蛋就够了。

选择坐月子的方式

🌙 家中老人照料坐月子

1. 优劣分析

面对刚出世的孩子，初为父母的夫妻俩难免会手足无措，不知道该如何照顾好婴儿，以及如何恢复产后的身体，这时家里有位有经验的老人非常有帮助。

由妈妈或婆婆照顾月子，是大部分产妇的选择。而且一般来说，由家人照顾坐月子是最好的方式。产妇在经历分娩后，整个内分泌处于一个大调整的阶段，这时保持心情愉快对于产妇身体恢复和婴儿健康成长都非常重要。一家三代共享天伦之乐的局面最易使新妈妈放松。

2. 应对准备

有些老人的思想非常传统，总认为坐月子有很多禁忌，因此伺候月子的方法不太科学。而长辈对禁忌的坚持，加上对于带孩子的观念不同，往往会在两代人之间产生矛盾摩擦，一个月下来，婆媳关系会非常紧张。另外，如果老人的身体不太好，也不适合做照顾月子这种劳动强度较大的工作。所以，新爸爸新妈妈都要提前考虑到这些情况，既要理解长辈想要好好照顾您的心情，又要多多注意和长辈的沟通。在家人照顾这方面，由于产妇在经历怀孕、分娩、产后恢复过程中，不仅生理发生变化，心理上变化也很大，因此照看月子的家人最好能接受有关产妇产后情绪不良和精神疾病防治知识的健康教育，并随时关注产妇出院后的情绪变化。

3. 费用准备

除了日常开支，基本上不需要什么费用。

请保姆照料坐月子

优劣分析：年轻父母因为家里人手不够，可能会请个保姆，主要负责照顾婴儿，包括辅助妈妈喂养婴儿，给婴儿洗澡，清洁婴儿衣物，给产妇做饭。这样，一来照顾了新妈妈坐月子，再则也能分担大多数的家务，缓解新妈妈的负担。不过，保姆在照顾月子方面多少会有些难以做到位。保姆通常会包揽很多的家务事，而且很容易与新父母缺乏情感交流。不管是对产妇还是对婴儿，感情交流对于月子里的母子可是非常重要的。另外，多数保姆没有护理新妈妈和婴儿的专业知识，在很多方面可能会对母婴疏于照顾。

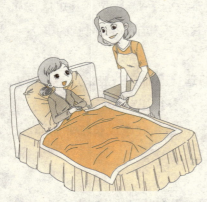

应对准备：新爸爸和新妈妈最好自己事先从各方面学习育儿知识，同时还要手把手地将这些护理知识教给保姆。大多数保姆文化水平较低，不懂营养搭配，所以，产妇的食谱需要家里人自己制定。而且有的保姆一般只管带孩子，照顾产妇，其他的家务还需要家里的人来做。

费用准备：请个保姆到家的费用确实比请个月嫂要便宜很多，大概为1000~2000元。

温馨提示 WEN XIN TI SHI

保姆在幼儿成长中的作用不容忽视。常有这种情况：父母的性格都比较活泼、开朗、善于交际，而他们的宝宝却文静内向不善于跟人和睦相处，原因是与他朝夕相处的保姆的性格正是如此。还有的幼儿甚至连处世的态度、说话的语气都酷似保姆。由此看来，保姆的性格很有可能为幼儿的性格打上深刻的烙印。

去月子中心坐月子

1. 优劣分析

一些白领在医院分娩后,没有回家而是选择直接住进月子中心,把全部事情交给月子中心的医护人员来打理。产妇们在这里悠闲地当新妈妈,她们有更多时间来享受有宝宝的乐趣,学习养育宝宝的知识,练习体形恢复体操,而且由于在饮食、生理、精神等各方面都得到专业的护理,能够在最短的时间里恢复最佳状态,及时投入工作。新妈妈也要考虑到月子期间不但要享受被照顾,更要懂得做好自我保健,同时,在月子期间尽快适应做母亲的角色。

2. 应对准备

月子中心对产妇来说是一个完全陌生的地方,新妈妈要做好心理调适,尽快适应。在月子中心,很多产妇会完全把婴儿交给护士照顾,自己腾出时间来恢复身体和形体,这样容易忽略自己和孩子的情感交流,而且从月子中心回到家后,对于怎么照顾宝宝的难题还是一筹莫展。这些也是新妈妈应当避免的。

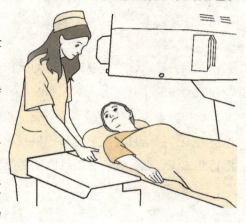

3. 准备费用

一个月的费用平均为 8000～10000 元,有些 VIP 病房的收费更在 3 万以上。

4. 月子中心的护理项目

新妈妈在月子中心所接受的护理项目一般有以下几方面:每天有妇产科、儿科医生查房,以及时发现产妇和宝宝的疾病隐患,并提供医疗保健的咨询。每天上午,护理人员会为产妇量血压,测体温,检查恶露及子宫恢复的情况。护士还会指导产妇正确的哺乳姿势和方法,协助她们给宝宝换尿布,同时常和产妇交流沟通,有效避免产妇在坐月子期间的情绪烦躁,有效避免产后抑郁症的发生。

提供月子期间专业的新生儿护理服务,护士会向新妈妈讲解有关新生儿护理、喂养、早期教育、疾病防治以及产后康复方面的知识。

请月嫂照料坐月子

1. 优劣分析

相比于家里老人和一般保姆照顾,月嫂的服务更专业。对新妈妈来说,月嫂可以为自己和宝宝提供24小时的专业月子护理,解决了新妈妈的后顾之忧,让宝宝在月子里健康成长,养成良好的生活习惯,同时,新妈妈也得到了充分的休息和心灵沟通,避免出现产后抑郁症。

2. 应对准备

在请月嫂时,一定要到正规的机构去找,不能贪图便宜请一个完全没有专业知识的所谓"月嫂"。另外,虽然有一个专业人员为您提供指导、解答问题,并分担护理工作,使新父母更快进入角色,但年轻的父母不能就此袖手旁观,把所有工作推给月嫂,一定要积极投入到育儿工作中去。这样可以尽快熟悉掌握育儿知识,在月嫂离开后可以顺利交接,而且可以增加和孩子的亲情链接。

3. 费用准备

月嫂一般分为初级、中级、高级、特级、星级等各种级别,费用为5000～10000元,一般以28天为单位收费,级别越高收费越高。

> **温馨提示** WEN XIN TI SHI
>
> 月嫂的服务包括产妇和宝宝两方面,依据月嫂的收费标准,其服务项目和质量也有所区别。
>
> 产妇服务:产妇的保健饮食;产妇的室内环境指导和协助刷牙、梳头、沐浴等;产妇哺乳和乳房护理,及产后宫缩、恶露观察与指导;产妇心理护理;产妇形体恢复指导。
>
> 婴儿服务项目:婴儿的喂养、护理、观察;婴儿预防接种宣教;与婴儿对话;婴儿的活动和锻炼,如按摩、游泳、晒太阳。

坐月子方式大PK

现在，保姆、月嫂和月子中心等都可以帮助新妈妈坐月子。新妈妈可以根据自己的情况，选择最适合自己的产后调养方式，三者的比较如下表所示。

	保姆/家人	月嫂	月子中心
主要服务内容	照顾宝宝、辅助新妈妈喂养宝宝、给宝宝洗衣服、为新妈妈做饭等	宝宝基本护理工作（洗澡、按摩）；母乳喂养指导；宝宝护理指导；产后宫缩、恶露观察与指导；做好新妈妈的健康护理及产后常见病的预防；教新妈妈学做恢复操，指导新妈妈控制体重，恢复健康匀称的体形；合理调配饭菜花样，注意新妈妈的饮食营养等	专业的新妈妈护理（24小时全程护理、定期体检、健康教育、母乳喂养指导、形体训练、营养配餐、必要治疗、产后心理辅导等）；专业的宝宝护理（全身及重点部位清洗、按摩、定期体检、托管宝宝、喂奶、更换尿布等）
优点	新妈妈在家中，对于环境比较熟悉；价格相对低廉	有过专业培训，照顾月子经验较丰富，知识也较为全面；新妈妈坐月子期间可以向月嫂取经学习；价格相对比较实惠	专业人员提供系统服务，环境温馨安全；专业的产后调养设备可以帮助新妈妈进行更加舒适的产后调养；月子餐比家里更加营养丰富，美味可口；解放家人；新妈妈之间可以互相交流育儿信息
缺点	保姆的服务重点在于做家务，大部分缺乏专业的育儿及护理知识，不懂得营养配餐	月嫂水平参差不齐，一时之间很难选到合适的	价格昂贵，无法保证个人隐私，神经敏锐的新妈妈不容易适应集体生活；晚上不能与宝宝一起睡；其他亲人无法经常探望；宝宝是统一照看的，因此如果有其他宝宝患上感冒，容易形成交叉感染

PART 1
月子准备篇：解读"坐月子"

"粮弹充足"，备战月子

为月子休养创造舒适的环境

很多新妈妈在生产前后考虑最多的是如何快速恢复，如何吃好睡好，以及如何有充足的奶水等等。而舒适的月子居住环境，也有利于新妈妈更快地恢复健康。因此，在从医院回家之前，家人要提前做好准备。

1. 坐月子房间的选择

由于产后妈妈的体质和抵抗力都比较低，因此不宜住在过于宽敞、潮湿的房间里。要选择阳光和坐向好的房间，既避免夏天过热，同时也能保证冬天得到最大限度的阳光照射，使居室温暖。居室采光要明暗适中，最好能利用多重窗帘等遮挡物随时调节采光。居室要通风效果好，不要接近厨房等多油烟的房间。

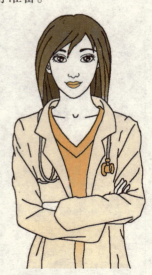

2. 提前做好房屋清洁消毒

产妇和宝宝在月子期间的大部分时间都在居室内度过，清洁工作宜在产妇回家前3天做好。

具体做法是：用3%的来苏水（200~300毫升/平方米）湿擦或喷洒地板、家具和2米以下的墙壁，并彻底通风2小时。卧具、家具可通过阳光直射5小时达到消毒的目的。月子期间要随时清除便池的污垢，排出臭气，保持卫生间的清洁卫生。同时，丈夫和家人不要在居室内吸烟。

3. 保持房间温湿度适宜

产妇的体力和抵抗力都比较低下，所以产妇月子里的居住环境对产妇的身体恢复有很大影响。比较适宜的温度应在22~24℃，湿度可保持在50%~60%。

除此之外，要保持室内安静，减少噪声，不要大声喧哗。要避免过多亲友入室探望或过多的人来回走动，以免造成空气污染及影响产妇和宝宝的休息。

> **温馨提示** WEN XIN TI SHI
>
> 家中已经有孩子的，应确认一下大孩子是否已经接种了百日咳疫苗。1~2个月的婴儿如果患上百日咳，可危及生命。婴儿百日咳通常都是因家中较大的孩子传染而来的。

面试月嫂的4个要点

面试的时候，新妈妈可以根据自己的情况来向月嫂提问，下面提供一些基本问题予以参考：

1. 月嫂基本情况及性格

请月嫂先做个简单的自我介绍，介绍自己的年龄、籍贯、家庭情况、从业时间、专长等。

检查三证：身份证、健康证（通常健康证有效期为1年，要注意检查其有效期）、母婴护理上岗证。询问如下问题："你为什么要做月嫂？大约照顾过多少产妇及婴儿？从事月嫂工作之前做什么？"通过这些问题了解月嫂对带孩子的看法，以前工作情况和她对孩子是否有爱心，是否细心。

询问如下问题："在你做月嫂的经历中，有什么印象深刻的事例，比如有没有很难相处的人家，或是在带宝宝过程中遇到宝宝生病之类的情况，哪种孩子最难带？"以此考察月嫂与人相处的态度，以及处理突发事件的应变能力。

了解月嫂目前在本地是否有家人一起生活，考察其是否有后顾之忧，比如家中是否有老人、小孩需要照料，是否有可能临时请假。让月嫂描述一下一天的工作安排，了解月嫂的工作职责。

2. 婴儿护理知识

询问月嫂以下问题：新生儿时期护理的要点（如脐带、黄疸、溢奶、五官护理）；宝宝在月子中会有哪些常见的疾病，如何护理（如鹅口疮、脱水热、消化不良）；宝宝每次吃奶的量如何控制，吐奶如何处理？如何及时发现宝宝发热、腹胀、黄疸等异常情况，并进行相应的处理？如果宝宝老要你抱或者老是哭，该怎么办？你认为宝宝最容易发生的意外事故是什么？

3. 产妇护理知识

询问月嫂以下问题：在月子里产妇身体护理的具体操作步骤（譬如乳房护理、子宫按摩），照顾顺产和剖腹产的产妇有什么区别？夏季坐月子，产妇和宝宝有哪些特别的注意点（饮食搭配、护理方法）？生完宝宝之后什么时候能刷牙沐浴？列举一下不同阶段月子餐菜单，会做哪些拿手菜？开奶的饮食，以及回奶的饮食？如果妈妈出现乳腺炎，还可以喂奶吗？如果侧切伤口或者手术伤口感染，如何处理？

4. 工作职责界定

询问月嫂以下问题：何时开始工作，住院期间还是出院以后？一周休息几天？一天休息时间？是否清洗婴儿尿布、衣物、产妇衣物？是否打扫产妇房间？是否买菜做饭？是否帮助开奶？夜间是否仍能照顾产妇和宝宝？在照顾好产妇和宝宝的基础上，可否帮做其他家务？

5. 互动提问

询问月嫂以下问题：入户工作后在生活方面有些什么要求？为了配合你的工作，你对我和家人有没有什么要求和建议？还有什么想了解的？

对于以上这些问题，每个月嫂的回答都会不一样，因为每个人的诉求不同，实在没必要太过于教条，毕竟只要她是一个善于沟通的人，在日后就完全可以协调。关键要看月嫂回答问题时候的态度：是否快速、明确、自信。

另外，你也要充分调动你的各项感觉来仔细观察面前这个月嫂，这其中就包括直觉——哈，女人的直觉，一般还是很准确的哦！

最后，如果月嫂已经基本确定，那就要和月嫂及时确认到岗时间。因为预产期是个变数，要随时把自己的情况跟订好的月嫂沟通，以免双方时间发生冲突。同时，之前看好的其他月嫂资料也要保留着，以备不时之需。其实月嫂的档期也经常有变化，有可能之前没空的月嫂正好在你生产的时候有空了。

教你挑选合格的月子中心

由于现代家庭结构的变化，很多产妇无法在月子期间接受家人的照顾，这也促使了大批月子服务机构的出现。一个合格的月子中心应该具备什么条件呢？

优雅、惬意的环境。月子医院会有专职人员给居室定时通风，并及时调整温度和湿度，以科学的方式确保新鲜空气的供应，并创造条件让产妇获得充分的休息。

专业的喂养指导与新生儿服务。月子期间不仅要有专业的新生儿照应护理服务，护士还会向新妈妈解说有关新生儿照应、喂养、早期教育、疾病防治以及产后痊愈方面的知识。

专家饮食引导。应有专业的营养师依照科学的方式搭配水果、蔬菜，以填充人体需要的维生素。

关注产后运动。要有专业的医护人员能给予运动指导，既可以保障产妇健康，又有助于形体恢复。

坚持干净与卫生。产妇的个人卫生异常重要，在医院，清洁与卫生的工作往往会做得充足。

随时的产后恢复检查。在医院，医生和护士可以随时检查母婴的健康状况，并对健康状况进行系统的评估，以便及时发现异常情况并及早进行治疗。

处理婆媳关系是大事

刚刚经历了分娩，新妈妈身心俱疲，加上激素变化剧烈，情绪难免不好，要是不小心得罪了辛辛苦苦来照料你的婆婆，那可是得不偿失的。而妈妈最了解自己，就算有什么矛盾也不会太计较，所以说让妈妈来照顾月子是最好的，太多的家庭因为坐月子而造成婆媳不合，有的甚至就此形同陌路了。

其实，坐月子再怎么重要毕竟只是人生很短暂的一个阶段，而且就算坐不好也是完全可以弥补的。可是婆媳关系一旦遭到重创，就像打碎了的瓷器，就算后面努力黏合也会留有缝隙，永远无法弥补，再说婆媳不合也会影响到婚姻关系。婚姻是一辈子的事情，因此婆媳相处也是一个长期"工程"，实在不可因小失大。

如果实在要由婆婆来照料你的月子，那么最好在一开始就说明分工和月子里的关键事宜，双方能达成共识是最好的。其次，你始终要记住有什么不满不能和婆婆直接翻脸，任何时候都不能翻脸！这个时候要请老公当好中间人，对婆婆实在不满时就跟他说，让他委婉地转达。有什么过错最好都推到老公身上，毕竟他自己的妈妈也不会和他较真。最后，一定要尊重婆婆，必要的时候甚至可以来点"阳奉阴违"。婆婆毕竟是长辈，凡事还要尊重她的意见，同时也不能随便使唤婆婆。

亲朋探望巧应对

宝宝出生是件大喜事，亲朋好友也会纷纷跑来探望、祝贺，不过现在新妈妈和宝宝最需要的就是休息，过度的打扰会影响母婴的健康。可是完全阻止亲人和朋友来探望也是不礼貌的行为。具体应该怎样来面对和解决这一问题呢？

1. 变被动为主动

向亲朋好友寄出漂亮的贺卡或者邮件，除了列有宝宝的生日、体重和身高，更关键的是要写上类似这样的话："我和宝宝目前还需要充分的休息，1个月后欢迎来访。"对于别人表示问候的电话、电邮、贺卡以及礼物最好由专人代劳进行回复。

2. 做一个探访时间表

为避免太多的人同时探望，或者客人停留的时间过长，制订一个探访时间表很有必要。不要在同一时间接待过多的亲朋好友，另外，除了至亲以外，其他想来探望的人最好等上一两周甚至1个月。

3. 注意接待时间

虽然大部分客人不会不打招呼就突然造访，但是也有些例外。家人最好适时提醒客人新妈妈和宝宝到时间要休息，然后由其他家人来专门接待。如果新妈妈必须亲自接待，访问时间应尽量缩短，最好在10分钟左右，亲人可以适当延长一些。

4. 轻松的待客之道

招待来访的客人对新爸妈来说是一项繁重的任务。除了为宝宝举行的正式招待会，否则没有必要为来访者准备正餐，只要适量准备些点心、饮料就可以了。过多地接触外界来人也可能对宝宝的健康不利。当客人表现出想要抱宝宝时，不妨先请客人清洗双手。

自己动手，丰衣足食

不管什么时候也不要让所谓"专家"的意见来干扰你作为母亲的直觉，这会阻碍你与宝宝的良性沟通。这种沟通看不清也道不明，它只能通过与宝宝的密切接触与亲力亲为才能得到。很多人雇用月嫂，希望把一切脱手给月嫂，但这只能解决1个月的问题。等到月嫂离开，问题又原封不动地回来了，那时候你只能在无人协助的情况下独自面对了，这样一来你雇用月嫂的价值就大打折扣。月嫂的最大好处在于学习经验，

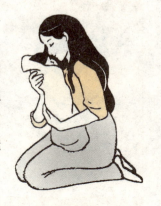

你将月嫂当做一个很好的教练，让她来培训你取得新手父母上岗资格，才是真正物超所值的。本书的作用也在于此，如果你认真按照本书来计划实践的话，可以连雇月嫂的钱都省下了，这就是"授人以鱼不如授之以渔"。

话说在国外，是没有老一辈服侍月子的习惯的，他们在孩子出生以后送上祝福或者礼物，偶尔来看望或帮助一下就已经足够了。我认为这也是很有道理的：老人们辛苦半辈子把孩子拉扯大，实在没必要让他们在精力和体力不济的时候再来承担这样的辛苦任务。所以，你自己越早亲力亲为，就越快成长起来，也能减轻父母的忧虑和负担。

知识链接：理性购置月子用品

月子期是新妈妈和宝宝之间有肌肤之亲的第1个月，在这个月里，新妈妈在宝宝身上放太多精力的同时，也不能忽略对自身的护理。下面两个表格即新妈妈在月子期间需要用到的物品列表，为了方便新妈妈购买和选择，又分为"必需物品"和"非必需物品"两大类，以供新妈妈参考。

必需物品一览表

物品名称	数量	说明	重要程度
吸乳器	1组	帮助吸取乳汁，手动及电动都可选	★★★★★
防溢母乳垫	2~3盒	吸收多余乳汁，维持乳房干爽	★★★★★
清洁棉	2~3盒	喂乳前后清洁乳房和宝宝的舌苔	★★★★★
母乳保鲜袋、保鲜瓶	2~3盒、2~3个	方便母乳储存	★★★★★
超薄产垫、卫生巾	1~2包	吸收恶露、保持生理卫生，一定要选购超薄的	★★★★★

非必需物品一览表

物品名称	数量	说明	重要程度
乳头保护器	1组	保护乳头，避免哺乳产生疼痛感	★★★
爱儿背巾	1~2条	轻松开始与宝宝的亲密接触	★★
哺乳衫、授乳巾	1~2件	前襟可开，方便哺乳	★★★
母乳保温护送袋	1组	母乳保温护送，轻巧安全	★★★
护理裤	1~2件	产后与生理期都可用	★★

Part 1
月子准备篇：解读"坐月子"

宝宝所需物品备忘录

准备宝宝用品有两个原则：一要科学，二要实用。很多时候，我们在冲动下购买的稀奇古怪的宝宝用品根本派不上用场。根据自己的经济状况和实际需求，为宝宝准备如下表所列物品即可。

宝宝用品一览表

物品名称	数量	说明	重要程度
棉布内衣	2~6件	棉布比较柔软，对宝宝皮肤刺激较小	★★★★★
连身内衣	2~6件	保护宝宝肚脐不受凉	★★★★
外套	2~4件	分为半身、连身两种	★★★★★
两用斗篷	1~2件	宝宝冬天外出时使用	★★★
包巾	1~2条	根据季节选用，厚薄搭配	★★★
棉尿布	3打	旧棉布床单、棉毛衫裤就行，剪成小长方形	★★★★★
袜子	2~4双	选择纯棉、吸汗性强的	★★★★
肚兜	1~2条	防止宝宝踢被子而着凉	★★
枕头	1~2个	宝宝出生3个月后再购买	★
蚊帐	1顶	具有防蚊、防尘、减弱光线的功效，夏天宝宝最好用蚊帐防蚊	★★★
床头玩具	1~2个	训练听觉、视觉	★★★★
240毫升奶瓶	4~6个	喂奶粉前要将奶瓶清洗干净	★★★
120毫升奶瓶	2~4个	给宝宝喂水时可以使用	★★★
备用奶嘴	2~4个	一定要按不同月龄购买	★★★
安抚奶嘴	2个	在宝宝哭闹厉害时才使用	★★
奶瓶奶嘴刷	2副	选择时以洗得干净又不损伤瓶身为原则	★★★
奶瓶清洁剂	1瓶	这种清洁剂泡沫较多，使用时一定要将泡沫彻底冲洗干净	★★★
奶瓶保存箱	1组	避免奶瓶奶嘴暴露于空气中	★★

物品名称	数 量	说 明	重要程度
温奶器	1个	能使奶水保持恒温	★★★
消毒锅	1组	小型不锈钢锅就行,或购买市售的蒸汽消毒锅	★★★★★
葡萄糖	1盒	宝宝低血糖时,可适量添加	★★
洗发乳	1瓶	选用宝宝专用品牌,减少对宝宝皮肤的刺激	★★★
沐浴乳、宝宝皂	1瓶、数块	选用宝宝专用品牌	★★
浴用海绵	1~2个	选用宝宝专用品牌	★★★
浴巾、手帕	数条	洗澡后包裹、擦拭宝宝或喂奶用	★★★
浴盆	1个	大一点的圆形盆或宝宝专用盆	★★★★
乳液	1瓶	滋润宝宝的面部皮肤	★★★
宝宝油	1瓶	滋润宝宝的身体皮肤	★★★
爽身粉	1瓶	保持宝宝身体干爽舒适	★★
棉花棒	2盒	擦除宝宝眼部、耳部、鼻部的分泌物	★★★★★
安全别针	2~4支	固定宝宝衣物、被子时使用	★★★
小梳子	1把	按摩宝宝头皮	★★
安全剪刀	1把	修剪指甲	★★★★★
吸鼻器	1个	吸取鼻内分泌物	★★★★★
水温计	1个	测量水温以免烫(冻)伤宝宝	★★
体温计	1支	有水银式、电子式之别	★★★★★
喂药器	1个	更方便给宝宝喂药	★
柔湿巾	数盒	宝宝排泄后擦拭用	★★★★★

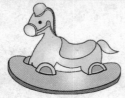
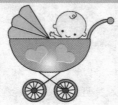
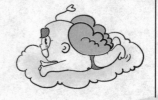

Part 1 月子准备篇：解读"坐月子"

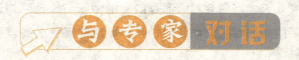

Q 很多产妇在产后忽然发现，原本（怀孕前）端正的体态，发生了很大的改变，腹部喜欢挺着，两脚喜欢分开得很大，这究竟是怎么回事，还能恢复以前美丽的身姿吗？

A 产后的这种改变，是由于怀孕期间，身体的重心由于体形的改变而改变，减弱了肌肉的力量，增加体重，使韧带变得柔弱的缘故。

在分娩以后，这些改变会逐渐恢复，但要花费一段时间，才能恢复身体原先的状况。怀孕的时候由于腹部肌肉变弱，骨盆可能会向前倾而引发背痛，以及在肩胛骨与背部下方肌肉的疼痛。而产后，随着营养和运动量的增加，这种状况都能改变。

作为产妇，首先要意识到自己怀孕前的正常姿势，再对比怀孕期间所造成的非正常姿势，那么就可以确定哪些是需要调适的。如果没有分辨正确的方向，长期受到肌肉酸痛与紧张带来的困扰，将会导致关节磨损与撕裂。

为要恢复正确的姿势，可以做做以下的动作：

1 可以在站立的时候，体重均匀地分配在双脚上，维持膝盖的柔软度，使它们不会因站直而僵硬。

2 收缩腹部，并将臀部向内与向下收缩，有助于矫正骨盆的姿势。将肩膀往下并向后压，同时伸长脖子和背部，收缩下巴。

良好的姿势意味着身体各部分的平衡，肌肉维持某姿势时，需要耗费些力量，所以要注意休息，毕竟产后新妈妈的身体还比较虚弱。

温馨提示 WEN XIN TI SHI

一个人的姿势主要是受反射神经控制的，但是也会受到疲劳、肌肉的衰弱与心情的影响。所以产后要保持良好的心情。

Q 产后最初几天,产妇会对腹部是如此地伸张与松弛感到惊讶。她们不明白产后的腹部怎么会如此地松弛,更想知道什么时候能够恢复原先的状态与弹性。

A 产妇一定要明白,产后的这种变化是正常的,在怀孕期间,孕妇腰围大约增加50厘米,知道了这些,就不会对产后的变化感到那么惊讶了。要使腹部肌肉恢复原先的状态与力量,当然是需要花一些时间和精力的。

在怀孕期间,子宫会开始变软,并开始扩张,使腹直肌的两层肌肉分开,以调适配合逐渐长大的胎儿。这肌肉的分开,被称为腹直肌的分离。

分娩后3~4天,其间距有2~4指宽的空间。当肌肉的力量开始增强时,这空间会缩减成只剩下1个手指的宽度。

要想使腹部肌肉恢复原来的形状与力量,应该先做一次正确的自我检查,看肌肉是否已恢复正常状态。具体方法如下:

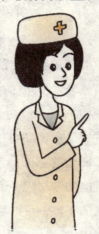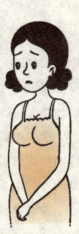

1 仰躺,屈膝,脚底贴于地面或床上。

2 用力拉伸腹部肌肉,并将头与臂膀抬离地面。同时伸出一只手,朝脚掌方向平伸。

3 另一只手的手指置于肚脐下方,如果感觉到两条有力的腹直肌正在用力,就说明你可以采取措施进行腹部肌肉的恢复训练了。

要想很快地恢复腹部肌肉的弹性,可以通过一些简单的运动,尽早度过这个阶段,同时,也要开始进行一些较为有效的运动,让肌肉恢复原来的形状与力量。

温馨提示 WEN XIN TI SHI

在腹部的中央下方,只有一层肌肉,因此该部位特别多肉,而且容易受伤。所以锻炼时要特别地注意。

Part 1
月子准备篇：解读"坐月子"

Q 在今天，越来越多的女性选择剖宫产，这温柔的一刀，难免会留下一道记忆深刻的伤疤。另外还要知道，剖宫产妈妈的产后恢复和自然产妈妈有所不同。那么，在温柔一刀后该如何恢复呢？它与自然产后的恢复有什么不同？

A 虽然随着手术技术的不断提高，剖宫产的伤口愈合得越来越好，但是也要明白它毕竟是一个手术，不可能不留下疤痕。至于伤口的大小、疤痕的深浅与手术当时的情况、胎儿的大小及产妇皮肤的素质等许多因素有关，不可一概而论。对于剖宫产术后的恢复工作，要做好以下环节。

1. 注意休息：剖宫产手术后，麻醉药作用逐渐消退，一般在术后几小时新妈妈的伤口便开始出现疼痛。此时，虽然疼痛难耐，但是产妇还是要尽量休息，保持体力。

2. 宜取半卧位：剖宫产的女性不能像正常阴道分娩的产妇那样，在产后 24 小时就起床活动，因此恶露相对不易排出。如果采取半卧位，就可以促使恶露排出，促进子宫复旧。

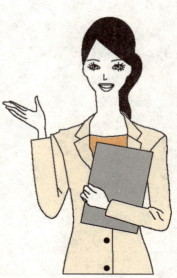

3. 术后多翻身：剖宫产手术对肠道的刺激，以及受麻醉药的影响，在产后都会有不同程度的肠胀气，会感到腹胀。如果多做翻身动作，则会促进肠道蠕动功能恢复，肠道内的气体就会尽早排出，可以解除腹胀。

4. 产后尽力排尿：在手术前后，一般会在产妇身上放置导尿管。导尿管一般在术后 24~48 小时，等膀胱肌肉恢复收缩排尿功能后拔掉。拔管后一定要尽量努力自行排小便，以便很好地恢复。

5. 卫生：剖宫产的产妇除了和自然产的产妇一样要勤刷牙、勤洗脸、勤换衣，且每天冲洗外阴 1~2 次以外，还要注意保持腹部切口的清洁。

6. 饮食：剖宫产手术后第二天宜吃清淡的流质食物，如蛋汤、米汤，切忌进食牛奶、红糖水等。

7 产后性生活：在产褥期内，是绝对禁止性生活的。产褥期以后，也就是产后42天后，产妇恶露已经排干净，经医生检查，可以逐渐恢复性生活，但要采取适当的避孕措施，防止再次怀孕做人流术而使子宫疤痕破裂，引起子宫穿孔。

温馨提示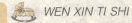

过量服用镇痛药物会影响肠蠕动功能的恢复，还会影响乳汁的质量。所以新妈妈要做好一定的思想准备，对疼痛做些忍耐。

Part 2

月子饮食篇
月子中的重头戏

饮食，是月子中的重中之重，不仅关系到新妈妈的身体恢复，还关系到新妈妈以后的身体健康。而且，大多数新妈妈还承担了哺育新生命的重任，所以，月子饮食不但要吃好，还要吃得科学合理。

PART 2
月子饮食篇：月子中的重头戏

新妈妈月子饮食须知

☽ 四季月子饮食原则及禁忌

1. 春季

春季或冷或热，春寒料峭，在春季分娩的新妈妈，身体虚弱，容易让风邪乘虚而入，导致新妈妈出现感冒、头痛、四肢关节疼痛等症状。那么春季坐月子的新妈妈在饮食上该注意些什么呢？

2. 饮食原则

多喝水。春季气候比较干燥，室内外湿度比较低，所以新妈妈在此时坐月子要特别注意多喝水，或者多喝些汤汁，母乳喂养的新妈妈更应该保证充足的水分，这样不仅可以补充由于气候干燥而过多丢失的水分，还可以增加乳汁的分泌。

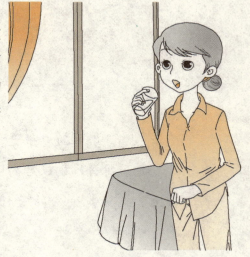

清淡饮食。春季有许多当季的蔬菜，新妈妈可以适当吃些烹调清淡的新鲜蔬菜。其他饮食也是一样，如粥、鱼、肉、蛋类等，都要做得清淡些，利于新妈妈的营养吸收。让新妈妈喝些红糖水、小米粥、清淡的蛋羹、炖母鸡汤、鱼汤等，对新妈妈的身体恢复都大有好处。

3. 饮食禁忌

新妈妈身体消耗大，卧床休息多，还要给婴儿喂奶，因此要忌燥热、辛辣、油腻的食物。过多进食油炸、油腻食物及辛辣饮食，外加春季干燥的气候，容易加重新妈妈的便秘，也会影响乳汁分泌，或通过乳汁刺激婴儿诱发湿疹、腹泻等疾病。

4. 夏季

夏天坐月子的新妈妈不能捂得太厉害，房间要保持通风透气，除此更要在饮食上多加调理，营养摄取要均衡，以清淡饮食为主，不要盲目进补。夏季分娩的新妈妈，由于出血、排恶露和大量出汗，会损失大量的维生素、矿物质、蛋白质和水分等，所以夏季坐月子的新妈妈应有意识地补充这些营养素。

5. 饮食原则

补水补盐。 新妈妈夏季坐月子，在饮食上要保证充足水分和盐分的摄入，最好适当喝点淡盐水、青菜汤、绿豆汤和西瓜汁等，这类饮品有利于新妈妈消暑解渴。

蔬果不可少。 在夏季坐月子的新妈妈，更应该多食新鲜蔬菜、水果。如果新妈妈在产褥期只大吃鸡、肉、蛋等高蛋白、高脂肪类食物，缺少绿叶蔬菜及新鲜水果，就容易造成多种维生素、矿物质等营养物质的缺乏，加上夏天天气燥热、纤维素缺乏，就容易发生便秘。因此，新鲜蔬果对夏天坐月子的新妈妈来说必不可少。

饮食卫生。 夏天食物容易变质，新妈妈饮食必须注意卫生，以防患胃肠疾病。新妈妈食用的食物要新鲜、卫生且易消化，每餐膳食量不可太多，最好是做好就吃完。蛋、肉等食品如一餐吃不完，隔餐应加热消毒处理后再食用。

6. 饮食禁忌

忌久喝红糖水。 过多饮用红糖水，不仅会损坏新妈妈的牙齿，而且夏天天气燥热，新妈妈久喝红糖水，还会导致出汗过多，使身体更加虚弱，甚至引起中暑。另外，红糖水喝得过多会增加恶露中的血量，造成新妈妈持续失血，会引起贫血。

忌早服人参。新妈妈刚分娩完,精力、体力消耗很大,十分需要卧床休息,如果过早服用人参,会因兴奋而难以安睡,影响精力的恢复。因此,新妈妈在产后1个星期内,不要服用人参。分娩7天后,可以服点人参,有助于新妈妈的体力恢复。但也不可服用过多。

忌吃生冷食物。夏季坐月子,新妈妈有时会想吃生冷食物,如冰淇淋、冰冻饮料和凉拌菜等,但产后过早食用这些食物,不仅会影响牙齿和消化功能,还容易损伤脾胃,不利于恶露排出。

7. 秋季

秋季是个收获的季节,应季瓜果、蔬菜、谷类种类丰富,而且气候宜人,所以新妈妈在这个季节分娩比较舒服。但秋季的天气同时也有干燥和凉的特点,所以新妈妈在饮食方面还是应该多加注意。

8. 饮食原则

进食滋阴食物。秋季干燥,阴气逐渐旺盛,昼夜温差进一步加大,作为经历过分娩这一生理过程的新妈妈,体质较弱,很容易因感秋凉燥气而产生不适。所以在饮食中,除了进补一些鱼汤、鸡汤、猪蹄汤外,还应当加入一些滋阴的食物,如梨水、银耳汤等,以对抗秋燥对人体的不利。

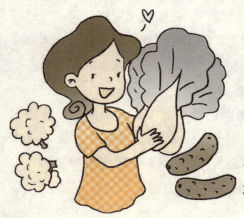

摄食多样蔬菜。秋季坐月子的新妈妈首先可以适当吃些野菜,因为野菜养分丰富,与栽培蔬菜相比,其蛋白质要高20%,矿物质含量也很多。比如蕨菜,它的铁质、胡萝卜素、维生素C的含量分别为大白菜的13倍、1.6倍和8倍;又如马兰头,它的含铁量是苹果的30倍,是橘子的10倍。

在绿叶蔬菜里,新妈妈不要错过菠菜和甘蓝,因为菠菜含有丰富的叶酸和锌,而甘蓝则是很好的钙源。洋葱、番茄、红黄彩椒和黄瓜等蔬菜,加上一点盐和橄榄油拌匀,不但能促进新妈妈的食欲,更可以满足哺乳期新妈妈一天所需的大部分维生素、矿物质等营养素,有助于新妈妈温和补身,使身体尽快康复。

Part 2
月子饮食篇：月子中的重头戏

不要错过坚果。 秋天收获的坚果种类很多，比如花生、栗子、核桃等，新妈妈每天适量吃些坚果，充分吸收其所含的不饱和脂肪，以代替油脂和肉类中的饱和脂肪，更利于新妈妈身体的健康和热量的平衡。但由于坚果的热量和脂肪含量较高，每天摄入量不要超过28克。

9. 饮食禁忌

秋高气爽，气候适宜，确实是新妈妈滋补的好季节，此时进补没有夏季坐月子的新妈妈那样多的禁忌。不过凡事都有限度，即使在秋季坐月子，新妈妈也不是补得越多越好，如补气较重的人参、甲鱼等，就不适宜过量进补；另外如大枣、动物肝脏、阿胶等，虽然对新妈妈补血有很大功效，但补得过多，也会影响新妈妈的正常进食和身体健康。

10. 冬季

在寒冷的冬天坐月子，新妈妈的身体容易受寒，而且冬天蔬果类食物又比较少，因此新妈妈在饮食上需要注意的问题就较前3个季节多一些。那么新妈妈如何通过正确的饮食来缓解冬季坐月子的问题呢？如何饮食可以驱除冬季的寒气呢？以下这些新妈妈可以参考。

11. 饮食原则

蔬菜、水果不可少。 寒冷的冬天，蔬菜、水果可能没有夏秋季那么多，特别在我国北方，反季节蔬果无论数量和质量与应季蔬果相比都有一定的差距。但经历过分娩的新妈妈，体内维生素、矿物质等营养素含量不足，还是应该尽量找些新鲜、营养高的蔬果来吃，以使身体内营养平衡。但新妈妈应该注意的一点是，冬季坐月子饮食应忌寒凉，特别是体质虚寒的新妈妈，在冬天吃生冷水果可能会引起肠胃不适，此时，可以将这些水果切块后用水稍煮一下，连渣带水一起吃，就可以避免这个问题了。

勤于补钙。 冬季坐月子的妈妈要记住勤于补钙。新妈妈刚生完宝宝，体内钙的流失量较大；加上天气寒冷，冬季坐月子不可能开窗晒太阳，这样就不利于钙的合成和利用。所以冬季坐月子的新妈妈必须注意补钙。如果新妈妈体内缺钙严重，就容易导致骨密度降低，出现骨质疏松症状，从而会发生小腿抽筋、腰背酸痛、牙齿松动等。如果新妈妈在整个月子期都不注意补钙，不良状况可能会延续到分娩后2年。

选择温热、健脾、暖胃的食物。 胡萝卜、核桃、板栗、羊肉等都是适合在冬季坐月子的新妈妈的理想食材。胡萝卜能够增强新妈妈的体力和免疫力，激活内脏功能和血液运行，从而达到调理内脏、暖身、滋养的功效；核桃富含磷脂和维生素 E，具有增强细胞活性、促进造血功能、增进食欲的功效，可以提高新妈妈的身体素质，对抵御寒冷大有益处；板栗有养胃健脾、强筋活血等功效；而羊肉具有暖中补肾、开胃健脾、御寒去湿等功效。当然，温热、健脾、暖胃的食物还有很多，新妈妈可以在日常饮食中合理搭配、科学选用。

12. 饮食禁忌

忌葱、姜等辛辣大热食物。 新妈妈产后失血伤津，冬季多阴虚内热，所以葱、姜、大蒜、辣椒等辛辣大热的食物新妈妈应忌食，以免引起便秘、痔疮等不适。此类食物吃得过多还可能通过乳汁影响婴儿的肠胃功能。

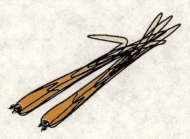

忌生冷、寒凉的食物。 新妈妈产后多虚多瘀，而生冷食物会伤胃，寒凉食物会导致血滞，使新妈妈恶露不下，外加冬季天气寒冷，从而引起新妈妈产后腹痛、身痛等诸多疾病，所以在冬季坐月子的新妈妈应禁食生冷、寒凉的食物。

科学月子餐 6 大原则

1. 以流食或半流食开始

新妈妈产后处于比较虚弱的状态，胃肠道功能难免会受到影响。尤其是剖宫产的新妈妈，麻醉过后，胃肠道的功能需要慢慢地恢复。因此，第 1 周的月子餐，最好以好消化、好吸收的流食和半流食为主，如稀粥、蛋羹、米粉、汤面及各种汤等。

2. 补充足够热能

采用母乳喂养的新妈妈每天热能的供给量应为 2500 卡路里左右，而喂牛奶的新妈妈每天所需的热量要比完全母乳者少 500~700 卡路里，母乳和牛奶混合喂养的妈妈则要看母乳的分泌情况而定。

3. 荤素兼备营养足

新妈妈经过怀孕、生产，身体已经很虚弱，这个时候加强营养是必须的，但这并不意味着要猛吃鸡、鸭、鱼、肉和各种保健品，荤素兼备、合理搭配才是新妈妈的饮食之道。

4. 补血、补钙、补维生素

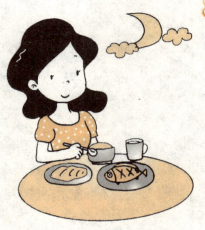

新妈妈产后失血较多，需要补充铁质以制造血液中的红细胞。瘦肉、动物的肝和血以及菠菜含铁较多，多吃有助于补血。新妈妈多吃些豆腐、鸡蛋、鱼虾，多喝些牛奶，可增加乳汁中的钙含量，从而有利于宝宝骨骼、牙齿的发育。因为足够的B族维生素能使乳汁充沛，所以新妈妈也要适当吃一些粗粮、水果、蔬菜。

5. 散寒、助消化

应吃些红糖，因为红糖所含的葡萄糖比白糖多得多，所以饮服红糖后新妈妈会感觉全身温暖。红糖里的铁、锌、镁、铜等物质，还有补血、生乳、止痛的效果。山楂酸甜可口，能增进食欲，帮助消化，而且能兴奋子宫，可促使子宫收缩和加快恶露的排出。新妈妈每餐吃些新鲜蔬菜和水果，如红萝卜、苋菜、苹果等能防止新妈妈因产后肠蠕动减缓而引起的便秘。

6. 补水、少刺激

饮水不足也会影响乳汁分泌，因此新妈妈还要多喝水。新妈妈须忌食葱、生姜、大蒜、辣椒等辛辣大热的食物。因为这些食物不仅容易引起新妈妈便秘、痔疮，还可能通过乳汁影响宝宝的肠胃功能。

摒弃不正确的饮食旧观念

关于新妈妈坐月子，老人总有许许多多的"过来人"经验，这些经验就构成了中国女性坐月子的传统，该吃什么，该喝什么，该怎么做，照顾新妈妈饮食起居的老人都有一套自己的说法。随着社会的发展和时代的变迁，我们逐渐知道，传统观念中很多坐月子的方法是不合理、不科学的，但也有很多是有道理的、正确的。因此很多新妈妈就陷入了困惑中，分辨不清孰是孰非。这里就坐月子饮食上的新旧观念进行罗列，可供新妈妈参考。

旧观念一：早喝汤，早下奶

这个观点是不正确的。因为新妈妈分娩后 3 日内，乳汁分泌并不十分多，乳腺管也没有完全通畅，如果早早地大量喝汤水，刺激了乳汁分泌，就会全部堵在乳腺管里，容易引起乳腺炎。这时应该让宝宝把乳腺管全部吸吮通畅，以后慢慢配合不油腻的汤汤水水，乳汁才会源源不断。

旧观念二：老母鸡汤补身体

在老一辈人的心里，老母鸡一直被认为是新妈妈补身子的佳品，但老母鸡体内含有的雌激素对新妈妈是不利的。因为分娩后的新妈妈只有体内雌激素下降，泌乳素上升，才会有乳汁分泌，如果雌激素居高不下，就会抑制泌乳素的分泌。而新妈妈过多食用老母鸡汤或肉，会增加体内的雌激素，这会影响到新妈妈分泌乳汁，对哺喂宝宝没有好处。新妈妈分娩 2 周后，体内激素比较平稳、乳汁通畅后，才可以适量喝些老母鸡汤。

旧观念三：月子里不能吃水果

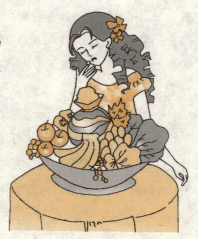

在老一辈的传统观念里，坐月子的新妈妈不能吃水果，否则以后就会经常牙痛。但水果是维生素和矿物质的重要来源，特别是像维生素 C 这种水溶性维生素，当菜烧熟了以后基本就流失了，如果新妈妈不吃水果，则很可能导致缺乏维生素 C。新妈妈分娩后身体比较虚弱，忌寒凉是正确的，但不能完全不吃水果，除了寒性水果不要食用，如西瓜、梨等，其他水果可以通过水煮或其他方式使其温热食用即可。而新妈妈牙齿不好则和水果完全无关，月子里千万不要放弃食用营养丰富的水果。

旧观念四：产后常吃火腿，伤口长得快

火腿一直被认为是促进伤口愈合的"良药"，因此它就经常出现在新妈妈的食谱中。其实，新妈妈伤口的愈合和优质蛋白质有关，只要是含蛋白质丰富的食物都能促进伤口愈合。而火腿是腌制品，所含有大量的食盐反而不利于伤口愈合，还会通过母乳加重宝宝的肾脏负担。另外，火腿所含的大量亚硝酸盐，不仅影响新妈妈的健康，还会随着新妈妈的乳汁对宝宝造成危害。

旧观念五：桂圆能补血

分娩时大量出血和产后持续数周的恶露让补血成为新妈妈的必修课。而传统的补血食物就是红枣、桂圆。但事实是桂圆不但不能补血，反而还会增加出血量，因为桂圆有活血作用，会造成恶露淋沥不尽。

旧观念六：烹调一定要加酒

酒的作用是活血，对于刚刚分娩后的新妈妈，烹调时加些酒可以帮助其排出恶露。但如果恶露已经排干净，仍然用酒烹调食物就不适宜了。特别是在夏天，因为酒有可能导致子宫收缩不良，恶露淋沥不尽。

旧观念七：汤比肉营养高

产后应适当多喝些鸡汤、鱼汤、排骨汤、豆腐汤等，有利于泌乳，但同时也要吃肉。因为肉比汤的营养更丰富。但高脂肪的浓汤容易产生油腻感，影响食欲，并导致产后发胖，还容易引起宝宝腹泻，因此新妈妈不宜多饮浓汤。

旧观念八：菜越淡越好

产后体弱、出汗多、乳腺分泌旺盛，这就使新妈妈体内容易缺水和盐分，所以产后还是应该适当进食食盐，只是不宜放盐过多。

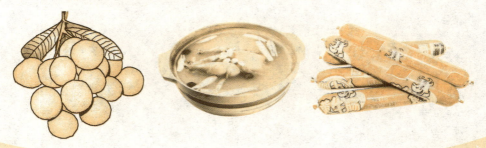

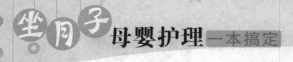

不同体质新妈妈进补食物宜忌

1. 体质自我检测表

寒性体质	热性体质	
	实热型	虚热型
四肢冰冷 畏寒、喜热饮 咳嗽、痰涎多且清稀 头昏 呼吸短促 脸色苍白 全身乏力 大便稀薄 小便清长 白带色白、量多 经期延后 腹痛 贫血	口干、口苦 咽喉痛 眼屎多 烦躁易怒 口臭 扁桃腺发炎 便秘 尿道炎 睡眠不安稳 皮肤病	口干 口水黏稠 咽喉痛 体温上升 手足心热 五心烦热 潮热 舌红

虚性体质		实性体质
气虚型	血虚型	
脸色惨白、偏黄 精神不振 体力不足 肢体不温 讲话有声无力 心悸 容易喘促 容易出汗 呼吸气短 排便不顺 食欲不振 夜尿多 尿失禁 脱肛 子宫下垂 容易流产	脸色苍白 头晕 眼花 耳鸣 眼睛干涩 低血压 容易抽筋 肢体麻木 血液循环不良 贫血 经期量少	精神亢奋 体力充足 容易烦躁失眠 体格壮硕 眼红 面红 血压高 容易流鼻血 容易渴且喜喝冷饮 痔疮 尿频、尿痛

剖宫产妈妈饮食须讲究

如果新妈妈是通过剖宫产手术分娩的,经历了大手术,产后的饮食较自然分娩的新妈妈来说,更有讲究,所以必须多加注意,好好调理,这样才有助于剖宫产新妈妈精力和体力的恢复。

1. 产后饮食须知

产后6小时禁食。新妈妈进行剖宫产手术后,由于肠管受刺激而使肠道功能受刺激,肠蠕动减慢,肠腔内有积气,易造成术后的腹胀感,在术后6小时内不应该进食任何东西。

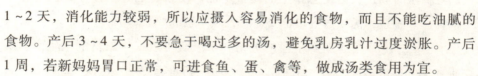

6小时后可以服用一些流体食物(如萝卜汤等),以增强肠蠕动,促进排气,减少腹胀,并使大小便通畅。

产后进食应该循序渐进。新妈妈在剖宫产手术后1~2天,消化能力较弱,所以应摄入容易消化的食物,而且不能吃油腻的食物。产后3~4天,不要急于喝过多的汤,避免乳房乳汁过度淤胀。产后1周,若新妈妈胃口正常,可进食鱼、蛋、禽等,做成汤类食用为宜。

应吃温热食物。剖宫产后新妈妈在饮食上的所有食物和饮料,最好都要吃得温热。

2. 产后饮食禁忌

忌吃易胀气的食物。剖宫产手术后,易发酵、产气多的食物,如糖类、黄豆、豆浆、淀粉等,新妈妈要少吃或不吃,以防腹胀。术后1周内禁食蛋类及牛奶,以避免胀气。

忌吃油腻的食物。

忌吃深色素的食物,以免疤痕颜色加深。

忌饮用咖啡、茶、辣椒、酒等刺激性食物。忌吃生冷类食物(如大白菜、白萝卜、西瓜、水梨等),禁食40天为宜。

忌吃辛辣温燥的食物,如:韭菜、大蒜、胡椒等。经过剖宫产手术的新妈妈,胃肠功能的恢复需要一定时间,产后建议少吃多餐,以清淡高蛋白质饮食为宜,同时注意补充水分。要适当吃些粗粮、杂粮,切忌偏食。

3. 剖宫产新妈妈的饮食要点

剖宫产新妈妈对营养的要求比正常分娩的新妈妈要更高。剖宫产手术中所需要的麻醉、开腹等治疗手段，对身体本身就是一种伤害，因此，剖宫产新妈妈在产后恢复会比正常分娩新妈妈慢些。剖宫产后因有伤口，同时产后腹内压突然减轻，腹肌松弛，肠道蠕动缓慢，新妈妈易有便秘倾向。这些问题就导致剖宫产新妈妈的饮食要点与自然分娩新妈妈相比有些差别，大体上来说，剖宫产新妈妈的饮食要点有以下几个方面：

主食种类要多样化。 剖宫产新妈妈粗粮和细粮都要吃，比如小米、玉米粉、糙米、标准粉，它们所含的营养素要比精米、精面高出好几倍。

多饮用各种汤饮。 汤类味道鲜美，且易消化吸收，还可以促进乳汁分泌，如鲫鱼汤、猪蹄汤、排骨汤等。剖宫产的新妈妈身体更为虚弱，可以多喝汤，但应汤肉同吃。也可喝些红糖水，但红糖水的饮用时间不能超过10天，因为饮用红糖水时间过长会使恶露中的血量增加，使新妈妈处于慢性失血过程而发生贫血。不过，汤饮的进量也要适度，以防引起奶胀。

多吃蔬菜和水果。 新鲜干净的蔬菜和水果既可以提供丰富的维生素、矿物质，又可提供足量的膳食纤维素，可以防止新妈妈产后发生便秘。

饮食要富含蛋白质。 剖宫产新妈妈产后应比平时多吃蛋白质，尤其是动物蛋白，比如鸡、鱼、瘦肉、动物肝、血。豆类也是必不可少的佳品，但无须过量，因为过多食用会加重肝肾负担，反而对身体不利，每天摄入95克左右即可。

忌吃酸辣食物，少吃甜食。 酸辣食物会刺激剖宫产新妈妈虚弱的胃肠，引起诸多不适；而过多吃甜食不仅会影响食欲，还可能使热量过剩而转化为脂肪，引起新妈妈身体肥胖。

月子饮食禁忌及食物黑名单

1. 忌滋补过量

新妈妈在分娩后，适当进行营养滋补既可以补充营养，有利身体的恢复，又可以确保奶水充足。但是，如果滋补过量却是有害无益的。新妈妈为了补充营养和让乳汁分泌充足,都特别重视产后的滋补,常是天天不离鸡,餐餐有鱼肉。其实这样不但浪费钱财,还可引发麻烦。

滋补过量容易导致过胖。产后新妈妈过胖会使体内糖和脂肪代谢失调,引起各种疾病。调查表明,她们中因肥胖冠心病的发生率是正常人的2~5倍,糖尿病的发生率可高出5倍。这对新妈妈以后的健康影响极大。

新妈妈营养太丰富,必然使奶水中的脂肪含量增多,如果宝宝胃肠能够吸收,也会造成宝宝肥胖,并易患扁平足一类的疾病;若宝宝消化能力较差,不能充分吸收,就会出现腹泻,而长期慢性腹泻,又会造成营养不良。

宝宝因受新妈妈奶水脂肪含量过多的影响,还会发育不均,行动不便,成为肥胖儿,对其身体健康和智力发育都不利。

2. 忌马上节食

通常新妈妈分娩后体重会增加,许多人为了恢复产前的苗条身材,产后便马上开始节食,这样做不但有损身体健康,而且乳母更不可取。新妈妈产后所增体重,主要为水分和脂肪。若是给宝宝授乳,势必要消耗体内的大量水分和脂肪,这些脂肪根本不够。新妈妈不仅不能节食,还要多吃营养丰富的食物,每天必须保证摄入2800千卡的热量。

3. 忌久喝红糖水

产后适量喝红糖水,对新妈妈和宝宝都有好处。新妈妈分娩时,精力和体力消耗非常大,加之又失血,产后还要给宝宝哺乳,因此需要碳水化合物和大量的铁质。红糖不但能补血,又能提供热量,是新妈妈的补益佳品。许多新妈妈以为喝得越多越好,所以饮用很长时间,甚至长达1个月。但是久喝红糖水对新妈妈子宫复原不利。

在产后10天,恶露逐渐减少,子宫收缩也恢复正常,但若喝红糖水时间过长,会使恶露血量增多,造成新妈妈继续失血,因此引起贫血。新妈妈产后喝红糖水的时间,应以7~10天为宜。

4. 忌多喝浓汤

新妈妈产后多喝高脂肪浓汤,不但影响食欲,还使人身体发胖,体态变形,并且使乳汁中的脂肪含量过高,使新生的宝宝不能耐受和吸收,而引起腹泻。新妈妈适宜喝脂肪适量的清汤,如蛋花汤、鲜鱼汤等。

5. 忌吃辛辣温燥食物

辛辣温燥食物可使新妈妈体内生热，导致上火，出现口舌生疮、大便秘结及痔疮等症状。给宝宝授乳的新妈妈如有内热，必然通过乳汁影响宝宝，使宝宝体内也生热。因此，新妈妈的饮食宜清淡温和，特别在产后5~7天之内。应以米粥、软饭、面条、蛋汤等为主，不要吃大蒜、辣椒、韭菜等，更不要饮酒。

6. 忌多吃鸡蛋

有的新妈妈为了加强营养，分娩后和坐月子期间，常以多吃鸡蛋来滋补身体的亏损，甚至把鸡蛋当成主食来吃。吃鸡蛋并非越多越好，医学研究表明，分娩后数小时内，最好不要吃鸡蛋。因为在分娩过程中，体力消耗大，出汗多，体液不足，消化能力也随之下降。若分娩后立即吃鸡蛋，就难以消化，从而增加胃肠负担。在整个产褥期间，根据对孕妇、新妈妈的营养标准规定，每天需要蛋白质100克左右，因此，每天吃鸡蛋3~4个就足够了。研究还表明，一个新妈妈或普通人，每天吃十几个鸡蛋与每天吃3个鸡蛋，身体所吸收的营养是一样的，吃多了，并没有好处，甚至容易引起胃病。

同样道理，油炸食物也较难消化，新妈妈也不应多吃。并且，油炸食物的营养在油炸过程中已经损失很多，比其他食物营养成分要差，多吃并不能给新妈妈增加营养，倒是增加了肠胃负担。

吃健脑食物让宝宝更聪明

新生儿从出生到1周岁期间，母乳是他们的主要食物和营养来源，同时这一阶段又是新生儿大脑发育的关键时期，因此为新生儿提供高质量的母乳是非常重要的。新妈妈需要添加一定量的健脑食品，以保证为新生儿大脑发育提供充足的营养。

有许多食品都具有健脑益智功能，如动物脑、肝、血；鱼虾、鸡蛋、牛奶；豆芽、豆腐等豆类及各类豆制品；芝麻、核桃、松仁；胡萝卜、菠菜、金针菇、黄花菜等。

为宝宝及时调整饮食

哺乳的新妈妈在饮食方面，除了要摄入有益身体恢复的食物外，还要兼顾宝宝的营养。妈妈的饮食须根据宝宝的需要而做出相应的调整。

1. 均衡摄入各种营养素

新妈妈不仅要补充由于怀孕、分娩所耗损的营养储备，还要保证乳汁分泌，承担起哺育宝宝的重任，因此，哺乳期的合理膳食对新妈妈是非常重要的。从第3周开始至哺乳期结束，新妈妈一定要保持充足的营养。在选择食物时，要做到品种多样、数量充足、营养全面，以保证宝宝与新妈妈的身体健康。应适当增加各种营养素的摄入量，尤其是蛋白质、钙、锌、铁、碘和B族维生素，并要注意各营养素之间的合适比例，如蛋白质、脂肪、碳水化合物的供热比应分别为13%～15%、27%和58%～60%。

开始吃催奶食物。宝宝半个月以后，胃容量增长了不少，吃奶量与时间逐渐规律。新妈妈的产奶节律开始渐渐与宝宝的需求合拍，反而觉得奶不胀了，不少新妈妈会因此认为自己产奶不足。其实，如果宝宝尿量、体重增长都正常，两餐之间很安静，就说明母乳是充足的。如果新妈妈担心母乳不够，这时完全可以开始吃催奶食物了，如鲫鱼汤、猪蹄汤、排骨汤、黑鱼汤等都是很好的催奶汤品，也可服用催乳的药膳。

2. 脂肪不可少

脂肪是人体重要的组成部分，在人体营养中占重要地位。产后的脂肪摄取量与乳汁的分泌有密切关系，对宝宝身体成长也有重要的意义。如果脂肪摄取不足，就要动用新妈妈体内储备的脂肪，长期下去，对宝宝和新妈妈都有负面影响。

要知道，新妈妈体内的脂肪有增加乳汁分泌的作用，而宝宝的发育及对维生素的吸收也需要足够的脂肪，特别是不饱和脂肪酸，对新宝宝的大脑中枢神经的发育特别重要。

而新妈妈饮食中的脂肪含量及脂肪酸组成会影响乳汁中的这些营养的含量，因此新妈妈的膳食中必须有适量的脂肪来保证自己和宝宝的身体需求。当然，也不能摄取过度，脂肪所提的热能应低于总热能的1/3。

3. 根据宝宝大便情况及时调整饮食

母乳成分发生变化时，婴儿的大便性状会相应发生改变。比如乳母吃了豆制品，易胀气、排气多，胀气、排气多，婴儿就会排气多，且大便呈稀黄水样；若乳母进食过多甜食，糖类在婴儿肠内发酵产气，婴儿大便则泡沫多且酸味重，此时妈妈要控制甜食摄入量。

月子饮食四大宝

1. 养血之王——猪血

猪血，广东人称为猪红，是一种价廉而营养极为丰富的食品。其低脂高蛋白，且含有铁、铜等人体必需元素和磷脂、维生素。故常食猪血有很大益处，素有"液态肉"美称。猪血价廉物美，堪称"养血之王"。

猪血中含有人体不可缺少的无机盐，如钠、钙、磷、钾、锌、铜、铁等，特别是含铁丰富，每百克中含铁45毫克，比猪肝几乎高1倍（猪肝每百克含铁25毫克），比鸡蛋高18倍，比猪肉高20倍，比鲤鱼高20倍，比牛肉高22倍。铁是造血所必需的重要物质，其有良好的补血功能。因此，女性分娩后膳食中要常有猪血，既防治缺铁性贫血，又增补营养，对身体大有益处。贫血患者常吃猪血可起到补血的功效。

据测定，每100克猪血中含蛋白质19克，高于牛肉、瘦猪肉和鸡蛋的含量，它不仅含蛋白质量多质优，而且极容易消化吸收。猪血的另一特点是含脂肪量极少，每100克仅含0.4克，是瘦猪肉含脂肪量的1/70，属低热量、低脂肪食品。

医学研究证明，猪血内所含的锌、铜等微量元素，具有提高机体免疫功能和抗衰老的作用，猪血中的卵磷脂能抑制低密度胆固醇的有害作用。

2. 食疗的营养库——猪肝

中医食疗学认为，猪肝味甘性温，有补肝、养血、益目三大功效，是我国最早用于食疗的食物之一。

猪肝和我们人类肝脏的结构、成分、功能十分相似，其蛋白质含量远比瘦肉高，所含的碳水化合物为糊精，容易被人体消化和吸收，还含有各种维生素和无机盐，常吃可以"以脏补脏"，补肝血，养肝阴。

猪肝含铁丰富，单位含量是猪肉的20倍，并且是吸收率最高的食物，而铁是血红蛋白的主要成分，也是人体合成红血球的重要原料。

对生理性贫血、缺铁性贫血和献血后的人群，猪肝是补铁的最佳来源。另外，猪肝含有维生素 B_2，是治疗恶性贫血疾病的首选。

猪肝的营养含量是猪肉的10多倍，维生素A的含量超过奶、蛋、肉、鱼等食品，能保护眼睛，维持正常视力，防止眼睛干涩、疲劳。

每百克猪肝中含维生素A 8700IU（2600微克视黄醇当量），而中国营养学会推荐的维生素A每日摄入量为2600IU（800微克视黄醇当量）。

所以，每周食用2次、每次100克左右的猪肝，在满足机体对维生素A需要的同时（维生素A为脂溶性维生素，多余的可以蓄积在肝脏内），并不会对血胆固醇造成很大影响。

经常食用猪肝还能补充维生素 B_2，这对补充机体重要的辅酶，完成机体对一些有毒成分的去毒有重要作用。猪肝中还具有一般肉类食品不含的维生素C和微量元素硒，能增强人体的免疫反应，抗氧化，防衰老，并能抑制肿瘤细胞的产生。

3. 荤素皆宜——黑木耳

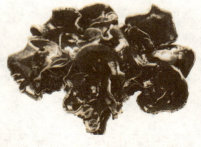

黑木耳是一种滋补健身的营养佳品。由于黑木耳营养丰富、滋味鲜美、片大肉厚，故被人誉为"素中之荤"。

据现代科学分析，每100克黑木耳干品中含蛋白质10.6克，脂肪0.2克，碳水化合物65克，粗纤维7克，钙375毫克，磷201毫克，铁185毫克，此外还含有维生素 B_1 0.15毫克，维生素 B_2 0.55毫克，烟酸2.7毫克。其中蛋白质、维生素和铁的含量分别比白木耳高出1倍、2倍和5倍。在蛋白质中含有多种氨基酸，尤以赖氨酸和亮氨酸的含量最为丰富。因此，黑木耳历来深受广大人民的喜爱，常作为烹调各式中、西名菜佳肴的配料，或和红枣、莲子加糖炖熟，作为四季皆宜的点心。不仅清脆鲜美，滑嫩爽喉，而且有增加食欲和滋补强身的作用。黑木耳具有一定的吸附能力，对人体有清涤胃肠和消化纤维素的作用。

4. 天然维生素丸——红枣

红枣能补益脾胃和补中益气。多吃红枣能显著改善肠胃功能，达到增强食欲的功效。此外，红枣还能补气血，对于气血亏损的新妈妈特别有帮助。

红枣味甘性湿，具有养血安神、补中益气之功效。根据现代药理研究，红枣有增强体能、加强肌理的功效。

红枣可以产生很大的热量，另外亦含有丰富的蛋白质、脂肪及多种维生素。尤其所含的维生素C量，几乎居众水果之冠，因此红枣可以说是天然维生素丸。红枣的营养价值颇高，虽含铁量不高，但它含有大量的维生素C和维生素A。

每百克红枣中含维生素C 500毫克，而缺铁性贫血患者往往伴有维生素C缺乏。

所以，新妈妈在吃富含铁的食物的同时，还要吃富含维生素C的食物。民谚云：日食仨枣，永远不老。即常食红枣可以延年益寿。红枣正是起着这种非凡的作用。

据科学分析：红枣富含维生素、果糖和各种氨基酸。其中维生素C的含量堪称百果之冠，是苹果、葡萄的70~100倍，是梨的140倍。现代药理研究证明：红枣中含有大量的环磷酸腺苷，它能调节人体的新陈代谢，使新细胞迅速生成，死细胞很快被消除，并能增强骨髓造血功能，增加血液中红血球的含量。这样肌肤就会变得光滑细腻有弹性，因此，在医学上环磷酸腺苷又有"生命第二信使"的美誉。

适合坐月子吃的保健性蔬果

蔬菜、水果含有丰富的维生素C和各种矿物质，有助于消化和排泄，并能增进食欲。新妈妈月子期间可以吃各类水果。一些保健性的水果还能帮助新妈妈的身体恢复。

香蕉。 香蕉富含纤维素和铁质，多吃可有通便、补血之功用。

橘子。 橘子中含维生素C和钙质较多。维生素C能增强血管壁的弹性和韧性，防止出血。另外，橘核、橘络有通乳作用，可避免急性乳腺炎的发生。

山楂。山楂中含有大量的维生素和矿物质。其所含山楂酸、柠檬酸,能够增进食欲、帮助消化、加大饭量。山楂还有散瘀活血作用,可帮助产妇排出子宫内瘀血,减轻腹痛。

红枣。如前面所述,红枣具有补脾和胃、益气生津、调整血脉和解百毒的作用,尤其适合产后脾胃虚弱、气血不足的人食用。

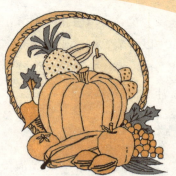

桂圆。产后体质虚弱的人,适当吃些新鲜的桂圆或干燥的龙眼肉,既能补脾胃之气,又能补心血不足。

菠菜。营养丰富,极具补血之效,此外还有养阴润燥的效用。

苋菜。所含的铁质是菠菜的1倍以上,尤以紫红苋菜含量更高,能补血理气。

芥蓝菜。富含维生素A、维生素C、蛋白质及钙,具促进新陈代谢、养血散寒之效。

油菜。富含蛋白质、维生素A、维生素B_1、维生素B_2、维生素C、钙及铁,具补血、利尿、行瘀散血、温经散寒之效。

莴苣。富含胡萝卜素、纤维质、钙及铁,具治疗便秘、贫血、通乳之效。

金针菇。富含各种维生素及蛋白质,具利尿之效。

> **温馨提示** WEN XIN TI SHI
> 新妈妈不宜食用的水果有西瓜、柿子、香瓜、草莓等。

能提高母乳质量的催乳明星食材

猪蹄。猪蹄富含大分子胶原蛋白,能增强皮肤弹性和韧性,而且还能补血通乳,是比较常用的一种催乳食材。

乌鸡。乌鸡含有10种氨基酸,而且维生素B_2、烟酸、维生素E的含量都很高,而胆固醇和脂肪含量则很少。乌鸡有相当高的滋补药用价值,特别是其富含的黑色素,有滋阴、补肾、养血、填精、益肝、退热、补虚等功效。产后3天,来一碗味美香浓的清炖乌鸡汤,新妈妈很快就会下奶了。

鱼类。鱼类营养丰富，可通脉催乳。其中，鲫鱼和鲤鱼的通乳效果最佳，可以清蒸、红烧或炖汤。

红色肉类及贝类。红色肉类及贝类蛋白质含量丰富，能为新妈妈分泌乳汁提供营养基础。

奶类及其制品。奶类及其制品含有丰富的钙质，对新妈妈和宝宝都有好处，能预防宝宝佝偻病。

莲藕。莲藕含有黏液蛋白和膳食纤维，能促进脂类排出，还有一定的健脾止泻作用。

莲藕能增进新妈妈的食欲，促进消化，润燥养阴，行血化淤，清热生乳。新妈妈多吃莲藕，能尽早清除腹内积存的淤血，也能促进乳汁分泌。

木瓜。木瓜性温，不寒不燥，且木瓜中含有一种木瓜素，有高度分解蛋白质的能力，可以在极短时间内将鱼肉、蛋类等食物分解成人体很容易吸收的养分，直接刺激母体乳腺的分泌。

新妈妈产后乳汁稀少或乳汁不下，均可将木瓜与鱼同炖后食用。

海带。海带能够增加乳汁中碘和铁的含量，有利于新生宝宝的生长发育。

猕猴桃。猕猴桃性平、微凉，味甘，维生素C含量极高，有解热、止渴、利尿、通乳的功效。新妈妈常食可强化免疫系统，对于产后恢复有利。因其性微凉，故食用前宜用热水烫温，以每日1个为宜。

产后美颜塑身食材推荐

1. 产后瘦身食材

马铃薯。马铃薯素来有"地下苹果"的美誉。马铃薯的含水量较高，其中的淀粉含量只有20%左右，并且还富含能够产生饱腹感的柔软膳食纤维，如果用马铃薯来代替白米饭、白馒头，有很好的减肥效果。马铃薯还富含保持健康生活所必需的维生素和矿物质，对瘦身美容都有很大好处。

红薯。红薯是一种理想的减肥食品，它的热量只有大米的1/3，而且因其富含纤维素和果胶而具有阻止糖分转化为脂肪的特殊功能。红薯含有丰富的淀粉、维生素、纤维素等人体必需的营养成分，还含有丰富的镁、磷、钙等矿物元素和亚油酸等。这些物质能保持血管弹性,对治疗习惯性便秘十分有效。

燕麦。燕麦含有丰富的可溶性纤维和蛋白质,所以能给人饱腹感,这当然也就可以帮助你抑制食欲。燕麦富含膳食纤维,消化纤维需要更多能量,能量的消耗也是减肥的关键。经常摄入燕麦能有效地控制体重和减轻体重。

2. 产后养颜祛斑食材

蜂蜜。蜂蜜含葡萄糖、果糖、蛋白质生物刺激素及维生素A、维生素B_1等,还有40多种微量元素,营养全面。长期食用可使皮肤白嫩光滑,红润面容,防止皮肤皲裂。

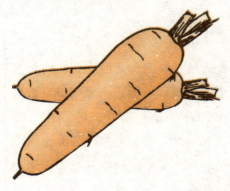

胡萝卜。用鲜胡萝卜捣烂挤汁,早晚擦脸数次,待干后,再用涂有植物油的手指轻轻拍打面部,并每日喝1杯胡萝卜汁,可治脸上的雀斑,使皮肤润白,并有防皱功效。

黄瓜。皮肤干燥的人每天早晨洗脸前用黄瓜汁擦脸,可使脸上的黑斑褪色;将黄瓜捣烂挤汁,涂擦在脸上皱纹较多的地方,每日1次,长期坚持可收敛皮肤皱纹。用黄瓜和牛奶一起煮汁,每2天往脸上涂抹1次,可使皮肤光润洁白。

西红柿。将西红柿捣碎,装入碗内,用汤匙挤出汁,并加入少许的蜂蜜,涂擦面部和手臂,20分钟后,用清水洗净。1日数次,可使皮肤渐渐变白,还能治雀斑和色斑。面黄肌瘦的人每天服用1杯加入大约5克鱼肝油的番茄汁,可使面部慢慢红润。

荔枝。果肉多浆,集多种营养成分于一身,有通神、益智、润肤之效。

樱桃。其所含的微量元素铁居百果之首,维生素A、维生素B、维生素C的含量也名列前茅。这些营养成分对润肤、美颜很有好处。

西瓜。吃剩下的西瓜皮不要扔掉,可用来擦洗脸部皮肤。几分钟后,再用清水洗净,涂上一点面脂。长期坚持下去,可使面部皮肤白皙细嫩。

菠萝。 粗糙的皮肤可用煮过的菠萝汁擦洗，坚持一段时间，不仅能清洁滋润皮肤，还可以防止长疮。

猪皮。 其胶原蛋白的含量几乎可以和海参媲美。不论是鲜肉皮或是干肉皮，都能成为美味佳肴。清烧肉皮，味道鲜美、滑爽。拌皮丝，嫩滑、酸咸、利口。食后能减少皱纹，红润肌肤。

动物肝脏。 皮肤光泽红润，需要供给充足的血液。铁是构成血液中血红素的主要成分之一，应多食富含铁质的食物，如动物肝脏、蛋黄、海带、紫菜等。

酸牛奶。 酸奶中含有氢氧酸性物质，有助于软化皮肤的黏性表层，去掉死皮，在此过程中，皱纹也逐渐减少。

3. 产后美发食材

黑木耳。 食用黑木耳可以养血驻颜，令人精神焕发，又可使头发乌黑靓丽。黑木耳里的铁元素可以增加头发的黑发素，这样可促进白发变黑发，同时还应多食用些黑芝麻和核桃，补充头发的营养及所需元素。

黑芝麻。 黑芝麻能益肝、补肾、养血、润燥、乌发、美容，是极佳的美容食品。因为黑芝麻还有补肝肾、润五脏的作用，可用于治疗肝肾精血不足所致的须发早白、脱发以及皮燥发枯、肠燥便秘等症。黑芝麻含有丰富的维生素E，可促进头发生长。适于炒食、熬成糊，或做馅制成甜品类。

薏米。 薏米学名薏仁，是常用的中药，又是普遍、常吃的食物。薏仁主要成分为蛋白质、维生素B_1、维生素B_2。它具有营养头发、防止脱发，并使头发光滑柔软的作用；也有使皮肤光滑、减少皱纹、消除色素斑点的功效。

黑豆。 黑豆可驻颜、明目、乌发、使皮肤白嫩等。它含有丰富的维生素，其中B族和E族维生素含量最高，维生素E的含量比肉类高5~7倍。众所周知，维生素E是强韧头发、促进头发生长的必需品。

4. 产后丰胸食材

莴笋。 莴笋是传统经典的丰胸食品，莴笋中的钾是钠的27倍之多，能够促进排尿，消除水肿，还能刺激乳房的发育。莴笋和能够促进雌激素合成的鸡肝一起食用，能调养血气，使乳房变得丰满挺拔。

卷心菜。卷心菜平价又营养丰富，特别是它的维生素 E 含量较多，有促进卵巢发育、增加雌激素分泌量、刺激乳房发育的作用。

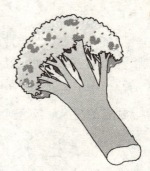

花椰菜。花椰菜丰胸的原理就是含有丰富的维生素 A，有利激素的分泌。同时花椰菜富含蛋白质、脂肪、碳水化合物、食物纤维、维生素及矿物质，其中钙含量较高，可与牛奶中的钙含量媲美，还含有一般蔬菜所没有的丰富的维生素 K，并且是含有类黄酮最多的食物。所以常吃花椰菜，一定可以收到丰胸美肤的效果。

青木瓜。青木瓜自古就是第一丰胸佳果，其中含量丰富的木瓜酵素和维生素 A 能刺激女性激素分泌，有助丰胸。木瓜酵素还可分解蛋白质，促进身体对蛋白质的吸收，搭配肉类食用，效果最佳。

酪梨。酪梨半个，挖出果肉，加鲜奶 250 毫升，核桃适量，搅打成汁饮用，可用蜂蜜调味。酪梨中含量丰富的不饱和脂肪酸，能增加胸部组织弹性；含有的维生素 A 能促进女性激素分泌，维生素 C 能防止胸部变形，维生素 E 则有助胸部发育。

花生。花生含有脂肪、蛋白质、氨基酸、卵磷脂及花生碱、胆碱、淀粉、纤维素、无机盐和维生素 A、B 族维生素、维生素 C，具有补虚、益寿、抗衰老、美容的功效。它富含维生素 A、维生素 E，能刺激雌激素的分泌，从而促进乳房增大。

黑芝麻。黑芝麻以富含维生素 E 著称，能促使卵巢发育和完善，使成熟的卵细胞增加，刺激雌激素的分泌，从而促进乳腺管增长，乳房长大。其中的 B 族维生素含量十分丰富，可促进新陈代谢，有利于雌性激素和孕激素的合成，所以能起到美胸功效。

核桃。核桃是女性们所熟知的滋补食品，不仅能够增强脑功能，防止动脉硬化，乌发润肤，还可以延缓乳房的衰老。这是因为核桃含有丰富的锌和维生素 E，特别是其所含的亚麻酸，能够刺激雌性激素的合成，具有丰胸保健的功效。

产后瘦身饮食法则

如今都市女性非常注重产后瘦身。但是对于尚处于哺乳期的新妈妈来说，除非你不为宝宝喂乳，否则就应首先保证有足够的营养，足够的母乳，保障宝宝的正常生长发育。然后才能考虑选用一些合适的饮食策略，在不影响宝宝正常成长的前提下，达到瘦身的目的。下面就教你几招产后瘦身的饮食魔法。

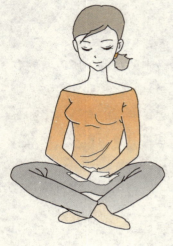

1. 充分咀嚼后再吃
细细品尝，每一口咀嚼30次以上，咀嚼得越久，饭后的能量消耗就越高。

2. 花点时间慢慢吃
用餐时间若超过20分钟，脑部就会发出饱足信号，所以要悠闲地进食。

3. 吃饭时把电视机关掉
边吃饭边看电视，是进食过量的原因之一。

4. 饭后要立即转换心情
用餐完毕后，要立刻收拾餐具，别让食物一直摆在你的眼前，引起你的食欲，这点很重要。

5. 留一点剩饭
"处理"剩饭、剩菜是让人发福的元凶，特别是用餐人少和外出用餐时，菜饭多时，要记住留下剩饭，而不可"占肚不占碗"。

6. 以水果代替零食
如果有想吃零食的念头，就选一些水果来吃，比如说黄瓜、西红柿等。

7. 限定吃饭的场所
限定好只能在客厅用餐和吃零食，这样，平时在无意间所吃的零食便会减少许多。

8. 一日三餐，规律进食
规律的饮食生活，能减少体内脂肪；平时要避免拉长两次进餐的时间和夜间进食。

9. 不吃冰冷的食物

一般而言，冰冷的食物要尽量少吃，即使出了月子，新妈妈都要少吃。因为食物的温度太低，会直接降低细胞的新陈代谢率，当食用的食物温度太低时，会让身体细胞的温度降低，使得应该进行的生化反应暂停，影响热量的正常代谢。冰冷的饮食会使血管收缩，影响身体的循环作用，许多聚积在身体内的代谢废物很难排出去，最后就变成容易堆积的脂肪及水分，成了排毒差的肥胖体质，这是为什么许多新妈妈在月子期间吃生冷的东西之后，会突然变得臃肿的原因。

10. 适量的纤维质摄取

纤维质可以增加人体粪便的体积，促进排便的顺畅，在怀孕末期因为胎儿的长大会压迫到新妈妈的下半身血管，使得血液循环受阻，所以多数新妈妈会伴有痔疮的发生，造成排便困难，所以纤维质的摄取对怀孕新妈妈而言是很重要的。但是要注意的是，在分娩过后，身体需要大量的营养素来帮助身体器官的修复，如果此时摄取过多的纤维质，反而会干扰到许多其他营养素的吸收，因此对产后妈妈而言，纤维的摄取量是不宜过多的。

11. 不吃加工食品和含盐量高的食物

分娩时，子宫会急速收缩，它所产生的剧烈疼痛会影响到身体肾上腺激素的分泌。肾上腺激素是人体对水分和盐分代谢的重要条件，所以为了减少肾上腺的负担，生产过后则尽量不要吃太多盐，以免造成日后水分的代谢不良。

早、中、晚饭量，最好为早饭1/2碗、午饭1碗、晚饭1/2碗，虽说同样1天吃了两碗饭，但晚上吃1碗与中午吃1碗对体重的影响却截然不同。

PART 2
月子饮食篇：月子中的重头戏

月子期新妈妈饮食同步指导

产后第1周的月子餐——以排恶露、开胃为主

调理的目的是排除体内的废血（恶露）、废水、废气等废物；补充元气，强健脾胃；促进伤口愈合，恢复子宫功能；同时也要注意预防便秘。

由于分娩时能量的消耗以及体液的大量流失，你肯定会感觉到饥饿和口渴，如果没有麻醉等特殊原因，产后可立即进食。但是在产后第一天，不论是剖宫产还是顺产的产妇，食物最好是清淡富有营养，可以多喝汤或是吃些面条、稀饭之类软烂易消化的食物；剖宫产的产妇在最初的7天都需要特别注意。剖宫产手术后6小时可进食米汤、藕粉等流质软食，手术后1周内都禁食牛奶、豆浆、鸡蛋、蔗糖等胀气食品。等妈妈肠道排气后，可进半流质食物，如粥、肉汤等。

另外要注意的是，在初乳还没有下来之前千万不要吃任何催奶的食物，在乳房没有疏通之前，过快的催奶反而会引起乳腺堵塞。

产后第1周的饮食之道

1. 食物要营养丰富

新妈妈不仅需要营养来补充孕期和分娩期的消耗，恢复身体健康，还要哺育宝宝。产褥期的新妈妈所需要的热量较高，每日约3000千焦。食物中的蛋白质、脂肪和糖类是人体热能的主要来源，而蛋白质、矿物质和维生素也

是维持人体机能所必需的。因此，新妈妈应该食用营养丰富的食物。

2. 摄取营养要均衡

新妈妈要特别注意自己的营养均衡，在生产当天，要以清淡、温热、易消化的稀软食物为宜。建议顺产新妈妈在产后第 1 餐以半流质食物为宜，如藕粉、蒸鸡蛋、蛋花汤等；第 2 餐可基本恢复正常，但是由于产后疲劳，肠胃功能差，仍应以清淡、稀软、易消化的食物为宜，如挂面、小米汤、馄饨、面片等。

3. 不宜食生、冷、硬的食物

新妈妈产后身体非常虚弱，抵抗力较差，容易引起胃肠炎等消化道疾病；产后第 1 周尽量不要食用寒性水果，如西瓜、梨等。

4. 忌吃辛辣温燥的食物

因为辛辣食物助内热，易使新妈妈上火，出现口舌生疮、便秘或痔疮等症状，而且会通过乳汁使宝宝内热加重，所以新妈妈饮食宜清淡。尤其是产后 1 周之内，新妈妈的饮食应以松软的主食、蛋花汤等为主，不要吃过于油腻之物。

5. 月子菜不宜放味精

适量食用味精本身是无害的，对新妈妈自身不会造成任何影响，但是母乳喂养的新妈妈在摄入高蛋白饮食的同时又食用味精，味精中大量的谷氨酸钠会通过乳汁进入宝宝体内，与宝宝血液中的锌发生特异性结合，形成不能被身体吸收的锌化合物而随尿排出，导致宝宝缺锌。

6. 不宜快速催乳

新妈妈大多乳腺管还未完全通畅，产后前两三天不要太着急喝催乳汤，不然造成胀奶可能会使乳房胀痛，也容易得乳腺炎等疾病。

7. 饮食应尽量少盐

在怀孕后期，准妈妈全身都很容易出现水肿，在生产后也不会立刻消除。再加上新妈妈需要面对调整心理压力、整理情绪等问题，会使皮质激素分泌增加，造成体内水分和钠盐的滞留，因此，需要节制对盐分的摄入量，否则将增加心血管及肾脏负担，不利于身体恢复。

8. 多吃汤类食物

乳汁的分泌是新妈妈产后水分需求量增加的原因之一。此外，新妈妈大多出汗较多，体表的水分挥发也大于平时，因此要多喝汤、粥等，但在产后的3～4天里，新妈妈不要喝太多的汤，以免乳房胀奶过度。待泌乳后才可以多喝汤，如鸡汤、排骨汤、鲫鱼汤、猪蹄汤等，这些汤类既可以促进泌乳，又含有丰富的蛋白质、矿物质和维生素等营养素。

9. 不宜吃炖母鸡

大多数人认为母鸡的营养价值很高，因此适合产后新妈妈催乳和补养身体。但是现代营养专家证明，吃炖母鸡不但不能增乳，还会导致回奶的现象。这是因为产后新妈妈血液中雌激素和孕激素的浓度大大降低，而母鸡的卵巢和蛋衣中含有一定量的雌激素，会使新妈妈血液中雌激素的浓度增高，使催乳素的工作能力减弱，产生乳汁不足，甚至出现完全回奶的现象。因此，把炖母鸡留到想给宝宝断奶时补养身体用是不错的选择。

10. 不宜多喝红糖水

习惯上认为红糖水在产后喝比较补养身体，比如可以帮助新妈妈补血和补充碳水化合物，还能促进恶露排出和子宫复位等，但并不是喝得越多越好。因为过多饮用红糖水，会损坏新妈妈的牙齿，夏天会导致出汗过多，使身体更加虚弱。红糖水喝得太多还会增加恶露中的血量，从而引起贫血。产后喝红糖水的时间，以7～10天为宜。

产后第1周必需营养食材大盘点

红糖水。新妈妈在分娩中消耗大量的精力与体力，加之失血过多，急需补充大量铁质。红糖水非常适合产后第一餐食用，它不仅补血，还能促进新妈妈产后恶露排出。不过红糖水不能喝得太多，一般来说，以产后7～10天为佳，以后则应多吃营养丰富、多种多样的食物。

鸡蛋。新妈妈如果自我感觉消化情况较好，第二餐开始便可开始试试鸡蛋。鸡蛋富含的营养有助于新妈妈恢复体力，维护神经系统的健康，减少产后抑郁情绪。每天吃2～3个鸡蛋即可，但要注意分两餐吃。白水煮蛋和蒸蛋羹都是不错的选择。

小米。小米中含有丰富的维生素B_1和维生素B_2，膳食纤维含量也很高，它能帮助新妈妈恢复体力，并刺激肠蠕动，增加食欲。

猪肝。第一周是新妈妈排除恶露的黄金时期，产前的水肿以及身体多余的水分也会在此时排出，推荐以猪肝作为补气养血的主食，每天约100克为佳。不宜给新妈妈过多喝鸡汤、鸽子汤等，因为此时的新妈妈乳腺还没打通，吃得太好，反而不易被吸收，甚至造成乳汁回流。

米酒+老姜+麻油。坐月子的食补都有使用米酒、老姜和麻油来烹调食物的传统。老姜的功用在于去寒，温暖子宫以帮助恶露排出。至于麻油，则有利于子宫收缩，恢复孕前状态。不过需要额外注意的是，一旦恶露停止，麻油加酒的食用量就必须减少。而对于剖宫产的新妈妈来说，产后第1周先勿用酒，以免影响伤口愈合，仅食用老姜和麻油即可。

产后第1餐饮食关键词——恢复体力

新妈妈产后想要恢复体力就要维持体内蛋白质的平衡，应适当多吃些富含优良蛋白质的食物，如鱼虾、瘦肉、牛奶、禽蛋、猪肝、豆腐、豆腐干、豆腐脑及豆浆等，这些食物还具有促进乳汁分泌及增强机体免疫的功能。蔬菜和水果富含维生素和矿物质，能帮助新妈妈消除疲劳和增进食欲，尤其是黄瓜、西红柿、柿子椒、油菜、小白菜、苦瓜、茄子、西瓜、鲜桃等。

新妈妈在营养进食的同时要注意休息，能帮助新妈妈尽快恢复体力和精力，因此应该督促新妈妈每天至少保证足够的睡眠，尤其是晚上，要有足够的连续睡眠时间，并保证睡眠质量，以利于体力的恢复。

产后第1餐的4项原则

1. 循序渐进，清淡为主

饮食就得循序渐进，从清淡、容易消化的新鲜食物开始。新妈妈不适合吃油腻的大鱼大肉、容易引起胃胀气的食物（如板栗、萝卜等）。毕竟新妈妈们刚刚分娩完，身体还需一段时间康复。食盐要适量，清淡为宜。如果食物内的油、糖及盐分特别多，身体机能需要分配更多水分去冲洗及中和这些高浓度成分，但水分过多积存又会引致水肿。

2. 流食开始，少吃多餐

等新妈妈排气后，就可以实现从"流质食物—半流质食物—固态食物"的过渡，至于过渡时间的长短得看新妈妈的自我感觉。建议采用少吃多餐的方式，让新妈妈吃得舒服又容易消化，不会撑着也不能有饥饿感。待新妈妈完全恢复，能自由地下地走路后，就可以采取正常的饮食了。食物则可以自由选择，注意多吃蔬果少吃肉类，烹饪方式别太油腻，保持食物种类的多样化。

3. 新妈妈的饮食以习惯为上

虽然卧床期的新妈妈饮食宜清淡，但无绝对忌口，要尊重新妈妈本人的饮食习惯。只要新妈妈本人吃得下，吃得香甜舒服，不会消化不良、呕吐，同时营养又丰富，适量就好。

4. 产后不宜早喝老母鸡汤

在民间传统习俗中，新妈妈产后经常吃炖老母鸡，大家普遍认为老母鸡比较有营养。但是很多新妈妈尽管产后营养很好，但奶水仍不足，达不到用母乳喂养宝宝的要求。产后奶水不足的原因很多，其中一个重要的原因是吃了炖老母鸡。

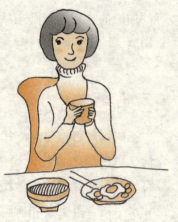

新妈妈分娩后，血液中雌激素和孕激素的浓度大大降低，而母鸡的卵巢和蛋衣中含有一定量的雌激素，因而新妈妈食用炖老母鸡后血液中雌激素的浓度增加，催乳素的效能就会因此减弱，从而导致乳汁不足，甚至完全回奶。

正确的做法是，待产后1周（5～7天）乳汁已经分泌正常了，再开始喝母鸡汤，就不会有无奶之忧了。但鉴于新妈妈分娩后体质虚弱，胃肠功能尚未完全恢复，而且分娩过程中体内损失大量水分，因此产后应先吃流质食物，多喝些高热量的饮品，如红糖水、红枣汤、藕粉、杏仁茶等。第2天则可吃些稀软的半流食，如水鸡蛋、嫩鸡蛋羹等。

Part 2
月子饮食篇：月子中的重头戏

吃好产后黄金第1餐

新妈妈分娩后体内激素水平大大下降，身体过度耗气失血，阴血骤虚，在这种情形下很容易受到疾病侵袭。因此依照个人体质，产后第1餐的饮食调养非常重要。产后第1餐应首选易消化、营养丰富的流质食物。糖水煮荷包蛋、蒸蛋羹、冲蛋花汤、藕粉等都是很好的选择。

分娩让新妈妈的身体经历了一场艰难的考验，虚弱的身体急需补充营养。哪怕您什么都不想吃，也要强迫自己慢慢吃点东西，至少要喝点水，否则可能会脱水。

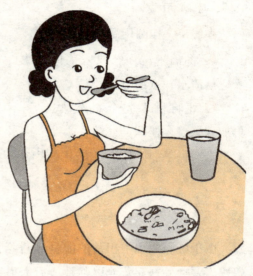

产后第1餐进补充足的碳水化合物有利于恢复能量；蛋白质可以快速修复身体；新鲜水果和蔬菜可以利尿通便；丰富的铁和帮助铁吸收的维生素C也是必需的营养素，可以帮助身体恢复生产时失去的血液。另外，给宝宝喂哺母乳时，骨骼会流失很多钙，所以及时补充钙也很必要。

不同分娩方式的新妈妈产后第1餐的吃法也不同。

顺产新妈妈生产后即可进食易消化的饮食，适量饮水，产后4~6小时内应解小便。

剖宫产新妈妈术后6小时内应禁食、禁水。术后6小时未排气可进食白开水及半流食，半流食包括粥、鱼汤、猪蹄汤等汤类。未排气期间请勿食用普通食物，如煮鸡蛋、炒菜、肉块、米饭等；请勿食用甜食，包括巧克力、红糖水、甜果汁及牛奶，以免引起腹胀。排气后可进食任何食物，为了促进乳汁分泌及减少产后便秘，多喝汤、汁，多吃蔬菜及水果。

推荐食谱

甜糯米粥

材料 桂圆100克，糯米1杯，老姜（连皮）4片，清水适量，红糖1杯，冰糖50克。

做法 ❶ 桂圆用温水泡软。

❷ 将糯米洗净，放入锅内，注入适量清水，煮约20分钟。

❸ 要将糯米完全煮至熟透后，再加入老姜、桂圆、红糖、冰糖，再煮10分钟，否则米粒易夹生，影响口感；起锅前，捞出老姜，即可食用。

营养解析

此粥具有润心脾、化淤血、生新血的功效，并且能够补充生产期间损耗的元气、促进脏器及早复原。糯米帮助产妇增强肠子的蠕动力，可防止肠胃下垂，更可以预防便秘。但糯米难消化，不可一次吃太多。

产后第2餐饮食关键词——补充能量

由于妊娠过程中积蓄的能量和营养物质在分娩过程中已经消耗殆尽，新妈妈需要额外补充营养以弥补产后因失血所损失的蛋白质，而且哺乳过程也在消耗营养，乳汁的质量将直接受到母体营养状况的影响。产后新妈妈需要迅速调整，补充能量，尽快恢复旺盛的精力投入到新的身份中。新妈妈可以多增加维生素和矿物质的摄取，如蔬菜、坚果和豆类等，都是补充能量的优良营养来源，有一些水果也能够迅速补充能量，比如香蕉、葡萄、葡萄干和枣等。新妈妈可以随手在茶几上放一些这类食物，当感到疲倦的时候，吃一点，即可补充能量。

产后第2餐的4项原则

1. 不要太急着喝催乳汤

新妈妈大多数乳腺管还未通畅，产后前3天不要急着喝催乳汤，否则容易引起胀奶，容易得乳腺炎等疾病。而且新妈妈产后肠胃功能还未完全恢复，快速进补，会使得新妈妈"虚不胜补"，反而给身体增加负担。

2. 食物要松软可口

很多新妈妈产后会有牙齿松动的情况出现，所以第 2 餐要煮得软一些，少吃或不吃油炸或坚硬带壳的食物。

3. 适量进食鸡蛋

如果产后对第 1 餐消化得比较好，第 2 餐就可以考虑开始进食鸡蛋。鸡蛋含有大量优质蛋白质，对于身体的恢复有很大好处。

4. 适当地吃蔬菜和水果

由于新妈妈产时失血、生殖器损伤及产后哺乳等需要，应得到大量、全面的营养，其来源除了多食肉、蛋、鱼以外，蔬菜水果也是不可缺少的，蔬菜和水果中含有大量的维生素和纤维素，可以代替淀粉。如果在第 1 餐后饿了，就可以拿蔬菜、水果来补充。水果最好吃富含维生素的苹果、柳丁、葡萄、奇异果等，不但帮助排泄，还能养颜美容。

吃好产后第 2 餐

分娩后新妈妈的第 2 餐饮食应稀软、清淡，以补充水分、易消化为主。可以先喝一些热牛奶、粥等。牛奶不仅可以补充水分，还可以补充新妈妈特别需要的钙。粥类甜香可口，有益于脾胃，新妈妈不妨多喝一些。第 2 餐也可开始进食少量普通饮食，如煮鸡蛋、挂面汤、排骨汤、新鲜水果和蔬菜，但要注意把汤里的浮油弃去，以免使乳汁含脂过高，引起宝宝腹泻。

1. 顺产妈妈

顺产的新妈妈在产后如果肠胃消化功能较好，从第 2 餐开始可以进食鸡蛋，如蒸鸡蛋羹、煮鸡蛋、荷包蛋，可以换着花样吃，但要注意不要多吃，一天 2~3 个足够，鸡蛋含有的营养有助于新妈妈恢复体力，维护神经系统的健康，减少抑郁情绪。

2. 剖宫产妈妈

剖宫产的新妈妈在术后 12 小时，可以喝一点开水，刺激肠道蠕动，等到排气后，才可进食；刚开始进食的时候，应选择流质食物，然后由软质食物、固体食物渐进。所以在手术后，新妈妈可先喝点萝卜汤，帮助因麻醉而停止蠕动的胃肠道保持正常运作功能，以肠道排气作为可以开始进食的标志。

对于产后第2餐的饮食时间，自然分娩新妈妈饿了即可进食；而剖宫产新妈妈在术后12小时可以喝一点开水，刺激肠道蠕动，排气后再进食。

推荐食谱

紫菜鸡蛋汤

材料 紫菜3张，鸡蛋2个（约120克），虾皮5克，盐、葱花、香油各适量。

做法 ❶ 先将紫菜切（撕）成片状，备用；鸡蛋打匀成蛋液，在蛋液里放少许盐，然后再将其打匀，备用。

❷ 锅里倒入清水，待水煮沸后放入虾皮略煮，再把鸡蛋液倒进去搅拌成蛋花；放入紫菜，中火再继续煮3分钟；出锅前放入盐调味，撒上葱花、淋上香油即可。

营养解析

紫菜集中含有一定量的甘露醇，有很好的利尿作用；含有丰富的钙、铁元素，适于产后贫血的新妈妈滋补身体。鸡蛋营养丰富，有助于新妈妈恢复体力。

产后第3餐饮食关键词——补充必需营养素

1. 优质蛋白质

新妈妈在哺乳期间为了保证新生儿的生长发育，每天要分泌大量的乳汁，乳汁里含有蛋白质。为保证新妈妈正常的乳汁分泌，每天应增加25克蛋白质的摄入。蛋白质含量丰富的食物主要有鸡肉、蛋类、奶及奶制品。大豆也含有极其丰富的蛋白质，如每100克干豆中含有36~40克蛋白质。在哺乳期间豆制品应是经常食用的食品之一。

2. 各种维生素

维生素是人体不可缺少的营养成分。新妈妈除维生素A需要量增加外，其余各种维生素需要量均较非孕产妇增加1倍以上。因此，产后膳食中各种维生素必须相应增加,以维持产妇的自身健康,促进乳汁分泌,保证供给婴儿的营养成分稳定,满足婴儿的需要。

3. 足够的水分

新妈妈在产后会丢失大量的水分,如产后出血、恶露和褥汗排放都会使大量的水分从身体流失。为了喂养宝宝,新妈妈需要分泌大量的乳汁,从最初的几十毫升到后来的几百毫升。因此新妈妈在产褥期内应多饮用高营养的汤水、粥类以及其他流质、半流质食物,如牛奶、鸡汤、鱼汤、排骨汤、猪蹄汤等。

4. 膳食纤维

产后新妈妈由于肠道肌肉松弛,也会发生便秘。长时间便秘再加上长期用力排便,很容易引起痔疮,严重的还会导致直肠息肉甚至结肠癌。膳食纤维有很强的吸水能力,可明显增加粪团的体积,软化粪便,同时促进消化道的蠕动,促使其排出。补充膳食纤维,新妈妈可以适当地增加膳食中的谷物,特别是粗粮的摄入;多吃新鲜蔬菜、水果等含膳食纤维的食物,如多吃红薯、大豆及豆制品、藻类、新鲜瓜果;另外适量吃些核桃、花生、奶制品、海产品等。

吃好产后第3餐

产后的第3餐,新妈妈需要补充必需的营养素,来补充身体营养和体力的消耗。除了适量的优质蛋白摄入之外,还应注意各种维生素和热量的补充,以促进新妈妈精力的快速恢复。

1. 顺产妈妈

顺产的新妈妈在产后的第3餐,身体仍然很虚弱,很容易感到饥肠辘辘,可吃些不刺激又容易消化的食物,如小米红枣粥、鸡蛋挂面、馄饨、鸡蛋汤等,也可以进食一些增加食欲的食物如山楂。

新妈妈只有保持良好的胃口,才能汲取更多的营养,这样也可以为新妈妈的哺乳打下好的饮食基础。

2. 剖宫产妈妈

剖宫产新妈妈在产后恢复会比顺产妈妈慢些。剖宫产后因有伤口,同时产后腹内压突然减轻、腹肌松弛、肠道蠕动缓慢，易有便秘倾向。产后的第3餐要注意防止便秘。产后新妈妈的身体还是很虚弱的，伤口仍然疼痛，年轻的新妈妈会有便秘和肿胀的感觉，这是麻醉所引起的，因此大量饮水是非常必要的。最好饮用热茶和不低于室内温度的水，这些都能促进肠道的蠕动。

推荐食谱

菠菜鸡蛋面

材料 菠菜50克，切面100克，鸡蛋1个（约60克），盐、植物油各适量。

做法 ❶ 鸡蛋打匀成蛋液，菠菜洗净后切成约3厘米长的段，备用。

❷ 锅中放入植物油，油烧热后，锅中加入清水，烧开后把面条放入，煮至完全熟透。

❸ 将蛋液、菠菜段放入锅内，大火再次煮开；出锅时加盐调味即可。

营养解析

菠菜富含磷质、铁质，有助于身体新陈代谢，能促进脂肪、蛋白质与碳水化合物的吸收。鸡蛋含有丰富的蛋白质、脂肪、维生素和铁、钙、钾等人体所需要的矿物质，能健脑益智，改善记忆力，对新妈妈有益。

产后7天新妈妈饮食方案

1. 产后第1天饮食方案

前面已针对产后第1天的饮食安排做了详细介绍，从产后第1餐恢复体力、产后第2餐补充能量、产后第3餐补充营养素等各方面为产后第1天的食补方案做了介绍，在此不再详述。

2. 产后第2天饮食方案

新妈妈产后第2天，适宜摄取清淡、易消化的食物，增进食欲，为日后的哺乳做好准备。

要注意补充产后出血造成的缺铁，补充铁也是非常必要的，特别是剖宫产或孕期有贫血现象的新妈妈。多注意吃一些含血红素铁的食物，如动物血或肝、瘦肉、鱼类、油菜、菠菜及豆类等。

3. 产后第 3 天饮食方案

产后第 3 天开始，因为顺产新妈妈一般会有侧切伤口，剖宫产新妈妈则有大约 8～10 厘米长的刀口，这样，排便都不可过于用力，以免伤口开裂。因此预防便秘是关键。多补充膳食纤维，如麦片、芹菜、山药、芋头等，可保持大便通畅。为了通便，每天吃一根香蕉。

4. 产后第 4 天饮食方案

新妈妈产后第 4 天不要急于进食炖汤类，因为炖汤类会促进乳汁分泌，而此时新妈妈的初乳尚不十分畅通，过早喝汤只会使乳房胀痛。

5. 产后第 5 天饮食方案

产后第 1 周是新妈妈排恶露的黄金时期，到产后第 5 天，产前的水肿以及身体多余水分也会在此时排出，为了补充妈妈在分娩过程中的大量消耗，饮食应以富于营养、足够的热量为原则。

6. 产后第 6 天饮食方案

新妈妈产后第 1 周，是恶露排出最多的时期，因此，从产后第 1 天到第 6 天的月子食谱中都有针对恶露的食谱。

7. 产后第 7 天饮食方案

产后第 7 天，新妈妈的血性恶露已经转变成了淡红色恶露，所以其饮食也会发生一些小小的变动。在饮食的选择方面可以多食用莲藕、鱼类等增进食欲、促进乳汁分泌的食物。

产后第 1 周营养食谱推荐

脆炒莲藕丁

材料 莲藕 100 克，青椒 50 克，鲜瘦肉 50 克，蒜蓉、盐等适量。

做法 ❶ 鲜瘦肉切碎，在油锅内爆炒。

❷ 用大火、滚油，先落蒜蓉爆香，之后下青椒碎。

❸ 新鲜的莲藕洗净，去皮，切丁，用少许盐略腌一腌，然后与青椒

碎、蒜蓉以及肉末同炒。

营养解析

莲藕可以补虚生血，健脾开胃，此菜品脆爽可口，可以帮助新妈妈缓解食欲不振，是新妈妈补充营养、产后恢复体力的一道美食。

麻油猪肝

材料 新鲜猪肝、黑芝麻油、老姜、熟白芝麻各适量。

做法 ① 新鲜猪肝洗净切成薄片。

② 锅里放入适量黑芝麻油，放入姜片，小火煎黄、煎香。

③ 倒入片好的猪肝，中火煎至猪肝变色收缩，撒上少许熟白芝麻即可。

营养解析

麻油猪肝有破血功效，能将子宫内的血块打散以利排出，有益于新妈妈产后恶露的排出。猪肝的营养是猪肉的10倍，蛋白质含量很高，所含氨基酸与人体接近，易被吸收利用。

桂圆红枣香粥

材料 紫米200克，桂圆（干）10个，红枣6枚，姜丝1小勺，白糖（或红糖）适量。

做法 ① 将红枣洗净，去核；桂圆去壳与核，取肉冲净。

② 将水烧开后放入紫米，煮开后放入红枣和姜丝煮粥，粥好后再放入桂圆肉和白糖，煮5~6分钟即可。

营养解析

具有补血安神、开胃健脾的作用，补元气，防止肠胃下垂，补充蛋白质。

萝卜炖羊肉

材料 羊肉、萝卜各500克，陈皮10克，葱段、姜片、料酒、精盐、胡椒粉各适量。

做法 ① 将萝卜洗净，削去皮，切成块；羊肉洗净，切成块；陈皮洗净。

② 将羊肉块、陈皮、葱段、姜片、料酒放入锅内，加适量清水，大火烧开，撇去浮沫，再放入萝卜块煮熟，加入胡椒粉、精盐调味，装碗即成。

营养解析

羊肉营养丰富，具有健脾益气、温补肾阳的作用，对治疗虚劳羸瘦、乳汁不下有一定功效；萝卜中的芥子油和膳食纤维可促进胃肠蠕动，有助于体内废物的排出，防治便秘。

Part 2 月子饮食篇：月子中的重头戏

养肝汤

材料 大枣7枚，煮后的月子米酒水300毫升。

做法 ① 大枣洗净后每枚以刀子划开，放在保鲜盒内，再将米酒水煮滚后，冲泡，盖上。

② 泡8小时后再在锅内隔水蒸，开锅后蒸1小时即可。每天喝300毫升，汤里的红枣可以当零食吃。

营养解析

此汤可中和或祛除剖宫产新妈妈因手术麻醉药残留于体内的余毒；顺产新妈妈也要吃，可以帮助肝脏解毒。

胡萝卜鲫鱼汤

材料 胡萝卜500克，生鲫鱼约500克，瘦猪肉100克，红枣10枚，陈皮、油、调味品各适量。

做法 ① 胡萝卜去皮洗净，切厚片；红枣去核；陈皮浸软、去白，洗净；瘦猪肉洗净，切块；生鲫鱼去鳞、鳃、内脏等，洗净，抹干水。

② 起油锅，将生鲫鱼稍煎黄，倒入适量开水，把全部材料放入锅内，武火煮沸后，文火煲2小时，调味供用。

营养解析

此汤清补益气、健脾化滞，利于夏季坐月子的新妈妈食用。

佛手海蜇丝

材料 海蜇皮300克，佛手瓜50克，酱油20克，醋3克，香油10克，味精2克。

做法 ① 海蜇皮和佛手瓜分别洗净后切成细丝，海蜇丝放入沸水锅内烫一下，捞出放在清水内过凉，然后另换清水泡片刻。

② 将泡好的海蜇丝捞出，沥净水分后放盘内，撒上切好的佛手瓜丝，调入酱油、醋和香油，加入味精，拌匀即成。

营养解析

清热化痰、健脾开胃、消积润肠，是夏天坐月子新妈妈的佳肴。

猪肝汤

材料 猪肝100克，老姜片20克，枸杞5克，酒1大匙，高汤、盐各适量，红糖半杯。

做法 ① 猪肝切片，用沸水氽烫后取出，备用。

② 干锅加热，放入老姜片干煸至呈卷曲状，加入高汤煮至沸腾。

❸ 加入猪肝、酒、盐、红糖、枸杞煮至熟透。

> **营养解析**

猪肝是坐月子时必不可少的食材，可以补充酶，有助于去淤血、造新血。

红薯粥

材料 糙米1/3杯，鲜山药80克，红薯100克，清水适量。

做法 ❶ 糙米洗净后用清水浸泡约30分钟。

❷ 山药、红薯洗净后削皮切块，备用。

❸ 将糙米和适量清水煮至沸腾，转小火，煮约30分钟。

❹ 加入红薯，继续煮约15分钟；最后加入山药，再煮5分钟至熟，即可。

> **营养解析**

糙米可以帮助妈妈补充维生素E和B族维生素，能够补充精力，恢复分娩时消耗的元气、促进伤口愈合；红薯还可以促进排便，避免便秘。烹煮山药不宜太久，如果能保持其微脆的口感，可以更好地补充产后所需的植物性雌激素，但也必须煮熟。两者结合，可以帮助产后新妈妈健胃整肠。

产后第2周的月子餐——补血为第一要务

本周饮食调理重点是补血、滋阴、促进乳汁分泌、强健筋骨、润肠通便、恢复体力、收缩子宫。

经过前一周的调养与适应，妈妈的体力慢慢恢复，此时应增加一些补养气血、滋阴、补阳气的温和补品来调理身体，同时开始补充能促进乳汁分泌的食物。除了延续前一周的食材之外，还要注意身体对食物的消化情况，如果有便秘或燥热症状，则宜增加清热、促排便、利尿的食物，以免患上痔疮；另外，注意增加增强骨质和腰肾功能的食材，以缓解产后的腰酸背痛；可以依个人体质选用莲子、大枣、茯苓、桂圆、百合、菇类、莲藕等来调节紧张情绪和失眠，预防产后忧郁。

剖宫产的妈妈因为伤口复原速度较慢，应该延后2周进补，所以在这个阶段最好还是重复第一阶段的饮食。

产后第 2 周的饮食之道

1. 多食补血食物

进入产后的第 2 周，新妈妈的伤口基本上愈合了。经过上一周的精心调理，新妈妈的胃口虽然好转。这时新妈妈可以尽量多食补血食物，以调理气血。

新妈妈日常应该多摄入些富含造血原料的优质蛋白质、必需的微量元素（铜、铁等）、叶酸和维生素 B_{12} 等营养物质，如动物肝脏、动物肾脏、动物血、鱼、虾、蛋类、豆制品、黑木耳、黑芝麻、大枣及新鲜的蔬果等。

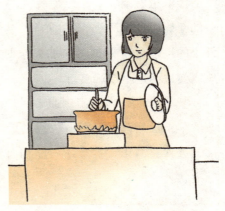

另外，新妈妈可用一些补气的药物进行调理，如用黄芪、白术、甘草来炖鸡或排骨以补气。

2. 适当多吃催乳食物

新妈妈在产后第 2 周可逐渐恢复成一般的饮食，因宝宝吃母乳的状况已渐渐稳定，吸吮时间与次数也逐渐增加，所以新妈妈可食用一些发乳的食物来增加泌乳量，如花生炖猪蹄、青木瓜炖排骨等。同时注意水分的摄取，多让宝宝吸吮乳房，这样泌乳量自然就会慢慢增加。有些食物，如韭菜、麦芽等本身具有回奶的作用，要哺乳的新妈妈应避免食用。

3. 饮食量不宜过多

这一周新妈妈的胃口虽然好转，但是绝对不能暴饮暴食，要控制自己的食量。产后过量的饮食除了能让新妈妈在孕期体重增加的基础上进一步肥胖外，对于产后的恢复也无益。如果新妈妈采取母乳喂养宝宝，奶水很多，食量可以比孕期稍增，但最多增 1/5 的量；如果新妈妈的奶量正好够宝宝吃，则食量与孕期等量即可；如果没有奶水或不准备母乳喂养的新妈妈，食量和非孕期差不多即可。

食物水分要多一些、松软一些。这一周，新妈妈乳汁分泌旺盛，体表的水分挥发也大于平时,因此,饮食中的水分可以多一点,如多喝汤、牛奶、粥等。新妈妈产后由于体力透支,很多人会有牙齿松动的情况,过硬的食物一方面对牙齿不好,另一方面也不利于消化吸收。

4. 适当摄取膳食纤维

月子中的饮食大部分是以蛋白质类的食物为主,相对的如蔬菜类及水果类的摄取量就不多,甚至传统上都认为蔬菜和水果的属性偏凉,不适宜给虚弱的新妈妈食用。还有些新妈妈可能在月子期间完全不吃蔬果,那么,膳食纤维的摄取量就更少了,加上长时间的卧床休息,新妈妈很容易出现便秘,所以要适当地摄取膳食纤维。

5. 苹果与海鲜不宜同吃

苹果虽然营养丰富,酸甜可口,但新妈妈不宜在饭前吃,否则会影响正常的进食及消化。苹果还不能和海鲜同吃,否则,会发生腹痛、恶心、呕吐等症状。

6. 不宜多食鱼类

鱼类是新妈妈很好的进补食品,而且有利于下乳,但是剖宫产或会阴侧切的新妈妈不宜过多食用,因为鱼类特别是海产鱼类体内含有丰富的有机酸物质,它会抑制血小板凝集,对术后止血与创口愈合不利。

7. 哺乳新妈妈不宜进补大麦制品

大麦及其制品,如大麦芽、麦芽糖等食物有回奶作用,所以准备哺乳或产后仍在哺乳期的新妈妈应忌食。欲断乳新妈妈可以将大麦作为回奶食物。

8. 不宜总在汤菜里加酒

月子里有很多汤水的原料都是肉类,加入酒可以去除腥膻。但是酒有活血的功效,经常在菜里加酒,可能会导致新妈妈子宫收缩不良,恶露淋沥不止。

9. 不宜喝浓茶

哺乳期间新妈妈不能喝浓茶。因为茶中的鞣酸被胃黏膜吸收,进入血液循环后,会产生收敛的作用,从而抑制乳腺的分泌功能,造成乳汁分泌障碍。

产后第 2 周必需营养食材大盘点

黑豆。吃豆有益,尤其是黑豆可以生血、乌发。黑豆的吃法随各人之便,新妈妈可用黑豆煮乌鸡。

发菜。发菜的颜色很黑,不好看,但发菜内所含的铁质较高,用发菜煮汤做菜,可以补血。

胡萝卜。胡萝卜含有很高的 B 族维生素、维生素 C,同时又含有一种特别的营养素——胡萝卜素,胡萝卜素对补血极有益,用胡萝卜煮汤,是很好的补血汤饮。

面筋。这是一种民间食品。一般的素食馆、卤味摊都有供应,面筋的铁质含量相当丰富,而补血必须先补铁。

菠菜。这是最常见的蔬菜,也是有名的补血食物。菠菜内含有丰富的铁质胡萝卜素,所以菠菜可以算是补血蔬菜中的重要食物。

金针菜(黄花菜)。金针菜含铁数量最大,比大家熟悉的菠菜高 20 倍,铁质含量丰富,同时金针菜还含有丰富的维生素 A、维生素 B_1、维生素 C、蛋白质、脂肪及秋水仙碱等营养素,并有利尿及健胃作用。

龙眼肉。龙眼肉就是桂圆肉。龙眼肉除了含丰富的铁质外还含有维生素 A、B 族维生素和葡萄糖、蔗糖等。补血的同时还能治疗健忘、心悸、神经衰弱和失眠症。龙眼汤、龙眼胶、龙眼酒之类也是很好的补血食物。

萝卜干。萝卜干所含的 B 族维生素极为丰富,铁质含量很高。虽然它是最不起眼、最便宜的,但却是最好的养生食物,它的铁质含量超过金针菜之外的一切食物。

产后第 2 周营养食谱推荐

鸡丝馄饨

材料 猪肉馅 250 克,熟鸡丝 25 克,鸡蛋 1 个,馄饨皮 300 克,紫菜 15 克,高汤、酱油、葱花、姜末、盐、香油各适量。

做法 ❶ 将猪肉馅中加入盐、酱油、葱花、姜末、香油搅拌均匀成馅。

❷ 用馄饨皮包馅捏成馄饨；鸡蛋打入碗中，搅拌均匀摊入热油锅中制成蛋皮，切丝备用。

❸ 将高汤煮沸，下入馄饨，煮熟后下入紫菜、蛋皮丝、鸡丝，撒上葱花，淋香油即可。

营养解析

本品营养丰富，具有益气养血、养阴生津之功效，对于刚生产完的新妈妈非常适合。

软烂猪肘

材料 猪肘500克，鲜汤、精盐、鸡精各适量。

做法 ❶ 将猪肘去毛洗净，放入水中煮开，除去腥味后取出。

❷ 取砂锅，放入猪肘，加水适量。小火煨煮，待猪肘熟烂，汤汁浓稠时，加入精盐、鲜汤、鸡精调味即可。

营养解析

猪肘含有丰富的钙、铁和蛋白质，能给新妈妈提供最全面的营养，还能补气血、固表止汗、缓解产后腰腹坠胀、通乳。

板栗烧牛肉

材料 牛肉500克，板栗200克，姜片、葱段、胡椒粉、精盐、料酒、糖色、植物油各适量。

做法 ❶ 牛肉洗净，入沸水锅中氽透，切成长块。锅置火上，倒入植物油烧热，下板栗炸2分钟，再将牛肉块炸一下，捞起，沥去油。

❷ 锅中留油，入葱段、姜片炒出香味时，下牛肉、料酒、糖色、清水。

❸ 烧开后撇去浮沫，改用小火慢炖20分钟，下板栗，烧至肉烂收汁，加精盐、胡椒粉调味即可。

营养解析

牛肉中含有丰富的蛋白质，其氨基酸组织比猪肉更接近人体需求，能提高机体抗病能力，对产后调养的新妈妈在补充失血和修复组织等方面特别适宜；板栗具有补肾强骨、健脾养胃、活血止血等功效，可用于缓解肾虚骨弱、脾胃气虚等症状。

炒鸭肝

材料 鸭肝150克，葱、姜各5克，水淀粉1/2勺，盐适量。

做法 ❶ 将鸭肝洗净，切成片；葱、姜分别切大片。

❷ 锅中倒油烧热，放入葱姜片爆香。加入鸭肝翻炒至变色，放盐炒

匀。用水淀粉勾芡，拌匀出锅即可。

营养解析

鸭肝具有丰富的营养和特殊功效，是补血养生的最佳食物。但是不适宜一次性食用太多，以免摄入过多胆固醇。

牛肉片炒芹菜

材料 牛肉 100 克，芹菜 200 克，酱油、淀粉、料酒、葱、姜、盐、白糖、植物油各适量。

做法 ❶ 牛肉切成片，将淀粉、酱油、料酒、白糖调好汁待用。

❷ 芹菜洗干净，切成片，在开水中过一下捞出来待用。

❸ 锅置于火上，加入植物油，将油烧热，放入葱、姜、牛肉片一起煸炒，放入已经调好的淀粉、酱油、料酒、白糖汁和芹菜片，用旺火快炒几下，放入适量盐，盛出后即可食用。

营养解析

此菜具有益气、补血的功效，牛肉和芹菜都含有丰富的铁质，非常适合产后新妈妈补铁。

肘子母鸡汤

材料 母鸡 200 克，肘子 500 克，料酒、葱、姜各 10 克，味精、盐各适量。

做法 ❶ 母鸡处理干净；将鸡翅与肘子一同放入锅中，加入清水，待烧开后撇去血沫，然后用小火煮 4～5 小时。

❷ 将鸡胸肉及鸡腿肉去净油脂后拍碎成鸡蓉，加入清水调稀，放入盐、料酒、葱、姜、味精等待用。

❸ 将煮好的鸡汤滤净碎骨肉，并撇去浮油，烧开，将调好的鸡蓉倒入汤内搅匀，待开后再撇净油沫等杂质，即可成清汤。

营养解析

养血生精，益气补体，长肌肉，下乳汁，为产后"月母"补体下乳最有用之食品。内含脂肪丰富，且营养较为均衡，故为产后常用"月母食"。

黑芝麻糊

材料 黑芝麻 30 克，大米 100 克。

做法 ❶ 黑芝麻碾细，加入大米同煮为粥。

❷ 分早、晚空腹食用。

营养解析

具有滋补五脏、润肠通便的功效，对产后气血耗损、津亏肠燥所致的大便干结疗效颇佳。营养丰富，能增加乳汁，对兼有乳汁缺少者更为适宜。

腰花黑木耳汤

材料 猪腰 150 克，黑木耳 15 克，笋片 20 克，姜片、葱段各适量，高汤 500 克，精盐、料酒各少许。

做法 ① 将猪腰切成两半，除去腰臊，洗净，切成兰花片，清水泡一会儿。

② 将猪腰片、黑木耳、笋片放入锅中加料酒煮熟后捞出，放在碗内。

③ 将高汤入锅烧开后加入精盐、葱段、姜片倒入汤碗即可。

营养解析

黑木耳是营养丰富的食用菌，含糖类、蛋白质、脂肪、氨基酸、维生素和矿物质，能洗涤胃肠和帮助消化；富含多糖胶体，有良好的清理肠胃作用，并能抗凝血、降血压。

猪腰富含蛋白质、脂肪和 B 族维生素、维生素 B_2、磷、铁，可缓解腰酸痛，消水肿。

此汤有养胃、润肺、补益功效，对肺、胃、肾诸内脏有很好的滋补作用。

豆焖鸡翅

材料 黄豆 50 克，水发海带 50 克，胡萝卜条 50 克，鸡翅 4 只，葱、姜各适量，黑芝麻油（麻油）15 毫升，精盐适量。

做法 ① 黄豆、海带加葱、姜和调料煮熟备用，鸡翅用姜汁、精盐、葱等腌渍入味。

② 炒锅加黑芝麻油，烧至八成热，放入腌好的鸡翅，翻炒至变色，加其他原料及适量汤，转小火一同焖至汁浓即成。

营养解析

黄豆含丰富的植物性蛋白质以及铁、磷、维生素 A、B 族维生素、维生素 D、维生素 E，是产后新妈妈调理的好食材。

鸡翅中蛋白质含量高，很容易被人体吸收，且含磷脂类。豆焖鸡翅非常利于产后滋补，对产后体弱乏力、脾胃虚弱、气血不足、乳汁缺乏都有很好的食疗作用，但是只有在产后第 3 周及其之后食用才能更好地发挥滋补效果。

菠菜蛋汤

材料 鸡蛋 2 个，菠菜、黑木耳各 10 克，胡萝卜 25 克，葱花适量，鲜汤 800 毫升，黑芝麻油（麻油）25 毫升，精盐少量。

做法 ❶ 鸡蛋打散；菠菜、胡萝卜、黑木耳切小片。

❷ 炒锅内加入黑芝麻油烧热，倒入蛋液，煎至两面呈金黄色时取出，用刀切片待用。

❸ 原锅里倒入鲜汤，放入胡萝卜片、黑木耳片、鸡蛋片，大火烧约10分钟，至汤色变白时，加入精盐调味，最后撒入菠菜片，烧沸后撒上葱花即可。

营养解析

菠菜含大量植物粗纤维，可促进肠道蠕动，促进胰腺分泌，帮助消化，利于排便，能缓和痔疮、便秘症状；所含的维生素 E 和辅酶 Q10，具有抗衰老和增强青春活力的作用；富含的铁质和微量元素，对产后贫血和促进新陈代谢都有裨益。

鸡蛋富含蛋白质和卵磷脂；胡萝卜富含胡萝卜素和维生素，可健脾和胃、补肝明目、清热解毒；黑木耳能益智清心、滋阴止痛。

菠菜蛋汤可以帮助产后新妈妈补充铁、养肝明目、预防便秘，特别适合气血虚弱、贫血、便秘的产后妈妈。

番茄焖牛肉

材料 牛肉 300 克，番茄 2 个（约 300 克），高汤、水淀粉、大料、葱、姜、香菜碎、白糖、料酒、鸡精、酱油、植物油、精盐各适量。

做法 ❶ 将牛肉洗净，放锅内煮熟后切成块；番茄洗净切块；葱、姜切细末。

❷ 炒锅放入植物油烧热，下入葱姜末、大料炝锅，加入高汤、酱油、料酒、精盐，放入牛肉烧开。

❸ 小火煮 5 分钟，再放入番茄，加入白糖、鸡精略煮后用水淀粉勾芡炒匀，最后撒上香菜碎即可。

营养解析

牛肉含丰富的铁；番茄的维生素含量丰富，其中所含有的维生素 C，可以帮助铁的吸收。两者搭配可强筋健骨、预防贫血。

美味鱼吐司

材料 鱼肉、切片面包各 150 克，鸡蛋清 1 个，葱花、姜末、淀粉、植物油、料酒、精盐、果酱各适量。

做法 ❶ 鱼肉去皮、刺，剁成泥，加鸡蛋清、葱花、姜末、料酒、精盐、淀粉一起拌匀；切片面包去掉边皮。

❷ 鱼泥分成 4 份，均匀地抹在切好的面包片上。

❸ 净锅点火，倒入植物油烧至五成热，下入面包片，炸成金黄色捞出，将每片面包切成 4 小块，蘸果酱食用。

▶ 营养解析

鱼肉中含有的铁和叶酸，对改善新妈妈妊娠期间的贫血症状有很好的食疗效果。

酱肉四季豆

材料 四季豆 200 克，牛肉丝、胡萝卜各 100 克，姜末、淀粉、料酒、甜面酱、香油、植物油各适量。

做法 ❶ 牛肉丝加甜面酱、料酒、淀粉拌匀；四季豆洗净，切斜段，入沸水锅焯后捞出；胡萝卜洗净去皮，切丝。

❷ 锅中倒入植物油烧热，爆香姜末，放入牛肉丝，大火翻炒数下，盛出。

❸ 净锅倒入植物油烧热，放入四季豆、胡萝卜，以中火炒匀，加 1 大匙水焖煮至熟，再加入炒好的牛肉丝推匀，淋上香油即可。

▶ 营养解析

牛肉丝中含丰富的铁元素，有养血理血的疗效；四季豆有丰富的维生素 C，能促进牛肉中的铁元素在体内被吸收，从而达到补血的效果。

产后第 3 周的月子餐——催乳好时机

本周饮食调理重点是：补筋骨、强腰膝、清火润肺、安心神、补气养血、调理体质。分娩给产妇身体造成巨大的影响，不可能短时间之内完全复原。通过前 2 周渐进式的饮食调养，到了本周要注意补充体力、强健腰肾以减少日后的腰背疼痛。在这段时间，可以适当加强进补，但仍不宜食用过多燥热食物，否则可能引发乳腺炎、尿道炎、痔疮等。从第 3 周开始加入水果，但是必须要记住不要或少食凉性的水果，如梨、西瓜、猕猴桃、香蕉等；蔬菜的量也要开始增加，以防止便秘。

产后第 3 周的饮食之道

饮食要均衡全面。月子期间,新妈妈饮食常以高蛋白的食物为主。虽然这些食物有助于新妈妈产后的恢复,但也不能忽略纤维质、矿物质、维生素等其他营养素的摄取。建议每天的主食可以吃全谷类食物、低脂牛奶、鱼、肉、豆类等,蔬菜和水果作为辅食食用。

多食催乳食物。产后第 3 周宝宝的胃容量也增长了不少,吃奶量与时间逐渐建立起规律。新妈妈的产奶量开始和宝宝的需求合拍,慢慢觉得奶不胀了。其实,如果宝宝尿量、体重增长都正常,两餐之间很安静,就说明母乳是充足的。

有些新妈妈会担心母乳不够宝宝吃,那么这时完全可以开始吃催奶食物了。猪蹄、鲫鱼、木瓜、莲藕、黄花菜等都有很好的催乳功效,新妈妈乳汁不足时,可以用这些原料煮成汤或粥,不但能催乳,还能很好地补充营养。

注重蛋白质的摄取。富含蛋白质的食物主要有鱼、肉、豆、蛋、奶类等,这类食物在我们体内被消化后,会变成小分子的氨基酸。新妈妈一定要多补充一些富含优质蛋白质的食物,才能让生产时所造成的伤口迅速愈合,并尽快恢复体力。

氨基酸还有一项重要的功能,那就是可以刺激脑部分泌出一些让人心情振奋的化学物质。所以,新妈妈在月子当中多吃些富含优质蛋白质的食物,还可以有效减少产后抑郁症的发生。

根据宝宝大便性状调整饮食。宝宝的大便能反映许多问题,母乳成分发生变化时,宝宝的大便性状通常相应就改变,如:

新妈妈进食过多甜食,宝宝大便泡沫多且酸味重;新妈妈进食脂肪多,宝宝大便呈油状且易拉稀;宝宝进食不足,大便色绿、量少、次数多,说明新妈妈应多食催乳下奶食物。

吃茄子不宜去皮。茄子能散血、消肿、宽肠,产后新妈妈大便干结、痔疮出血,吃些茄子可以缓解症状。茄子中维生素 P 的含量很高,能增强人体细胞间的黏着力,使血管壁保持弹性和正常的生理能力,保护抗坏血酸,促进伤口愈合。维生素 P 集中在茄子紫色表皮和肉质的连接处,所以紫色茄子营养价值较高，食用时不宜油炸、去皮。

补充充足的水分。乳汁中70%都是水分，可以说没有水分就没有乳汁。新妈妈要多补充水分，各种汤、粥、自制饮料都是不错的选择。

忌晚餐吃得过饱。产后新妈妈各系统尚未康复，晚餐不宜吃得太饱，否则容易引起各种疾病。首先，如果吃得太饱，胃肠负担不了，会引起消化不良、胃胀等；另外，还会影响睡眠质量。

避免吃过多的巧克力。巧克力含有可可碱，会渗入母乳并在宝宝体内蓄积，能损伤宝宝神经系统和心脏，并使宝宝肌肉松弛，排尿量增加。这些都会使宝宝消化不良，睡眠不稳，哭闹不停。

新妈妈如果经常吃巧克力，还会影响食欲，导致必需营养素缺乏。过多的热量还会使身体发胖，这会影响新妈妈的身体健康，也不利于宝宝的生长发育。

不宜多吃火腿。火腿本身是腌制食品，含有大量亚硝酸盐类物质。亚硝酸盐如果摄入过多，人体不能代谢，蓄积在体内，会对健康产生危害。新妈妈吃太多的火腿，火腿里的亚硝酸盐就会进入乳汁里，并进入宝宝体内，会给宝宝的健康带来潜在的危害。所以，新妈妈不宜多吃火腿。

产后第3周必需营养食材大盘点

大豆及豆制品。大豆中的钙含量非常丰富，铁含量也很高。

坚果类食物。坚果中富含蛋白质、维生素和钙、铁、锌等矿物质，特别适合作为新妈妈的营养食品。但由于产后体质原因和喂奶的补水需要，建议将坚果粉碎后冲水喝。

猪蹄+花生+鲫鱼。猪蹄和花生都是催奶的好汤料，花生不仅能保持乳腺畅通，还兼顾养血、止血之功效；猪蹄富含胶原蛋白，在催乳的同时还能帮助新妈妈保持胸部曲线，非常适合新妈妈食用。鲫鱼汤一直被视为催奶圣品。传统观念认为，鲫鱼汤要熬得白，将鲫鱼肉炖得口感很差。其实，鲫鱼本身的营养价值很高，应该少炖些时候，让鱼肉保持鲜美。

水。母乳中有70%的水分，所以母乳充足的要诀就在于水和蛋白质的摄取，如鸡、鸭、肉、鱼类等。最好的方式是炖或熬，食用时同时喝汤，既增加营养，还可促进乳汁分泌。新妈妈还要保证每天600~800毫升的饮水量。

产后第3周营养食谱推荐

丝瓜鱼片汤

材料 鲢鱼肉300克，丝瓜100克，红枣10克，生姜10克，植物油15克，盐8克，绍酒3克。

做法 ① 鲢鱼肉切成片，用绍酒腌好；丝瓜、生姜切成片；红枣用温水泡透。

② 烧油，放入姜片炒香，注入适量清汤，用中火烧开后下入鱼肉、红枣。

③ 加入丝瓜，调入盐，用大火滚透即可。

营养解析

此汤能补中益气，生血通乳，适合产后因气血不足而导致乳汁量少或不通的新妈妈食用。

大枣猪蹄花生汤

材料 猪蹄1只（约500克），花生250克，黄芪100克，米酒2瓶，红枣300克，当归120克，盐适量。

做法 ① 将猪蹄切成块状，先以滚水汆烫，捞出后再泡在冷水中。

② 花生在冷水中泡4小时，再在锅中煮至略软。

③ 将猪蹄、花生、黄芪及红枣同时放入炖锅中，并加入米酒和水，盖过所有材料。

④ 炖至花生及猪蹄熟烂，再加入当归焖煮10分钟，加盐调味即可。

营养解析

此汤适合新妈妈产后催乳及补充蛋白质。花生含有蛋白质、脂肪、糖类、维生素A、维生素B_2及矿物质等营养成分，可提供人体所需要的氨基酸及不饱和脂肪酸、胆碱、胡萝卜素、粗纤维等有利于人体健康的物质。猪蹄含有丰富的胶原蛋白，营养丰富，味道可口。大枣中维生素C的含量在果品中名列前茅。

鲫鱼茭白汤

材料 鲫鱼250克，茭白（切片）100克，生姜2片，料酒、大葱、精盐各适量。

做法 ① 鲫鱼于沸水中烫后刮去

浮皮，洗净，放净锅内。

❷ 加清水、料酒、生姜片及大葱，旺火煮沸，撇去浮沫，改用小火炖至鲫鱼酥烂。

❸ 最后投入茭白片，再煮5分钟，加入精盐即可。

▶ 营养解析

益髓健骨，强筋养体，生精养血，催乳。可有效地增强乳汁的分泌，促进乳房发育。适用于新妈妈产后乳汁不足或无乳等。

木瓜炖鲫鱼

材料 鲫鱼500克，木瓜250克，姜片、葱段、鸡汤、植物油、精盐、胡椒粉各适量。

做法 ❶ 木瓜去皮，除去瓜核，切成片；鲫鱼剖洗干净，打花刀。

❷ 起锅热油，下鲫鱼煎至两面金黄。

❸ 另起锅，加鸡汤，放入木瓜片、鲫鱼、葱段、姜片，加盖煮10分钟，加精盐、胡椒粉调味即可。

▶ 营养解析

这道美食营养丰富，有补虚、通乳的功效，常用于治疗产后乳汁过少。木瓜是不错的丰胸食物，哺乳新妈妈坚持食用，可以防止胸部变形。

豌豆鳕鱼丁

材料 豌豆仁200克，鳕鱼200克，红椒、植物油、精盐各适量。

做法 ❶ 鳕鱼去皮、去骨、切丁；豌豆仁洗净；红椒洗净、切丁。

❷ 上锅热油，倒入豌豆仁翻炒片刻，继而倒入鳕鱼丁、红椒丁，加适量精盐一起翻炒，待鳕鱼丁熟后即可。

▶ 营养解析

鳕鱼中含有丰富的维生素A和不饱和脂肪酸，多吃可刺激新妈妈雌激素分泌，有助于乳腺发育，起到丰胸催乳的作用。

大枣黑豆炖鲤鱼

材料 鲤鱼1条，黑豆30克，大枣8枚，葱半根，姜2片，精盐、料酒各2匙。

做法 ❶ 将鲤鱼洗净切段；大枣洗净去核；黑豆淘洗干净，用清水浸泡1小时。

❷ 锅中放入适量清水并放入鲤鱼段，用大火煮沸后撇去浮物。

❸ 加入黑豆、大枣、葱段、姜片、精盐和料酒，用小火煮至豆熟即可。

营养解析

鲤鱼的营养价值很高，含有极为丰富的蛋白质且含胆固醇较少，可以帮助发奶。

大枣含有机酸、维生素A、维生素C和多种氨基酸等丰富营养成分，能保护肝脏、增强体力、养血安神。

黑豆含有丰富的蛋白质和18种氨基酸，能活血利水、补虚乌发、延缓衰老、预防便秘。

以上3种食材搭配，对于产后体虚、四肢水肿、少乳的孕妈妈来说，是一道食疗佳品。当新妈妈乳腺畅通后可常喝鱼汤。

鲜果米酒荷包蛋

材料 熟木瓜100克，苹果30克，香蕉50克，鲜鸡蛋1个，米酒水适量。

做法 ❶ 将木瓜去皮、去子、切小块；苹果和香蕉切小块，备用。

❷ 砂锅中放入米酒水煮沸，然后放入木瓜块、苹果块、香蕉块，煮5分钟。

❸ 将鸡蛋打入砂锅中，小火煮熟，撇净浮沫即可。

营养解析

米酒有舒筋活血的作用。

木瓜富含木瓜蛋白酶、凝乳蛋白酶、胡萝卜素等17种以上氨基酸和多种营养元素，有助消化、润滑肌肤、分解体内脂肪，丰富的木瓜酶对乳腺发育很有帮助。

鸡蛋中含有优质蛋白质、磷脂、多种矿物质和维生素。

这道鲜果米酒荷包蛋有助于增加奶量，适合产后气血淤积的哺乳妈妈食用。

花生卤猪蹄汤

材料 花生200克，猪蹄1只，水5碗，精盐适量。

做法 ❶ 将花生洗净，备用。

❷ 猪蹄切半并入水余烫，再捞起洗净，备用。

❸ 将以上备妥之材料一起放入水中，以大火煮开，再转小火炖1小时。最后加入适量的盐即可。

营养解析

花生脂肪含量高，猪蹄富含胶质，皆有促进胸部发育的效果。

银鱼烘蛋

材料 小银鱼70克，鸡蛋3个，芥蓝梗80克，大蒜末、姜末各少许，油1大匙。

做法 ❶ 芥蓝梗洗净后切细片。

❷ 在大碗内加入芥蓝梗、小银鱼、大蒜末、姜末、鸡蛋，慢慢搅拌均匀，再加入 1 小匙油混匀，备用。

❸ 加热平底锅，倒入剩余的油。注意摇动锅，使油分布均匀，加入蛋液，盖上锅盖，转小火，煎约 4 分钟。

❹ 打开锅盖，将烘蛋翻面再煎 3 分钟，取出切片，即可食用。

> **营养解析**
>
> 银鱼，又称白饭鱼、面条鱼、西施鱼等。银鱼含大量钙质，能益肺止咳、利水补虚。此菜补充钙质、蛋白质、维生素、膳食纤维，能改善哺乳妈妈缺奶的现象。

产后第 4 周的月子餐——恢复体力，增强免疫

本周饮食调理重点是：减重、塑身、强化体能、大补气血。

第 4 周是妈妈们调整体质的黄金时机，应根据每个人前 3 周的恢复程度，设计进补食谱，对症调补。此时通常宜采用温润的补方，仍旧不宜食用生冷食物，并且注意控制热量。为了减重和消脂考虑，饮食最好清淡、少油腻，注意控制热量，以免进补过度，造成脂肪堆积。但同时也要兼顾好哺乳的需求，仍应注意摄取充足的营养，不急于减少食量和吃素。平时要多喝白开水，红枣茶等茶饮因为含有糖分最好停止服用。

产后第 4 周的饮食之道

减少油脂摄取并补充足够的蛋白质。 到第 4 周，新妈妈应减少油脂的摄取量，以利于恢复身材。像麻油鸡汤不全部喝完或是将浮油捞去，鸡肉去皮后食用，或是改用以汤取代部分的麻油鸡来食用等方式，不但可以使新妈妈摄取到足够量的蛋白质，也可以明显地减少脂肪的摄取。

吃温补性的食物。 到产后第 4 周，新妈妈就要着重开始进行体力的恢复了。如果是在冬季新妈妈可以吃一些温补性的食物，如羊肉。还有一个就是鱼汤，鱼汤能很好地补充能量及帮助催乳。

加强 B 族维生素的摄取。 五谷类和鱼、肉、豆、蛋、奶类含有较丰富的

B族维生素，可以帮助身体进行能量代谢，具有加强神经系统作用和血液循环的功效，对于产后器官功能恢复也很有帮助。

保证水分的摄取。母乳喂养会使新妈妈每天流失约1000毫升的水分。如果新妈妈体内的水分不足，会使母乳量减少。

另外，水喝得是否足够，是决定塑身成果的关键。因为人体所有的生化反应都必须溶解在水中才能进行，废物的排出也必须透过水溶液才能有效排出。所以新妈妈要保证水分的摄取，最好每天喝水不要少于3000毫升。

产后忌大补。准妈妈在怀孕期间，体内已积聚了2000~3000克的脂肪，这就是为产后哺乳劳累所准备的。也不是吃得越多分泌的乳汁就越多，乳汁的分泌关键在于宝宝吸吮，吸吮越早，次数多且有力，则分泌的乳汁也就越多。所以，新妈妈产后不大补，是保证产后体形恢复的重要措施。

不宜长时间喝肉汤。一般来说，新妈妈每天吃2~3个鸡蛋，配合适当的瘦肉、鱼肉、蔬菜和水果也就够了。奶水充足的不必额外喝大量肉汤，奶水不足的可以喝一些肉汤，但也不必持续1个月。摄入脂肪过多，不仅体形不好恢复，而且会导致宝宝腹泻，这是因为奶水中也含有大量脂肪，宝宝吃后难以吸收。

产后第4周必需营养食材大盘点

黄豆芽。黄豆芽中含有大量蛋白质、维生素C、纤维素等，蛋白质是生长组织细胞的主要原料，能帮助新妈妈修复生宝宝时受损的组织；维生素C能增加血管壁的弹性和韧性，防止产生出血，而纤维素能通肠润便，促进消化。

莲藕。莲藕中含有大量的淀粉、维生素和矿物质，营养丰富，清淡爽口。新妈妈多吃莲藕，不仅能清除体内淤血，增进食欲，帮助消化，还能促使乳汁分泌，有助于对宝宝的喂养。

食用菌。银耳、黑木耳、香菇、猴头菇等食用菌类，含有丰富的纤维素，是天然的生物反应调节剂，能帮助新妈妈重建身体免疫系统，多吃食用菌还可为新妈妈乳房健康加分。

产后第4周营养食谱推荐

黄豆芽炖排骨

材料 排骨500克，黄豆芽250克，精盐适量。

做法 ❶ 排骨切小块，放沸水中煮2分钟捞起；黄豆芽也用沸水烫过捞起。

❷ 砂锅里的水烧开后放入排骨、黄豆芽，烧开后用小火煲80分钟左右；关火前10分钟加入盐。

营养解析

黄豆芽的丰富蛋白质能帮助产后的新妈妈恢复身体，还能帮助消化，增进食欲。排骨也是新妈妈产后滋补和营养的不错选择。

枸杞鸡丁

材料 鸡胸脯1块，枸杞30克，鸡蛋1个（取蛋清），荸荠、牛奶各适量，植物油、水淀粉、精盐、葱末、姜末、蒜末各适量。

做法 ❶ 枸杞洗净放入碗中，上屉蒸30分钟；将荸荠去皮，洗净切成小方丁。

❷ 鸡胸脯肉洗净、切成小方丁，放入鸡蛋清、水淀粉搅拌均匀备用。

❸ 锅内倒油烧至五成热，放入浆好的鸡丁，快速翻炒几下，放入荸荠丁、蒸好的枸杞再翻炒几下。

❹ 将盐、葱末、姜末、蒜末、牛奶、水淀粉勾成芡汁。浇入锅内，翻炒几下即可出锅。

营养解析

枸杞味甘，不仅含有大量的铁、磷、钙等物质，还含有大量糖、脂肪、蛋白质及多种氨基酸等，能滋肾润肺、补肝明目，与鸡肉同食，有益气、滋肾、补肝之功效，对于新妈妈产后身体恢复很有好处。

鸡肉粥

材料 粳米100克，鸡胸肉50克，精盐适量。

做法 ❶ 粳米洗净，浸泡30分钟；鸡胸肉汆烫后切块。

❷ 锅中加水，放入鸡胸肉和粳米。大火煮沸后，转小火煮至粥熟肉烂，加精盐调味即可。

营养解析

此粥含有丰富的蛋白质，还含有身体所需要的钙、铁、维生素等多种营养物质，对产后新妈妈身体的恢复有重要的作用。

Part 2 月子饮食篇：月子中的重头戏

香蕉乳酪糊

材料 香蕉50克，鸡蛋1个（约60克），胡萝卜25克，乳酪、牛奶各适量。

做法 ❶ 鸡蛋煮熟，取出蛋黄，压成泥状；香蕉去皮，切成小块，用汤匙捣成泥；胡萝卜洗净去皮，放到锅里煮熟，磨成泥。

❷ 将鸡蛋黄、香蕉泥、胡萝卜泥和乳酪混合，加入牛奶，调成稀糊，放到锅里，煮开即可。

营养解析

香蕉具有清热解毒、润肠通便、润肺止咳、降低血压、防治便秘和滋补的作用。香蕉中含有泛酸成分，泛酸是人体的"开心激素"，可有效地减轻心理压力，解除新妈妈失眠的症状，促进新妈妈身体的恢复。

三色银芽

材料 绿豆芽100克，青红椒20克，水发冬菇40克，香油、盐、白糖、醋各适量。

做法 ❶ 青红椒去蒂、去子，洗净，水发冬菇去蒂洗净，均切丝。

❷ 绿豆芽择洗净，锅内加清水烧沸，放入绿豆芽，烫熟捞出，沥水，用同种方法处理冬菇丝和青红椒丝。

❸ 将绿豆芽、青红椒丝、冬菇丝分别放盘内晾凉，加盐、白糖、醋，淋上香油，食用时拌匀即可。

营养解析

此菜清脆可口，富含多种维生素、矿物质和膳食纤维，适合产后新妈妈食用。

韭菜炒虾皮

材料 虾皮30克，韭菜300克，食用油、盐、味精各适量。

做法 ❶ 把韭菜择洗干净，将水沥干，切成约2厘米长的段；将虾皮清洗干净，把多余的水分挤出去。

❷ 把锅放在火上，将油放入锅内烧热，把虾皮放入锅内先炸一下，随后将韭菜、盐放入锅内，加少量水，翻炒几下，放入味精调味，出锅即可食用。

营养解析

此菜富含钙及其他营养素，是新妈妈补钙的简单有效的佳肴。

奶酪蛋汤

材料 奶酪20克，鸡蛋1个（约60克），西芹末20克，番茄末20克，骨汤 1 大碗，盐、精面粉、胡椒粉各适量。

做法 ❶ 奶酪与鸡蛋一道打散，加些精面粉。

❷ 骨汤烧开，调味，淋入调好的蛋液，最后撒上西芹末、番茄末做点缀。

营养解析

蛋汤由于加入奶酪而钙质含量变得丰富，同时口味也更浓郁了，确实是产后及哺乳期新妈妈的一道富钙美食。

莲藕排骨汤

材料 排骨 250 克，莲藕 100 克，米酒水或饮用水 800 毫升，带皮老姜 25 克，黑芝麻油（麻油）15 毫升，精盐适量。

做法 ❶ 排骨洗净切块，氽去血水，用水洗净，沥干备用；莲藕刮衣切片。

❷ 热锅后倒入黑芝麻油，以小火把姜炒成浅褐色，转大火，放入排骨快炒。

❸ 加入米酒水或饮用水炖煮 10 分钟后加入莲藕，煮至排骨熟烂，加精盐调味即可。

营养解析

排骨富含蛋白质、脂肪、维生素，并含大量磷酸钙、骨胶等，可为产后新妈妈提供钙质，以预防骨质疏松症。莲藕富含铁、钙等微量元素、植物蛋白质、维生素和大量的单宁酸。《本草纲目》认为莲藕可以解热散瘀、滋补五脏、开胃，是产后新妈妈上好的滋补品。

板栗烧仔鸡

材料 板栗 10 颗，仔鸡 1 只，大蒜几瓣，带皮老姜 25 克，高汤 700 毫升，黑芝麻油（麻油）15 毫升，精盐适量。

做法 ❶ 板栗用刀开一小口，大火煮 10 分钟捞出，剥去外壳；仔鸡洗净切块。

❷ 热锅后倒入黑芝麻油，以小火把姜煸炒至浅褐色，转大火，放入鸡块快炒。

❸ 加入高汤并放入板栗炖煮，待鸡块和板栗熟烂后加入蒜瓣、精盐调味。

营养解析

鸡肉含蛋白质、钙、磷、铁、镁、钾、钠、维生素 A、维生素 B_1、维生素 B_2、维生素 C、维生素 E 和烟酸等成分。

板栗含丰富的蛋白质、脂肪、

钙、磷、铁、钾及胡萝卜素、B族维生素等多种成分，能预防骨质疏松、抗衰老。

板栗烧仔鸡有助于减轻产后腰膝酸软、体弱脾虚等状况，但是必须在产后第3周方可开始食用。

羊肉炖大枣

材料 优质羊肉350克，大枣100克，枸杞子3克，带皮老姜25克，米酒水700毫升，精盐适量，黑芝麻油（麻油）15毫升。

做法 ❶ 羊肉切块，汆烫去血水；大枣泡水沥干；姜切片。

❷ 热锅后倒入黑芝麻油，以小火把姜炒成浅褐色，转大火，放入羊肉块快炒。

❸ 加入米酒水炖煮20分钟，再倒入大枣炖煮，待羊肉熟烂后放入枸杞子，5分钟后加精盐调味即可。

营养解析

羊肉含有丰富的蛋白质、脂肪、磷、铁、钙和维生素 B_1、维生素 B_2 和烟酸等成分。

大枣含蛋白质、糖类、有机酸、维生素A、维生素C和多种氨基酸等丰富营养成分，且能保护肝脏、增强体力。

这道菜适合在春、秋、冬季食用，可帮助产后新妈妈缓解体虚怕冷、气血两亏的产后虚状，也可帮助通奶。

产后第5~6周的月子餐——以瘦身美颜为主

产后瘦身。 怀孕期间，准妈妈会胃口大开，进食量倍增，这是因为除了准妈妈本人消耗需求，还有宝宝的营养需求，以及产后哺乳的脂肪储备。但是新妈妈产后就没有那么大的需求了，而胃口和饮食习惯却难以主动改变，需要新妈妈自己控制。有些新妈妈控制不好，在生产后不但不能减去孕期所囤积的脂肪，恢复窈窕身材，体重还会继续飙升。

产后祛斑。 妊娠斑是产后最明显的皮肤变化，在双颊、额头、上唇等部位比较多见。其多因怀孕期间女性体内激素的改变而产生，产后体内雌雄激素分泌恢复平衡后会自然减轻或消失。如果产后如故，就需要新妈妈自我调节。

产后丰胸。 哺乳期后，新妈妈乳房内腺体萎缩，间质中的纤维结缔组织由于在妊娠末期和哺乳期被乳汁充盈而延伸、拉长，这种情况在停止哺乳后，纤维结缔组织回缩不全，相对延长，就会使乳房松弛下垂。所以，新妈妈要多吃一些有利于乳房丰满坚挺的食物，防止乳房下垂。

产后防脱发。 由于孕期激素的改变，新妈妈的头发会在孕期变得较为乌黑、茂密。然而生产之后随着激素的又一次变化，新妈妈的头发会变得稀疏而没有光泽。

产后第5~6周的饮食之道

1. 产后瘦身饮食须知

忌节食。 新妈妈产后气血不足，只有摄取丰富的营养才能让身体早日恢复。为了保证满足宝宝对乳汁的需求，新妈妈一定要吃营养丰富的食物。如果新妈妈在产后急于节食，这样不仅使分泌的乳汁营养成分不足，还会延长自己身体的恢复时间，得不偿失。

每天吃深绿色蔬菜。 深绿色蔬菜中富含胡萝卜素、膳食纤维、钙、维生素C、铁等营养素，如豌豆苗、西蓝花、芥蓝、空心菜、小白菜等。新妈妈最好在就餐时先吃这些食物，这样可以增加热量消耗。

平衡膳食。 这是最基本也是最重要的一条原则。荤素搭配，营养均衡，既要让自己的身体能摄取足够的营养，又要避免营养过剩。

多喝开水。 多喝开水，是加强排毒一定要做到的功课，人体所有的生化反应都必须在水中才能进行，包括废物的排出，因此新妈妈在产后一定要多增加水分的摄取。

增加生菜、水果的摄取。 生菜、水果是许多抗氧化营养素，如维生素C、维生素P等的良好来源。抗氧化营养素能清除体内自由基，可以减少我们的细胞受到伤害。

多吃粗粮，如糙米、全麦食品，吃白米饭只能摄取热量，得不到营养，所以需要以糙米、全麦食品等粗粮来代替精致的白米，这样新妈妈就能摄取到更多的营养素，而其中的膳食纤维还可以预防便秘、大肠癌。这对想减肥的新妈妈是很有好处的。

口味要清淡。虽然生菜沙拉、水煮青菜是减肥者理想的食物，但是如果在上面涂上厚厚的一层沙拉酱、肉酱，那减肥计划就全泡汤了。因为黄油、各种酱汁等调味料都是高热量的东西。

食物至少咀嚼 10～20 次后再吞咽。聪明的瘦身法应该尽量拉长用餐时间，一般一餐至少花 20 分钟以上。而更重要的是要细嚼慢咽，每口至少咀嚼 10～20 次才可下咽，这样既可提早产生饱腹感，又不增加胃的负担。

远离零食。零食的热量极高，诚心减肥的，还是控制一下自己，千万别让零食出现在伸手可及的地方，否则会在不知不觉中摄入很多热量。

2. 产后祛斑饮食须知

忌煎炸、辛辣的食物。它们是导致皮肤老化和病变的危险因素，所以产后祛斑的新妈妈要忌摄入这类食物。

适量食用富含胶质的食物。胶原蛋白能使皮肤细胞变得丰满，从而使皮肤充盈，皱纹减少，弹性增加，有光泽。这类食物有鱼皮、牛蹄筋、猪蹄、鸡翅、鸡皮等。

多吃含维生素 C 的食物。维生素 C 能抑制代谢废物转化成有色物质，从而减少黑色素的产生，如番茄、柠檬、鲜枣等。

多吃含铁食物。铁是构成血液中血红素的主要成分之一，血红素在体内养料运输过程中起着重要作用。要保持皮肤红润、有光泽，必须及时供给充足养料，这就要求血液中血红素要充足，因此膳食中富含铁元素的食物不可少。

3. 产后丰胸饮食须知

多吃些含维生素 C 丰富的食物。维生素 C 能防止胸部变形。富含维生素 C 的食物有木瓜、香蕉、苹果等。

多吃含蛋白质丰富的食物。如鱼、肉及鲜奶等含蛋白质丰富的食物有助于胸部丰满。

多吃种子、坚果类食物。含卵磷脂的黄豆、花生等，含丰富的蛋白质的杏仁、核桃、芝麻等，都是良好的丰胸食物。植物种子的衣膜部分还有促进性腺发育的作用。

多吃富含维生素 E 及有利于激素分泌的食物。这些食物有助于胸部的发育，如卷心菜、菜花、葵花子油等。B族维生素也有助于激素合成，它存在于粗粮、豆类、牛乳、牛肉等食物中。而且，内分泌激素在乳房发育和维持坚挺过程中起着重要的作用：雌性激素使乳腺管日益增长；黄体酮使乳腺管不断分枝，形成乳腺小管。

产后第5~6周必需营养食材大盘点

1. 产后防脱发饮食须知

多吃养发食物。在饮食均衡的基础上，可以有针对性地多吃一些美发食物。例如菠菜、芹菜、芦荟等含有丰富的纤维素，可以帮助增加头发的数量；大豆、黑豆等能够增加头发的光泽；海带、紫菜、裙带菜等含有丰富的钙、钾、碘等物质，可预防白发过早产生；卷心菜、鲜莴笋等，可以改善头发毛囊的微循环，促进头发生长。

饮食要均衡。人类身体的五脏六腑主要是在蛋白质、维生素、脂肪、碳水化合物、矿物质、水分六大营养素的作用下正常工作的，因此，新妈妈不偏食、平衡摄取六大营养素是保持身体健康的重要因素，也是拥有健康头发的秘诀。

2. 产后瘦身食材推荐

萝卜。萝卜能使肠管紧张度增高，肠蠕动增强，缩短食物在肠道的存留时间，利于食物代谢及废物的排出，达到减肥效果。

冬瓜。冬瓜不含脂肪，含有丰富的纤维、铁、钙、磷等，能利尿清热，内含丙醇二酸，可阻止体内脂肪堆积。

苦瓜。苦瓜能除邪热、解劳乏、清心明目，而且还能快速排除毒素，避免体内毒性的堆积，同时也可以阻止脂肪吸收，是减肥保健、清热败火的好食材。

魔芋。魔芋内含大量食物纤维和水分，有利于新妈妈减肥。

芹菜。芹菜大部分是水分和纤维素，含维生素A和维生素C，性味清凉，可降血压、血脂，更可清内热，是减肥的好食材。

紫菜。紫菜除了含有丰富的维生素A、维生素B_1及维生素B_2以外，还含有丰富的纤维素及矿物质，可以帮助排走身体内的废物及积聚的水分，从而收到减肥之效。

黄瓜。黄瓜有助于抑制各种食物中的碳水化合物在体内转化为脂肪，清热败火，是良好的减肥食物。

3. 产后美容养颜食材推荐

西红柿。吃用油炒过，或者是加点油做汤的西红柿，有助于提高皮肤抗阳光中紫外线和抗老化的能力，也就是说可以起到由内而外的防晒作用。

蜂蜜。内服或外用蜂蜜，能有效改善营养状况，促进皮肤新陈代谢，增强皮肤的活力和抗菌力，减少色素沉着，防止皮肤干燥，使肌肤柔软、洁白、细腻，并可减少皱纹和防治粉刺等皮肤问题，起到理想的养颜美容作用。

西蓝花。西蓝花是一种营养价值非常高的蔬菜，几乎包含了人体所需的各种营养素，被誉为"皇冠蔬菜"。它含有丰富的维生素A、维生素C和胡萝卜素，经常食用，有助于消除体内有害的自由基，是强效的抗氧化剂，能增强皮肤的抗损伤能力，有助于保持皮肤弹性，可以防止皮肤干燥，是一种很好的美容佳品。

猪皮。猪皮是富含胶原蛋白和弹性蛋白的食物。胶原蛋白能使细胞变得丰满，从而充盈皮肤，减少皱纹；弹性蛋白则可增加皮肤弹性。

海带。海带中含有的胶质和岩藻多糖，可以增进肠道蠕动，促进排便，还可带走体内的油脂和毒素，使皮肤光洁美丽，而海带的热量几乎为零。

大豆。大豆含有让皮肤、毛发漂亮的蛋白质，且脂肪含量很低，每天食用一些，能达到健康减肥的效果。

猕猴桃。常常吃猕猴桃会有减肥健美之功效。

玫瑰花。干玫瑰花用热水浸泡后，滴上几滴橄榄油，用来敷面，能使皮肤显得光滑润泽。

山楂。用山楂泡茶饮用，能促进血液循环，去除多余脂肪，还有护肤作用。

罗汉果。用罗汉果泡茶，有抗氧化作用，能防止衰老。

4. 产后丰胸食材推荐

多吃些含维生素C丰富的食物。维生素C能防止胸部变形。富含维生素C的食物有木瓜、香蕉、苹果等。

产后第5~6周营养食谱推荐

枸杞黑豆炖羊肉

材料 枸杞子20克，黑豆30克，羊肉150克，姜、精盐各适量。

做法 ❶ 先将羊肉洗净切块，用开水氽去腥味。

❷ 将枸杞子、黑豆分别淘洗干净，与羊肉、姜块共放锅内，加水适量，武火煮沸后，改用文火煲2小时，加盐调味即可食用。

营养解析

此方每日1剂，有补益肾气、养血生发之功效，适宜于妇女产后肾气不足、精血亏虚而引起脱发者食用。

笋尖焖豆腐

材料 干口蘑5克，干笋尖、干虾米各10克，豆腐200克，葱花、姜末、植物油、酱油各适量。

做法 ❶ 先将干口蘑、干笋尖、干虾米等用温开水泡开，泡好后均切成小丁，口蘑汤留用。

❷ 将油烧热，先煸葱花、姜末，然后将豆腐放入快速翻炒，再将切好的笋丁、口蘑丁等放入，并加入虾米、口蘑汤、酱油，再用大火快炒，炒透即可。

营养解析

此菜清热消痰，利膈爽胃，并且热能很低，产妇食之，可有助于瘦身。

猪尾凤爪香菇汤

材料 猪尾2只，凤爪3只，香菇3朵，水6碗，盐少许。

做法 ❶ 香菇泡软、切半；凤爪对切，备用；猪尾切块并氽烫。

❷ 将以上备妥之材料一起放入水中，并用大火煮滚再转小火，约熬1小时，再加入少许盐即可。

营养解析

猪尾和凤爪皆含丰富的胶质，对丰胸很有助益，如果只喝汤，也很不错。

蜂蜜炖木瓜

材料 红枣、莲子、百合、木瓜、蜂蜜各适量。

做法 ❶ 将红枣、莲子、百合洗净，放进微波炉转5分钟，用高火。

❷ 转的同时，洗木瓜，将木瓜切半，削皮，去核，再把半个木瓜中间挖空一些，好装材料。

❸ 红枣、莲子、百合转好后，开始填木瓜。将填好的半只木瓜放入微波炉转5分钟，用中火。

❹ 炖好取出，稍微放几分钟，待凉一些就浇上蜂蜜，3~5勺（看个人喜好，为了补充营养，不致低血糖，可以加到5勺）。

营养解析

木瓜具有美白、丰胸等美容功效。鲜木瓜炖汤或者是加蜂蜜的蒸木瓜，是丰胸食品中的上品。木瓜里内含木瓜酶，不仅可分解蛋白质、糖类，更可分解脂肪，通过分解脂肪可以去除赘肉。

红枣紫米蒸莲藕

材料 莲藕3节，黑糯米80克，红枣60克，冰糖、盐、水淀粉各适量。

做法 ❶ 黑糯米泡水2小时，沥干。

❷ 莲藕去皮，在较粗的一端切口，塞入泡好的黑糯米，入锅大火蒸30分钟，加入冰糖和盐，再小火蒸2小时，取出放凉切片。

❸ 红枣去核，倒入果汁机，加水1杯打成汁，倒入锅中加冰糖煮开，水淀粉勾芡，倒在切片的莲藕上。

营养解析

此菜养血生肌、润色美肤，利于夏季坐月子的新妈妈食用。

松子仁粥

材料 松子仁30克，粳米80克，精盐少许。

做法 ❶ 粳米提前2小时用温水浸泡。

❷ 将松子仁打破，取颜色白的洗净，沥干水，捣成泥待用。

❸ 锅中加清水适量，放入松子泥及粳米，用大火煮。

❹ 烧开后改用中小火煮至米烂汁黏，加入少许盐调味，即可食用。

营养解析

松子仁粥有滑肠通便的功效，对新妈妈产后便秘有很大益处。松子仁营养丰富，可防衰抗老、强健身体，对新妈妈的润肤养颜也有良好的促进作用。

蒸豆腐

材料 老豆腐1块（约300克），鸡蛋1个（约60克），青菜叶50克，淀粉、葱末、姜末、精盐各适量。

做法 ❶ 将老豆腐放入沸水中氽烫一下，捞出来沥干水捣碎；鸡蛋煮熟后取蛋黄。

❷ 青菜叶洗净，放入沸水中氽烫后切碎放入碗中，加老豆腐、淀粉、精盐、葱末、姜末搅拌均匀。

❸ 将豆腐做成方形，将蛋黄捣碎后撒在豆腐表面，入蒸锅中蒸10分钟即可。

营养解析

老豆腐中含有大量的植物性蛋白，易让人产生饱腹感，是优点多多的减肥食物。老豆腐含有的微量元素极其丰富，有助于排出体内多余的水分，提高消化功能，特别是针对腹部的脂肪尤其有效。

鳙鱼丝瓜汤

材料 鳙鱼750克，丝瓜100克，姜片、精盐各适量。

做法 ❶ 将丝瓜去皮，洗净切段；鳙鱼去鳞、鳃及内脏，洗净。

❷ 锅置火上，加入鳙鱼、丝瓜、姜片、精盐、适量清水，旺火煮沸，转小火慢炖至鳙鱼肉熟烂即成。

营养解析

鳙鱼富含胶原蛋白，能对抗人体老化及修补身体细胞组织；丝瓜的汁液具有保持皮肤弹性的特殊功能，有美容、祛皱、祛斑的作用。

奶香玉米汁

材料 新鲜玉米750克，牛奶250毫升。

做法 ❶ 将新鲜玉米剥皮洗净，用水果刀把玉米粒剜下来。

❷ 将玉米粒放进搅拌机，加水，打成玉米汁。

❸ 将玉米汁倒进汤锅中，先用大火煮开，再加入牛奶，用小火煮5分钟左右即可。

营养解析

牛奶、新鲜玉米含丰富的蛋白质、维生素和矿物质，对产后丰胸有一定的效果。

菊花红枣粥

材料 大米90克，红枣50克，菊花15克。

做法 把大米、红枣、菊花放入锅内，加水适量煮至黏稠状即可食用。

营养解析

大枣含有美容作用较强的维生素A、B族维生素及氨基酸等，经常食用，能使面部肤色红润。

Part 2 月子饮食篇：月子中的重头戏

产后恢复特效食谱

产后出血滋补食谱

鸭血羹

材料 菠菜80克，鸭血50克，枸杞子20克，葱花、姜末、植物油、精盐各适量。

做法 ① 菠菜洗净，放入沸水中略焯，捞出来控干水分；将鸭血洗净，切薄片备用。

② 锅内倒入植物油，烧至八成热，下入葱花、姜末炒香，下入鸭血翻炒几下，加入适量清水，下入枸杞烧开；加入菠菜、精盐，稍煮片刻即可。

营养解析

鸭血中含有丰富的铁、维生素，具有补血的功效，同时也能缓解产后出血的症状；枸杞子中的维生素C有利于铁的吸收，从而起到补血作用，枸杞子还能提高新妈妈的免疫力，降低产后出血的概率。

烩鸡肝

材料 鸡肝300克，小黄瓜100克，胡萝卜100克，姜片、水淀粉、精盐、醋、香油、植物油各适量。

做法 ① 将所有原料洗净，鸡肝剔除筋和膜，切小块，入沸水中氽熟，捞出沥干；小黄瓜、胡萝卜均切菱形片。

② 净锅倒入植物油烧热，下姜片爆香，倒入鸡肝、黄瓜片、胡萝卜片拌炒，倒入水淀粉，加入精盐、醋炒匀，淋上香油即可。

营养解析

鸡肝含铁丰富，具有补血的功效；胡萝卜中的胡萝卜素可转变成维生素A，有助于增强机体免疫力。这道菜在一定程度上可避免产后出血不止的情况。

苦茶油炒素蔬

材料 荷兰豆60克，黑木耳60克，银耳15克，干金针菇15克，红枣6枚，姜片少许，苦茶油2小匙，蘑菇粉或鸡精1小匙，精盐适量。

做法 ❶ 干金针菇和银耳用清水浸泡约15分钟，取出去蒂，再用沸水余烫，备用。

❷ 红枣去核后切成两半，用清水浸泡，备用；将银耳撕成小朵，荷兰豆摘除头尾，黑木耳洗净切成条状，备用。

❸ 加热苦茶油，炒香姜片后放入所有食材拌炒，加蘑菇粉、精盐调味即可。

营养解析

养颜美容、促进消化，还能促进血液凝结、预防出血。

桃仁红糖粳米粥

材料 桃仁35克，粳米100克，红糖50克。

做法 ❶ 将粳米淘洗干净；桃仁去皮尖，清水洗净。

❷ 将粳米与桃仁齐放入洗净的煮锅中，加清水适量，置于炉火上煮，待米烂汁黏时离火，加入红糖搅化调味即可食用。

营养解析

此粥化淤止血、养血益胃，对新妈妈淤血内停所致的产后出血有较好的功效。

三七炖鸡蛋

材料 鸡蛋3个（约180克），三七粉3克，红糖20克。

做法 ❶ 将鸡蛋打入碗内，用筷子搅匀。

❷ 在锅中加清水适量，放入炉火上烧开，将鸡蛋倒入锅内，把三七粉放入，煮至鸡蛋凝固时，即可离火；盛入大碗中，再加入红糖搅化即可食用。

营养解析

此方养血活血、舒络止痛、化淤止血，对因淤血内停所致的新妈妈产后出血很适宜。

Part 2 月子饮食篇：月子中的重头戏

产后恶露不下滋补食谱

小白菜心炒蘑菇

材料 鲜蘑菇200克，小白菜100克，米酒、精盐、香油、植物油、鸡精各适量。

做法 ❶ 将鲜蘑菇洗净，去蒂，入沸水中略氽，捞出沥干后对开切。

❷ 小白菜洗净后对开切，放入热油锅中，加精盐、鸡精，翻炒熟透，起锅整齐排于盘内。

❸ 将锅置火上，加入植物油烧热，放入鲜蘑菇煸炒片刻，加入米酒、精盐、鸡精烧至入味，淋上香油，起锅盖在小白菜上即可。

营养解析

小白菜有活血祛淤的功效，可治产后恶露不下等症状；鲜蘑菇具有镇痛、通便排毒等功效，用于改善脾虚气弱、身体倦怠、产后恶露不下等情况。

冬瓜薏仁汤

材料 冬瓜250克，鸡肉100克，薏仁25克，精盐适量。

做法 ❶ 薏仁洗净，用冷水浸泡30分钟左右；冬瓜洗净，切成小块；鸡肉洗净，切块备用。

❷ 将所有原料放入锅中，加入适量清水，先用大火煮开，再用小火炖40分钟，加入精盐调味，即可食用。

营养解析

薏仁具有活血祛淤的功效，可以治疗产后恶露不下等气血涩滞之症；冬瓜具有清热解毒、利水消痰、除烦止渴、祛湿解暑的功效，适用于心胸烦热、小便不利、产后淤血内停、脉络阴滞所致的恶露不畅等症。

生姜橘皮茶

材料 姜片20克，橘皮10克，清水、红糖各适量。

做法 ❶ 橘皮洗净切小片，放入锅中。

❷ 加入姜片、适量清水和红糖，煮成糖水即可。

营养解析

姜片含姜辣素，不仅能够帮助新妈妈增进食欲，促进消化，还可以散淤血，加之红糖补血益血的功效，可以帮助恶露不净的新妈妈尽快化淤，排尽恶露。

甜瓜胡萝卜橙汁

材料 甜瓜200克，胡萝卜1根（约200克），橙子1个（约150克），纯净水1杯。

做法 ❶ 将所有果蔬洗净，橙子去皮。

❷ 均切成2厘米见方的小块，放入果汁机中加纯净水榨汁。

营养解析

此果汁有改善血液循环、防治淤血的功效，适用于恶露不净。

红曲杂食饭

材料 杂粮米1杯，洋葱1/4个，荷兰豆豆粒15克，姜末少许，清水适量，胡麻油1大匙，红曲酱1大匙。

做法 ❶ 杂粮米洗净后，用清水浸泡约1小时，加1杯半清水煮成饭。

❷ 食材洗净，洋葱切细末，荷兰豆豆粒用沸水浸泡一下，备用。

❸ 在锅内加热胡麻油，炒香姜末、洋葱末，加入红曲酱拌匀，再加入荷兰豆豆粒拌炒至熟；起锅，拌入煮熟的杂粮饭中，趁热食用。

营养解析

补血散淤，预防脚气、水肿，清除宿便。丰富的B族维生素能安定产后不安的情绪，膳食纤维有助于清除体内堆积的脂肪，使恶露排得更干净。

产后腰背痛滋补食谱

山楂粥

材料 生山楂30克，川芎10克，干姜6克，红花6克，当归20克，桃仁15克，粳米100克，大枣4枚，红糖适量。

做法 ❶ 先将生山楂、当归、川芎、红花、干姜放入砂锅，加适量水，浓煎40分钟，去渣取汁，放入红糖适量备用。

❷ 将粳米、大枣、桃仁一起放入砂锅，加水用小火煨煮成稠粥，然后兑进前面的浓煎药汁，调匀，继续煮到开锅即成。

营养解析

此粥适合淤血留滞引起的产后腰痛，或腰部疼痛连带下腹痛处固定不移的新妈妈。

麻油猪腰

材料 新鲜猪腰1个，带皮老姜4~5片，米酒水70毫升，黑芝麻油（麻油）25毫升。

做法 ① 将猪腰用米酒水擦干后切开成两半，把里面的白色尿腺剔除，在清洗干净的腰子表面斜切成约3厘米宽的鱼鳞形花刀。

② 老姜先用黑芝麻油炒香，使其成浅褐色，放入猪腰，用大火快炒，再倒入米酒水煮开，马上关火，盛起趁热吃。（可加少量精盐或不加精盐）

营养解析

猪腰富含蛋白质、脂肪和维生素B_1、维生素B_2、磷、铁，可缓解腰酸痛，消水肿。此菜可以帮助子宫收缩，促进新陈代谢。

栗子烧鸡

材料 鸡肉适量（约450克），干栗子100克，黄豆苗100克，老姜4片，苦茶油1大匙，米酒2大匙，酱油1大匙，盐少许，清水半杯。

做法 ① 鸡肉切块；黄豆苗洗净；栗子除外壳，蒸10分钟，取出备用。

② 在锅内加热苦茶油，放入老姜煸炒至金黄色，再放入鸡肉炒至五分熟，倒入全部调味料和清水煮至沸腾，加入栗子，转小火，焖煮约20分钟。

③ 最后放入黄豆苗，加锅盖，煮约2分钟即可。

营养解析

栗子富含淀粉、脂肪、B族维生素和蛋白质，产后食用有助于改善腰酸背痛和腿脚无力，补虚健胃。

肉桂山药栗子粥

材料 干姜、肉桂各10克，甘草6克，山药30克，去壳栗子、糯米各50克，茯苓15克，白术20克。

做法 ① 先将肉桂、干姜、白术、甘草放入砂锅加水泡透，先煎30分钟倒出药汁，加水再煎20分钟后将药汁倒出。

② 两次药汁合在一起放在砂锅内，再放入山药、茯苓、去壳栗子、糯米，用文火炖烂成粥。不拘时喝，晚上睡觉前趁热喝1碗效果更好。

营养解析

此粥适合寒湿痹阻的产后腰痛，或腰痛沉重，穿着保暖症状会减轻的新妈妈。

坐月子 母婴护理一本搞定

杜仲羊肉汤

材料 羊肉250克，杜仲、枸杞子、生姜各15克，党参、当归各20克，肉苁蓉30克。

做法 ❶ 先将生姜切片，羊肉切成小块，与5味中药一起放入砂锅，加水炖至羊肉熟透后即成。

❷ 喝汤吃羊肉，早晚空腹服用。

营养解析

适合因肾虚血亏而引起的产后腰痛，或感觉腰膝酸软、头晕眼花的新妈妈。

产后便秘滋补食谱

香酥冬瓜

材料 冬瓜300克，面粉50克，植物油、精盐、五香粉各适量。

做法 ❶ 冬瓜去皮、瓤，洗净，切条，用精盐腌30分钟，挤去水分。

❷ 面粉加水调成面糊，加入五香粉、植物油调匀。

❸ 炒锅置旺火上，倒入植物油烧至五六成热，将冬瓜条挂糊投入油锅，炸至金黄色，捞出沥油，装盘即可。

营养解析

冬瓜中的膳食纤维含量很高，能刺激肠道蠕动，使肠道里积存的杂物尽快排出体外，可有效缓解新妈妈产后的便秘症状。

烩白菜三丁

材料 嫩白菜帮300克，水发香菇100克，猪肉50克，葱花、姜片、水淀粉、高汤、精盐、香油、酱油、鸡精、植物油各适量。

做法 ❶ 嫩白菜帮、水发香菇、猪肉洗净，均切成丁。

❷ 猪肉丁加适量精盐拌匀，用水淀粉浆过后入油锅滑透，捞出；水发香菇入沸水氽烫捞出。

❸ 起锅热油，放葱花、姜片炝锅，加嫩白菜帮爆炒至七成熟，倒出。

❹ 锅内加高汤烧开，放入水发香菇、猪肉丁、嫩白菜帮，加精盐、酱油、鸡精，煮沸后用水淀粉勾芡，淋入香油即可。

营养解析

嫩白菜帮营养丰富，含蛋白质、

膳食纤维及多种人体必需的矿物质和微量元素。其膳食纤维有利于胃肠的蠕动，可以促进体内毒素废物的排出，消除便秘。

木瓜红枣鸡汤

材料 木瓜100克，鸡肉适量，红枣6枚，姜4片，黄芪30克，盐、酒少许。

做法 ❶ 材料洗净，木瓜削皮去子后切块；红枣去核，备用。

❷ 鸡肉洗净切块，用沸水汆烫一下取出。

❸ 将所有材料放入汤锅内，加入盐、酒，煮至沸腾后转小火，炖煮约30分钟即可。

营养解析

木瓜富含多种维生素、矿物质、蛋白质、木瓜蛋白酶，加入膳食中，有助于消化和吸收，有助于排便顺畅，同时还能促进哺乳妈妈分泌足够的乳汁。

荠菜馄饨

材料 虾仁80克，肉馅80克，荠菜100克，鸡蛋1个，馄饨皮适量，油葱酥1大匙，高汤800毫升，酒1小匙，香油、盐、姜汁各少许。

做法 ❶ 食材洗净，荠菜切碎，备用。

❷ 虾仁去肠泥后拍碎，与肉馅混合，用菜刀剁至产生黏性，加入姜汁、酒、盐和清水搅拌均匀，作为馄饨馅。

❸ 取馄饨皮，包馅做成馄饨，备用；将鸡蛋打散，放入平底锅煎成薄蛋皮，起锅后切丝备用。

❹ 在汤锅内加入高汤，煮至沸腾，放入馄饨，煮熟后再放入荠菜煮沸，最后撒一些葱酥和蛋皮丝，淋入香油即可。

营养解析

荠菜富含多种维生素和钙、磷、铁、钾等矿物质，营养丰富，药用价值极高。荠菜还含有谷氨酸，这种物质是调味品味精的主要成分，因此荠菜气味清香甘甜，能刺激食欲，开胃。荠菜的胡萝卜素和铁的含量较为突出，能显著防治夜盲症及缺铁性贫血，同时还有化淤消肿、润肠通便的功效。

炖参肠

材料 海参、猪大肠各200克，黑木耳50克，葱、姜各5克，酱油10克，料酒50克。

做法 ❶ 锅内放入水烧开,将发好、洗净、切成条的海参、大肠分别焯一下。

❷ 将大肠放入锅内加水煮至五分熟,放海参、葱、姜、料酒、酱油,煮至海参、大肠酥烂后加木耳,再煮至木耳熟时即可。

营养解析

可养阴清火,益肠通便。对产后阴血虚弱、虚火内灼、大便燥结的新妈妈有功效。

香蜜茶

材料 蜂蜜65克,香油35毫升。

做法 ❶ 将香油和蜂蜜混匀,加沸水冲调服。

❷ 早、晚各1次。

营养解析

能养阴润肠,滑肠通便,对产后肠道津枯便秘的新妈妈有一定疗效。

产后抑郁滋补食谱

肉末四季豆

材料 猪肉300克,四季豆250克,蒜蓉、植物油、鸡精、精盐、料酒、花椒油各适量。

做法 ❶ 将猪肉洗净切末;四季豆择洗干净,切成丝。

❷ 净锅上火,倒入植物油烧热,下蒜蓉炝香,再下入猪肉末煸炒。

❸ 烹入料酒,放入四季豆炒至八成熟,调入精盐、鸡精,翻炒均匀,淋入花椒油即可。

营养解析

四季豆有调和肝腑、安养精神、益气健脾、消暑化湿和利水消肿的功效。此食谱有助于防治新妈妈产后抑郁。

笋香猪心

材料 猪心1个(约75克),莴笋200克,葱姜末、花椒、植物油、精盐、香油各适量。

做法 ❶ 将猪心洗净,煮熟切片;莴笋去皮,洗净切片。

❷ 净锅上火,倒入植物油烧热,下葱姜末、花椒爆香。

❸ 倒入莴笋煸炒至八成熟,调入精盐,加入猪心片炒匀,淋入香油,装盘即可。

营养解析

这道美食有良好的营养滋补之功效，特别是对产后抑郁、神经衰弱等症大有裨益。

拔丝香蕉

材料 香蕉3根，鸡蛋2个，面粉1碗，糖2勺，纯麦芽5克。

做法 ① 香蕉去皮切块；鸡蛋打匀，与面粉拌匀。

② 锅中倒油烧热，将香蕉块蘸上面糊投入油中，炸至金黄色时捞出。

③ 糖、纯麦芽加清水在锅中煮，待糖融化，用小火慢慢熬至呈黄色倒入香蕉块拌匀。

营养解析

香蕉中含有蛋白质、抗坏血酸、粗纤维等营养成分，而且香蕉是色氨酸和维生素B_6的超级来源，这些都可以帮助大脑制造血清素，减少产生忧郁的情况。

山药莲子排骨汤

材料 猪排骨约150克，莲子60克，鲜山药100克，红枣6枚，党参10克，清水适量，酒20毫升，盐少许。

做法 ① 排骨用沸水汆烫一下，再用清水洗净备用。

② 莲子洗净；鲜山药削皮切块；红枣去核备用。

③ 在汤锅内放入排骨、党参、红枣、莲子、酒、盐和清水，煮沸后转小火，煮约30分钟。

④ 最后加入山药，用小火煮10分钟至熟即可。

营养解析

新鲜山药含有能激活肠道内益生菌的酶，能帮助产妇生成健康的新细胞。本汤能帮助产妇快速恢复体力，预防产后抑郁。

酒酿玫瑰汤圆

材料 芝麻汤圆4个，酒酿2大匙，玫瑰花6朵，冰糖10克，清水300毫升。

做法 ① 清水煮至沸腾后，加入芝麻汤圆，转小火，煮至熟透。

② 再加入酒酿、玫瑰花、冰糖，煮至沸腾，趁热食用。

营养解析

补气、开心解烦、润肤。甜品可以令人心情放松，丰富饮食种类。但要注意玫瑰不宜煮太久，否则会影响效果。

香菇豆腐

材料 水发香菇 75 克，豆腐 300 克，糖 10 克，味精 1 克，胡椒粉 0.5 克，酱油 20 毫升，料酒 8 毫升，水淀粉适量。

做法 ❶ 豆腐切成长方条；香菇洗净去蒂。

❷ 炒锅上火烧热油，逐步下豆腐，用文火煎至一面结硬壳呈金黄色。

❸ 烹入料酒，下入香菇，放入所有调味品后加水，用旺火收汁，勾芡、翻动后出锅。

营养解析

香菇富含锌、硒、B 族维生素，豆腐富含蛋白质和钙，此菜营养完善，有助于新妈妈摆脱抑郁心情。

果仁巧克力

材料 巧克力 100 克，腰果、杏仁、花生仁各 15 克。

做法 ❶ 将果仁切碎，铺在烤盘上入烤箱，以 150℃ 烤约 3 分钟，至果仁碎稍变黄并有香味溢出即可。

❷ 将巧克力切细碎状，以隔水加热的方式熔化，不要超过 40℃，这样巧克力才不会变质而能够保持光泽。

❸ 将果仁碎倒入巧克力酱中拌匀，倒入模具中待其冷却凝固即可。

营养解析

坚果中含有很多抗抑郁的营养素，巧克力所含的苯乙胺、咖啡因等多种成分更具有抗抑郁、兴奋神经的效果，能让产后抑郁的新妈妈产生幸福、快乐的感觉。

核桃鸡肉丁

材料 核桃仁 25 克，鸡肉 100 克，黄瓜 25 克，油、葱、姜、调味料、淀粉各适量。

做法 ❶ 鸡肉切成丁，用调味料上浆；黄瓜切丁；葱、姜切好；核桃仁去皮炸熟。

❷ 炒锅上火加油，将鸡丁滑熟，捞出控油。

❸ 原锅上火留底油，煸葱、姜至香，下黄瓜、鸡丁及调味料，最后放核桃仁，然后用淀粉勾芡装盘即成。

营养解析

鸡肉肉质鲜美，核桃具有抗抑郁营养素，此菜适合有产后抑郁症状的新妈妈食用。

高血压新妈妈滋补食谱

奶香芹菜汤

材料 芹菜150克,奶油50克,牛奶150毫升,面粉、精盐各适量。

做法 ① 将芹菜择洗干净,切成末备用;将牛奶倒入1个干净的碗中,加入精盐、奶油及2小匙面粉,调匀。

② 锅内加200毫升的清水煮开,倒入芹菜末煮熟。

③ 将调好的牛奶面糊倒入芹菜汤中,煮沸即可。

营养解析

芹菜能兴奋中枢神经,促进胃液分泌,增进食欲。芹菜中含有的酸性成分,具有平肝降压的作用,能够扩张血管,有效地治疗原发性高血压和妊娠高血压。

番茄猪肝菠菜面

材料 面条200克,番茄100克,猪肝70克,菠菜50克,姜丝、葱丝、花椒、精盐、香油、植物油各适量。

做法 ① 菠菜洗净,入沸水锅焯透,投凉沥水,切段;番茄洗净切片;猪肝洗净切片,用开水汆烫一下,捞出沥水。

② 锅置火上,倒入植物油烧热,放入花椒炒香,放入猪肝片炒散,加入葱丝、姜丝炒熟。

③ 净锅倒入适量清水,加少许植物油烧开,下入面条煮至八成熟,再放入番茄、菠菜、猪肝,加精盐调味,面条熟后淋入香油即可。

营养解析

菠菜含钾丰富,非常适宜高血压新妈妈食用;番茄中含有大量的钾及碱性矿物质,能够促进血液中钠盐的排出,对高血压有良好的辅助治疗作用。

冬笋香菇炒白菜

材料 白菜200克,干香菇5朵,冬笋200克,精盐、料酒、植物油、肉汤各适量。

做法 ① 将白菜洗好,切成约3厘米长的段;干香菇用温水泡开,择去蒂,切成小块;冬笋去掉外皮,洗净,切成长方形薄片。

② 油锅烧热后先炒白菜,再加肉汤,放入香菇及冬笋,倒入料酒,盖上锅盖烧开。放入精盐,改用小火焖软即成。

营养解析

新妈妈吃这道菜有降低胆固醇、降血压的作用。秋、冬季节干燥寒冷的天气对皮肤的伤害极大，白菜中含有丰富的维生素，多吃白菜，可以起到很好的护肤和养颜的作用。

南瓜薏米粥

材料 南瓜100克，米饭1碗，薏米40克，鸡蛋1个（约60克），枸杞子10克，葱、高汤、盐各适量。

做法 ❶ 材料洗净，葱切末；薏米于滚水中煮30分钟后捞出；鸡蛋取蛋清。

❷ 高汤入锅，放南瓜片熬至入味后捞出，留汤汁，加米饭和薏米煮匀。

❸ 加盐调味，倒入蛋清搅匀，盛入碗中再排上南瓜片，最后撒上枸杞子与葱末即可。

营养解析

此粥营养丰富，且具有消炎止痛、降低血压的功效，对冬季坐月子新妈妈的身体恢复有好处。

柠檬鲑鱼

材料 鲑鱼150克，柠檬汁15毫升，橄榄油、酱油、盐、胡椒各适量。

做法 ❶ 将柠檬汁、酱油和橄榄油掺在一起搅拌均匀做成汤。

❷ 然后将鲑鱼放入其中，同时加上少许盐和胡椒，腌浸约10分钟。

❸ 用橄榄油起锅，放入鲑鱼，两面煎熟后盛盘；将前面做成的汤加热，然后淋在鲑鱼上即可。

营养解析

鲑鱼含有丰富的鱼油，可以稳定血压，利用柠檬汁的香气，可以减少腌鲑鱼的用盐量。新妈妈应该常吃鱼，以获得丰富的DHA及EPA来降低血压。

核桃仁拌芹菜

材料 芹菜300克，核桃仁50克，精盐、味精、香油各适量。

做法 ❶ 将芹菜择洗干净，切成约3厘米长的段，下沸水锅中焯2分钟捞出，不要焯得太熟。

❷ 焯后的芹菜用凉水冲一下，沥干水分，放盘中，加精盐、味精、香油。

❸ 将核桃仁用热水浸泡后，去掉表皮，再用开水泡5分钟取出，放在芹菜上，吃时拌匀即可。

营养解析

芹菜鲜嫩，核桃仁脆酥、味清香。此菜有利于治疗产后便秘和高血压。

糖尿病新妈妈滋补食谱

玉米菠菜粥

材料 玉米面 100 克，菠菜 50 克，精盐、香油各适量。

做法 ① 玉米面用冷水调成糊；菠菜择洗干净，切段，入沸水中略焯，捞出沥水。

② 锅置火上，加入适量清水烧沸，淋入玉米糊再次烧沸，小火煮成稠粥。

③ 放入菠菜，调入适量精盐，淋入香油搅匀即可。

营养解析

菠菜叶中含有铬和一种类胰岛素样的物质，其作用与胰岛素非常相似，能使血糖保持稳定。

枸杞炖兔肉

材料 兔肉 250 克，枸杞子 15 克，精盐适量。

做法 ① 兔肉洗净，切小块备用。

② 将枸杞子、兔肉一起放入锅中，加适量清水炖煮，待兔肉熟后，加适量精盐，稍煮即可。

营养解析

枸杞子具有增强机体免疫功能、抑制肿瘤、降血糖、降血脂、抗疲劳等作用；兔肉有利于保护血管壁，阻止血栓形成，对治疗糖尿病有益处。

丝瓜木耳汤

材料 丝瓜 100 克，白木耳 10 克。

做法 将丝瓜、白木耳炖汤饮食即可。

营养解析

丝瓜滋阴解渴，木耳补虚，二者合用能生津补虚、强壮体质。此汤主治糖尿病体虚善饥、津亏多饮的新妈妈。

绿豆南瓜羹

材料 绿豆 250 克，南瓜 500 克。

做法 将南瓜切块，和绿豆一起加水适量，煮熟食用。

营养解析

绿豆甘、凉，有利尿、消暑、解毒的作用，含大量人体必需微量元素；南瓜性味甘、寒、无毒，有清热润燥、健脾止渴的功效，其中含有大量果胶，有促进人体内胰岛素分泌的功能，而且富含维生素，是高纤维素食品。此方适用于消谷善饥的新妈妈，常食有稳定血糖的作用。

新妈妈月子饮食备忘录

芝麻含钙高，多吃可预防缺钙，也可以缓解便秘。

西芹纤维质高，多吃可预防新妈妈便秘。

黑豆含有丰富的植物性蛋白质及维生素 A、B 族维生素、维生素 C，对脚气病、水肿、腹部和身体肌肉松弛的新妈妈有改善功效。

猪心有强化心脏的功能。

猪肝适合在早上、中午食用。

红萝卜含丰富的维生素 A、B 族维生素、维生素 C，是新妈妈的最佳菜肴。

猪腰有补益肾脏、促进体内新陈代谢、恢复子宫机能、治疗腰酸背痛等功效。

干贝有稳定情绪的作用，可治疗新妈妈产后忧郁症。

莲藕排骨汤可治疗新妈妈坐月子期间的贫血症状，莲藕具有缓和神经紧张的作用。

鸡蛋蛋黄中的铁质对贫血的新妈妈有疗效。

猪蹄能补血通乳，可治疗新妈妈产后缺乳症。

花生能养血止血，可治疗新妈妈贫血出血，同时具有滋养作用。

海参是零胆固醇的食品，蛋白质高，适合产后虚弱、消瘦无力、肾虚水肿及患有黄疸的新妈妈食用。

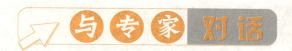

Part 2
月子饮食篇：月子中的重头戏

与专家对话

Q 产后吃东西时，以怎样的顺序吃是最为科学的呢？

A 产妇在进食的时候，最好按照一定的顺序进行，因为只有这样，才能更好地被人体消化吸收，更有利于产妇身体的恢复。

正确的进餐顺序应为：汤→青菜→饭→肉，半小时后再进食水果。

饭前先喝汤。饭后喝汤的最大问题在于冲淡食物消化所需要的胃酸。

所以产妇吃饭时忌一边吃饭，一边喝汤，或以汤泡饭或吃过饭后，再来一大碗汤，这样容易阻碍正常消化。

米饭、面食、肉食等淀粉及含蛋白质成分的食物则需要在胃里停留1~2小时，甚至更长的时间，所以要在汤后面吃。

在各类食物中，水果的主要成分是果糖，无须通过胃来消化，而是直接进入小肠就被吸收。如果产妇进食时先吃饭菜，再吃水果，消化慢的淀粉、蛋白质就会阻塞消化快的水果，食物在胃里会搅和在一起。如果饭后马上吃甜食或水果，最大害处就是会中断、阻碍体内的消化过程。胃内未完全消化的食物会被细菌分解，产生气体，形成肠胃疾病。

Q 生完宝宝后，能食用味精吗？如果能食用的话，食用多少为好？

A 味精的主要成分是谷氨酸钠，在肝脏中的谷氨酸丙酮酸转氨酶的代谢作用下，转化生成人体特别需要的氨基酸。味精的加入，会让一些原本平常的菜肴，变得美味起来。又因其化学成分有保肝益智的功效，适当食用对人体是有益无害的。

但是，对于产后新妈妈的饮食来说，不可过多地食用味精。

味精对于婴儿来说，特别是12周以下的小婴儿，如果乳母在摄入高蛋白饮食的同时，食用过量味精，这样大量的谷氨酸钠就会通过乳汁进入婴儿体内。过量的谷氨酸钠对婴儿（尤其对 12 周以内的婴儿）发育有严重的影响。谷氨酸钠能与婴儿血液中的锌发生结合，生成不能被机体吸收的谷氨酸，而锌却随尿排出，导致婴儿锌的缺乏。

因此，乳母在用乳汁喂养宝宝时，至少在 3 个月内应少吃或不吃味精。

孕妇大量食用味精，不仅会导致婴儿出现味觉差、厌食等现象，还可能造成智力减退以及性晚熟等不良后果。

Q 产后是不是一定要喝红糖水？喝白糖水不可以吗？

A 其实产后红糖、白糖都有各自的作用；吃红糖还是吃白糖，要视情况而定。

红糖和白糖都是从甘蔗、甜菜中提取的。

红糖是一种含葡萄糖、纤维素多的食糖，具有一定活血化淤的作用，还有利尿功能，利于产妇泌尿系统保持通畅，减少产妇卧床期间引起膀胱尿潴留，从而防止尿路感染。

可是，红糖性温，在炎热的夏天，如果产妇过长时间食用，会使汗液增多，口渴咽干，如伴有产后感染疾病，可出现发热、头晕、心悸、阴道流血增多等弊病。因此，红糖虽好，也应根据情况食用。

白糖纯度高，杂质少，性平，有润肺生津的功效。适合于夏季分娩的产妇，或产褥中、后期食用。如果有发热、出汗较多、手足心潮、阴道流血不断、咽干口渴、干咳无疾的产妇，更应多用白糖，即使在寒冷的季节分娩，也可以食白糖。

Part 3

月子照护篇
有所为，有所不为

月子中的照护，非同寻常，稍有不慎，就会为女人的一生埋下"定时炸弹"——月子病会伴随女人一生。大多数传统的坐月子照护方法已被新时代新妈妈抛弃，人们已经没有那么多禁忌，所以现代坐月子比以前要轻松愉快得多。但是，新妈妈要懂得有取有舍，一些科学的坐月子禁忌还是要遵守，否则会为以后的健康留下祸患。

PART 3
月子照护篇：有所为，有所不为

月子护理须知

不同季节月子护理要点

1. 春季月子护理须知

注意春季保暖。春寒料峭，春风有时也刺骨，尤其是天气还没有转暖却停止了供暖，让人觉得室内比冬季还冷。对于体质虚寒的新妈妈来说，在这个季节坐月子，保暖很重要，千万不能着凉。

不吃燥热、辛辣、油腻食品。春季好多蔬菜都陆续下来了，新妈妈可以适当吃些新鲜的蔬菜。尽管补养很重要，但分娩后最初几天还是应该吃些清淡、易消化、营养丰富的食物为好，不要吃燥热、辛辣、油腻这类会加重内热、增加肠胃负担的食品，特别是在比较干燥的春季坐月子的新妈妈，更应该避开这些食物。

适温洗澡。春季坐月子的新妈妈可以在产后3天洗浴，室温在20～22℃，浴水温度在37℃左右。浴室不要太封闭，不能让新妈妈大汗淋漓，以免头晕、恶心。但春季风沙较大，尤其在北方春季的风很大，新妈妈洗浴时一定不要开窗户，以免受风。

预防传染病。春季是传染病的易发季节，新妈妈要注意休息，避免过多接触外来人员；也要注意餐具、衣着等的清洁卫生，避免细菌传播。

多饮水、多喝汤。春季空气比较干燥，尤其是北方，室内外湿度比较小，新妈妈要注意多饮水，母乳喂养的新妈妈更应保证充足的水分，这样不仅可以补充由于空气干燥过多丢失的水分，还可以增加乳汁的分泌。

衣着要适宜。春季新妈妈穿衣也要注意,虽然气温回升了,但还是不稳定,忽冷忽热,早晚比较冷,新妈妈要注意适宜穿衣,早晚注意增减衣服。

保持空气流通。居室应该定时开门窗,让春天的新鲜空气进入房间,让新妈妈和宝宝呼吸到新鲜的空气。室内湿度在60%左右、温度在20℃左右比较合适。

2. 夏季月子护理须知

衣着要宽松。新妈妈应穿宽松的长袖衣和长裤,最好再穿上一双薄袜子,在保证身体凉快的同时,也要预防受凉。

洗澡时要防风、防凉。夏天坐月子的新妈妈,不洗澡是不大可能的。但洗澡时,一定要防风防凉,洗完后立即把身体擦干,穿好衣服后再走出浴室。

勤于护理私处。新妈妈的会阴部分泌物较多,因天气炎热,又会出很多的汗,因此新妈妈每天应用温开水或1∶5000高锰酸钾溶液清洗外阴部,勤换会阴垫并保持会阴部的清洁和干燥。

乳房护理。因为夏天容易出汗,新妈妈应该经常用温水清洗乳房,这样可以避免滋生细菌,一方面防止了乳房疾病,另一方面也保护了宝宝。

保证吃好、休息好。分娩会使新妈妈极度劳累,加上夏天炎热,新妈妈身体更是疲累,因此新妈妈最重要的事就是保证良好的睡眠,只有充足的睡眠才能保证新妈妈的好精力。另外,饮食也是缓解新妈妈疲劳、增强新妈妈体质的重要途径,新妈妈在睡足之后,应吃些营养高且易消化的食物,同时要多喝水。高营养、高热量、易消化的食物,会促使新妈妈的身体迅速恢复及保证乳量充足。

居室要舒适。我国的老一辈人认为,坐月子要将门窗紧闭,不论何时新妈妈都要盖厚被,这是十分危险的,尤其是在夏季,新妈妈极易因此而中暑。居室内应该经常通风,让空气保持流通。室内温度不要太高,也不要太低,或者忽高忽低。如果室内温度过高,新妈妈可以适当使用空调,室温一般以25~28℃为宜,但应注意空调的风不可以直接吹到新妈妈。

3. 秋季月子护理须知

洗头洗澡照常。新妈妈秋季坐月子切忌又捂着又不洗澡,这一方面不利于个人卫生和伤口的恢复,另一方面,在气温还很高的时候,新妈妈不洗澡、不洗头很容易发生产后中暑。

及时更换衣服。 由于秋天温差较大，新妈妈应该注意及时更换衣服，中午较热的时候可以适当少穿，但仍应穿长裤和较薄的衣衫，穿布袜和平底布鞋。产褥期本来褥汗就多，不要再特意加衣服，以免大量出汗，反而容易感冒。秋天风多，新妈妈一旦要到室外去，一定要戴顶薄帽，以免受风感冒。

滋补要适宜。 秋天不像夏天那么炎热，正是滋补的季节，但也并非补得越多越好，而是应该按照"需啥补啥"的原则，针对自己身体的薄弱处进补。不要盲目进补大量营养品，这不仅对新妈妈的身体健康恢复无益，甚至还会给肠胃增加极大的负担，影响新妈妈的消化功能和体内营养均衡，得不偿失。

注意室内温度和湿度。 秋天白天气温较高，室内的温度也会上升，如果温度在25～26℃，可不必开空调，要注意保持室内空气清新；如果气温高于28℃，就应当轻微开窗通风或短时开空调以便使室温合适。另外室内的湿度也要适合秋季的气候特点，室内适宜的湿度不仅可以使新妈妈舒适，对于宝宝更是重要，宝宝皮肤娇嫩，干燥的空气会对他造成伤害。

4. 冬季月子护理须知

洗热水澡。 新妈妈产后皮肤分泌旺盛，多汗，洗热水澡首先可以保持身体的清洁卫生，减少发病；其次还能促进新妈妈的血液循环，让身体暖和起来，解除分娩疲劳，舒缓精神。但要注意的是不要盆浴，淋浴时间也不宜过长，5～10分钟即可。新妈妈洗澡时要保持空气适当流通，如果有排风扇，可以开启，以免蒸汽过多导致新妈妈缺氧、虚脱。

注意穿衣保暖。 冬季坐月子的新妈妈，可以穿一些比较宽松、纯棉、便于解开的衣服，尽量不要穿套头衣服。新妈妈要特别注意腿、脚的保暖，下肢保暖做得好，全身都会觉得暖和。脚上，新妈妈要穿上棉质的袜子，选择厚底软鞋。

可以适当温补。 新妈妈进补一般以补气、补血为主，来保暖身体、收缩子宫。在冬季，新妈妈适合温补，温补食物可促进血液循环，达到气血双补的目的，而且筋骨较不易扭伤，腰背也不会酸痛。新妈妈一定要避免吃生冷的食物、冰品或喝冷饮。

切忌冷水。 新妈妈忌寒凉，冬季坐月子的新妈妈更应该注意这一问题。在日常生活中，自己的手脚不要接触冷水，以免引起腹痛及日后月经不调、身痛等。

居室环境温度、湿度要适宜。新妈妈和宝宝的居室一定要空气清新，注意定时通风换气。温度要适中，以20～25℃为宜，太冷易使新妈妈、宝宝患上感冒，甚至肺炎。新妈妈和宝宝最好住朝南的房间，能够享受到充足的阳光，这会让新妈妈感到心情温暖舒畅，并有利于观察宝宝的一些变化。

房间相对湿度以55%～65%为益，湿度太低，空气干燥，可使鼻黏膜受损、咽部发干；而湿度太高，新妈妈和宝宝皮肤不能排汗，发冷，会感到气闷不畅，且易产生细菌，新妈妈和宝宝都处于身体虚弱时期，抵抗力差，经不起细菌的侵蚀，极易得病，所以湿度一定要适宜。

产后护理常见误区

1. 产后一直卧床休息

许多老人都认为分娩后的新妈妈身体虚弱，多动拉扯伤口，又消耗体力，对康复不利。其实新妈妈分娩后，尤其是剖宫产后，如果一直卧床不起，将导致下肢血液循环不畅，可能发生下肢静脉栓塞，甚至出现致命的肺栓塞。此外，一直卧床还会使新妈妈肠蠕动减弱，引发便秘，影响正常饮食，也不利于膀胱肌收缩功能的恢复。

2. 越来越娇气

新妈妈产后发脾气，家人认为是娇气。其实新妈妈由于激素水平变化、疼痛、发热，又缺乏育儿经验，会产生焦虑、烦躁等情绪，可能会有过激语言和行为，严重的还可能患上产后抑郁症。家人应该理解新妈妈的种种反常是出于身体的因素，而不是娇气；应对新妈妈体贴照顾，倾听她的想法，帮助新妈妈调整心理。

3. 门窗紧闭

新妈妈坐月子确实应该避免受凉，但如果终日紧闭门窗，室内空气混浊，此时探望亲友来往也较多，难免会携带病菌，不良空气有利于病菌生长，使免疫力处于较低状态的新妈妈容易感染疾病。所以新妈妈所在的居室每天应开门窗交换空气，在夏天也可避免空调病或中暑。

4. 不让新妈妈刷牙、洗头、洗澡

在老一辈人的传统观念里，新妈妈在月子里不能刷牙、洗头、洗澡，以为这样新妈妈容易着凉受寒。其实新妈妈分娩后，尤其是剖宫产新妈妈手术后两三天内会出现手术反应热，大量汗渍留在体表，堵塞汗腺孔，容易产生烦躁情绪，也不利于哺乳期的卫生。所以一般情况下，新妈妈在产后或术后可以进行时间较短的淋浴，以清除体表的污渍，浴后也会感到神清气爽，有助于解除疲乏。

5. 洗发后马上扎头发

有的新妈妈洗澡后，头发还没干就把湿发扎起来，并且马上去睡觉。这样，很容易使湿邪侵袭体内，日后引起头痛、颈痛。

6. 过早穿紧身内衣

新妈妈穿着紧身的塑身内衣会影响身体的卫生，不利于产后恢复，特别是剖宫产新妈妈更不能过早穿紧身内衣。新妈妈最好在产后1个月开始穿着，但哺乳的新妈妈还是应该坚持使用哺乳文胸。

7. 夏天洗澡贪凉

有些在夏天坐月子的新妈妈，为了身体舒爽会用不太热的水冲凉。这种一时贪凉的举止，往往会带来许多后患。产后触冷会使气血凝滞，以致恶露不能顺畅排出，导致日后身痛或月经不调。产后新妈妈洗澡的水应该与体温接近，大约37℃为宜。

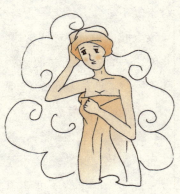

8. 过早做剧烈运动

产后尽早运动，对新妈妈体力恢复和器官复位有很好的促进作用，但新妈妈一定要根据自身情况适量运动。有些新妈妈急于恢复身材，月子里便开始进行大量运动或较剧烈的锻炼，这样，会影响尚未康复的器官恢复，还会影响剖宫产刀口或侧切伤口的愈合。

9. 长久看书或上网

新妈妈产后过早或长时间看书、上网，会使眼睛过于劳累，日后容易发生眼痛。所以，新妈妈在产褥早期不宜多看书或上网，待身体康复后再量力而行。

10. 忽视产后体检

如果新妈妈不去做产后检查，就不能及时发现产后异常并及早进行处理，容易延误治疗时间或遗留病症。因此，新妈妈在产后 6~8 周应到医院进行 1 次全面的产后检查，以便了解全身和盆腔器官是否恢复到孕前状态，了解哺乳情况；如有特殊不适，更应提前去医院进行检查。

月子期新妈妈选衣物 4 大原则

1. 衣着宽大舒适

新妈妈产后通常会大量出汗，因此衣着要宽松，质地要吸汗透气。有些新妈妈怕产后发胖，以瘦衣服来掩盖，或穿紧身衣，或束胸穿牛仔裤，这样的装束都不利于血液流畅，而且会妨碍正常排汗，增加身体不适。

2. 衣着要应季而变

产后新妈妈因抵抗力下降，衣着应根据季节变化进行选择。

3. 衣着穿戴应便于哺乳

因为新妈妈产后会大量排汗，另外乳腺管呈开放状态，为了避免乳腺管阻塞，文胸应选择全棉面料。为了哺乳方便，新妈妈可以选择哺乳文胸，另外再配上开身睡衣或毛衫。

4. 贴身内衣选好质地

新妈妈的内衣最好要选择吸水性强、无不良刺激的纯棉制品。紧身内衣的材料大多是树脂纤维、聚酰胺纤维、弹力丝等，透气性能较差，对新妈妈产后的身体恢复不利，因此尽量不要穿紧身内衣。

> **温馨提示** WEN XIN TI SHI
>
> 新妈妈可以自己动手改裁一件哺乳内衣，只需下面四个步骤：
> 取一件棉质上衣，量出胸腹位置，画一条辅助线。
> 沿辅助线将上衣的前身剪开。
> 剪一段蕾丝缝到剪口的上边，下边用针锁好。
> 将衣服对折取中间位置钉扣。一件简单实用的哺乳内衣就做好了。

月子新妈妈选鞋5大标准

1. 要宽松舒适

新妈妈月子期间身体很虚弱，穿宽松舒适的鞋子会轻松很多。如果过早地穿硬底鞋且长时间站立的话，以后年纪大了容易落下后脚跟痛的毛病，留下一辈子的病患。

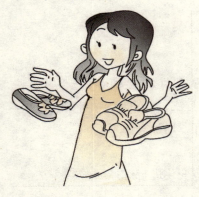

2. 要保暖

女性最怕的就是脚受凉，特别是月子期的新妈妈。保暖的鞋子能预防新妈妈脚受凉，以免引起身体的其他不适。

3. 防滑很重要

新妈妈的鞋子一定要防滑。新妈妈产后身体很虚弱，行为都要异常小心，再加上要抱着宝宝，此时一旦滑倒后果会很严重。

4. 要有避震性

新妈妈经过孕产期后由于激素分泌的变化会使关节韧带松弛，因此，最好能穿上避震性较好的鞋子，这既有利于骨骼的较快恢复，又减轻了产后腰痛的状况。

5. 鞋底不要过高

产后新妈妈的身体骨骼没有完全恢复，脚底韧带松弛，此时穿高跟鞋会使身体重心过度前移，从而加重足部疼痛等不适，也可反射到腰部，使腰部产生酸痛感。所以新妈妈最好选择鞋跟为1.5~3厘米高的鞋子。

新妈妈穿高跟鞋不宜过早

怀孕时，为了保护腹中宝宝，新妈妈都会脱下高跟鞋，换上平底鞋。到了产后，感觉一身轻，爱美的新妈妈就会不由得又穿起高跟鞋。产后3周，新妈妈的激素水平会恢复正常，但是这并不代表人体的韧带也恢复到了产前的正常水平。通常韧带要完全修复到正常水平，根据新妈妈个体的差异，至少要 3 个月到 1 年的时间。因此，产后，短则 3 个月，长则 1 年内，新妈妈足部、骨盆及腰部的韧带仍处于一种相对松弛的状态，为了健康考虑，最好少穿高跟鞋。如果新妈妈实在想穿高跟鞋，或有些场合应该穿高跟鞋，要注意以下问题：

1. 穿高跟鞋每天不超 2 小时

新妈妈穿高跟鞋，不能像孕前那样整天穿着。每天穿高跟鞋超过 2 小时，对新妈妈的韧带恢复和脚踝健康都不利。

2. 要挑选稳定的高跟鞋

新妈妈选择高跟鞋，要遵循 4 个原则：足弓处要接触良好；鞋面不能外斜；鞋跟应该足够坚固并且不能内偏；鞋跟从 4 厘米高开始，适应后再考虑跟高 6 厘米的鞋，逐步过渡到自己习惯穿的高度。

3. 穿高跟鞋走路要平稳

新妈妈切忌穿着高跟鞋奔跑，即使再着急也要平稳地走。因为新妈妈穿高跟鞋后，本体感觉与肌肉反射会变得迟钝；另外，穿上高跟鞋，重心上升，加上韧带松弛，腰、骨盆、足的关节相对不稳，很容易造成急性的腰、骨盆、踝扭伤或劳损。

时尚、爱美的新妈妈生完宝宝后，想恢复美丽，恢复形象，所以想穿上心爱的高跟鞋，这在情理之中，但为了长久的健康，新妈妈还是应该忍耐一下，尽量少穿，能不穿就不穿，为脚部完全康复以后放心穿高跟鞋打好基础。

新妈妈不适宜睡太软的床

孕妇在怀孕的末期，卵巢会分泌一种叫"松弛素"的激素。这种激素具有松弛生殖器官各种韧带与关节的作用。它有利于产道扩张顺利分娩，但也有一定的副作用，即造成产后一段时间内骨盆的完整性和稳固性下降，使骨盆结构变得松软。在这种生理状况下，新妈妈不宜睡太软的床，否则，可使骨盆受损。

软床一般指弹簧床垫、沙发床、席梦思软床等，它虽然柔软舒适，但由于床面较软，睡觉时身体的重量会将床垫压凹下去，给起床、翻身等动作带来阻力。这对于骨盆尚不稳定的新妈妈来说，非常不利。因为行动时必须格外用力，很容易造成骨盆及其相关部位的不适，以至引起腰骶部疼痛，甚至下肢活动困难，不利于产后身体的恢复。

分娩后在坐月子期间，应当睡一段时间的木板床或床垫较硬的床，待身体恢复后再改睡软床。当然，出于舒适度的需要，在选用木板床时，在床板上应铺厚度适当、软硬适宜的褥子。如果需要选用床垫，也要先确定它有足够硬度和承托力，人躺上去不会形成中间低、周围高的状况。购买时应以平躺于床上，腰部刚好能伸入一手掌为佳，以确保不会影响腰椎正常的生理屈度。

新妈妈睡姿有讲究

经历了一场"大战"之后，真想像孕前那样，累极了就在床上摆个"大"字。接生医生告诉你，可千万不要这样做哦！新妈妈产后的睡觉姿势也是很有讲究的。

子宫位置的固定是依靠周围韧带和盆底肌肉、筋膜的张力来维系的。准妈妈怀孕时子宫逐渐增大，这些韧带也随之被渐渐拉长。分娩结束，子宫迅速回缩，而韧带却像失去弹性的橡皮筋一样很难较快恢复原状，并且由于盆底肌肉、筋膜在分娩时过度伸展或有些撕裂，使得子宫在盆腔的活动度增大，很容易随着体位而发生变动。

为防止子宫向后或向一侧倾倒，新妈妈在产后较长时间的卧床休养中，要注意不断地调整躺卧的姿势，即仰卧、侧卧、俯卧交替进行。若身体无异常情况，在产后的第2天便可开始俯卧，每天1～2次，每次15～20分钟，以便子宫恢复原来的前倾屈位。

有些新妈妈喜欢将宝宝放在自己的身边睡觉，以便喂乳，这是不妥的。一方面，新妈妈会担心不小心压着宝宝或者弄醒宝宝，以致睡觉时总是很紧张且始终采取一种姿势，从而影响到新妈妈的休息；另一方面，新妈妈的一些"新陈代谢"不利于宝宝的清洁卫生。接生医生建议，将宝宝放在婴儿床上，并将婴儿床放到新妈妈的床边，这样新妈妈睡卧时便可以采取自由舒适的姿势了。

新妈妈应该这样换洗衣物

新妈妈在月子里更要做好身体的清洁卫生，千万不要穿脏而湿的衣服，要勤换洗衣服、被褥，这样才有利于新妈妈的早日康复和减少疾病的发生。

为了保证清洁、卫生，新妈妈的内衣、内裤要天天更换，被罩、床单要勤洗勤换。

换下来的衣物要及时洗涤，注意洗净汗渍、血渍、奶渍。乳汁留在衣服上时间过久，会变成酸性物质，损蚀织物纤维。

衣物洗净后最好放在太阳底下暴晒消毒。

遇到天气不好或是生活在潮湿的环境里，最好能用电熨斗把衣物熨干，这样可以防止衣物长时间不干，滋生细菌。

月子里洗头梳头好处多

老传统讲究月子里不要洗头梳头，否则会留下头痛的病根。而现代医学解释说适当的头部清洁是必要的，而且是有益的。因为分娩过程中大量出汗，加之产后汗液增多，会使头皮及头发变得很脏，并有不良气味。研究表明，洗头、梳头，可以去掉新妈妈头发中的灰尘、污物，保持卫生清洁，避免引起细菌感染；可刺激头皮及头皮上运行的经络，活跃新妈妈的精神，给新妈妈带来舒畅的心情；可促进头皮的血液循环，增加头发生长所需的营养物质，避免脱发、发丝断裂或分叉，使头发更密、更亮。而实践还证明，产后正常洗头、梳头的新妈妈，日后既没有留下头痛及头皮痛的病根，也没有发生脱发。

月子里只要健康情况允许，新妈妈可以洗头、梳头，但是要注意以下问题：

洗头时可用指腹按摩头皮，洗完后立即用毛巾擦干头发，避免受冷空气吹袭。

洗头时的水温要适宜，不要过凉，最好保持在37℃左右。

产后新妈妈一般头发都比较油，也容易掉头发，不要使用太刺激的洗发用品。

洗完头擦干，要用干毛巾包一下，避免湿头发蒸发水分时带走大量的热量，使头皮血管在受到冷刺激后骤然收缩，引起头痛。

月子里也要洗澡

传统观念认为，新妈妈坐月子就应该老老实实躺在床上，因为新妈妈在分娩后全身皮肤的毛孔及盆骨骨缝都呈现张开的状态，如果在月子里洗澡，风寒就会侵袭体内，并滞留于肌肉和关节中，导致周身气血凝滞、流通不畅，年轻时还好，年纪大了就会出现月经不调、身体关节和肌肉疼痛等状况，所以月子里千万不能洗澡。

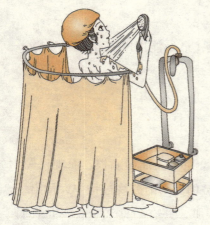

其实，新妈妈应该在月子里洗澡。因为新妈妈不仅会大量排汗，污染皮肤，同时下身产生的恶露及溢出的乳汁也都会使皮肤变得很脏。长时间不洗澡，一方面会散发出很难闻的气味，另一方面皮肤黏膜上积累的大量病菌会乘虚而入，引起毛囊炎、子宫内膜炎、乳腺炎等，甚至发生败血症，而洗澡就是解决这些问题的基本方法。

1. 洗澡方式

产后6周不宜洗盆浴或在大池洗浴，以免污水进入产道引起感染。如果身体比较虚弱，不能胜任站立洗淋浴，可采取擦洗或坐位淋浴的办法。身体状况好的新妈妈，可在家人的帮助下于家中的卫生间洗淋浴。如果是剖宫产者或行会阴侧切者，则应待体力恢复、伤口愈合后方可洗淋浴，一般可先行擦洗。

2. 室温和水温

新妈妈气血虚弱、抵抗力差，易受邪气侵害，所以产后洗澡应特别注意寒温得当，严防风、寒、暑、热乘虚侵入，做到"冬防寒，夏防暑，春秋防风"。

洗澡的时候，室温不能太低或太高，夏季一般室温就可以，冬季以36～38℃较为适宜。水温也要合适，夏天水温相当于体温，37℃左右即可，不能因贪凉而用凉水冲澡，否则易患月经不调、身痛等疾病。冬天水温应当高一些，一般在45℃左右，但也不宜过高，因温度过高，室内弥漫大量的水蒸气，容易使人缺氧，引起头晕、恶心、站立不稳等症状，新妈妈身体本来就虚弱，更容易发生此类症状。

3. 洗澡后不宜吹风以免受凉

洗澡后应及时把身子、头发擦干，穿好御寒衣服才能走出浴室。头发最好用干毛巾包一下，因湿发在水分挥发时会带走大量热量，头部血管受到冷刺激会骤然收缩，引起产后的头痛病，因此新妈妈洗澡后要保护好头部，避免吹风着凉。

洗澡后即使浑身有热感，也不能暴露在风口之下，或吹电扇、开空调，否则风寒之邪会乘浴后开放的毛孔入侵肌肤，引起关节炎等疾病。

4. 洗澡后不宜马上入睡

浴后若头发未干，不可把头发扎起，更不可立即枕着湿发入睡，否则湿邪易侵袭头部而引起头痛病。

在饥饿或者饱食后不宜立即洗澡；洗后如有饥饿感应吃点东西，以补充耗损的气血。

总之，产后洗澡只要谨慎遵守上述的注意事项，便可确保新妈妈的清洁及健康。而且，产后及时清洁身体具有活血、行气的功效，可以帮助新妈妈解除疲劳，保持舒畅的心情，还可以促进会阴伤口的血液循环，加快其愈合。因此在月子里洗澡对新妈妈的健康是十分有益的。

5. 洗澡时间

夏天产后3天便可擦浴，冬天宜在1周后再擦洗。如果产后会阴部无伤口，疲劳已基本消除，在产后1周即可淋浴。如果会阴切口大或裂伤严重，或腹部有刀口，则须等到伤口愈合后才能淋浴，在此期间可以进行擦浴。

洗浴时间不宜过长，5~10分钟即可。建议刚开始淋浴时需有家属陪伴，以便在需要时得到家人及时的帮助。洗澡前避免空腹，防止发生低血糖，引起头晕等不适。

月子可以这样刷牙

在传统观念根深蒂固的地方，流传着一种说法："生一个孩子掉一颗牙"。不少老人也对新妈妈说，生完孩子1个月内不能刷牙，否则将来牙齿会早早脱落。其实，掉牙齿和生孩子之间并没有因果关系。不过需要强调的是，月子期内新妈妈身体比较虚弱，新陈代谢正处于调整阶段，对寒冷的刺激比较敏感，因此刷牙漱口与平时不一样，要注意讲究方法。

刷牙前要用温水将牙刷泡软。每天早上起床和晚上临睡前各刷牙1次，用餐后要漱口。饭后漱口和晚上刷牙后不要吃东西，尤其是不要吃甜食。

产后3天内最好用指刷法。指刷有活血通络、坚齿固牙、避免牙齿松动的作用。具体操作方法：将一手食指洗净，或用干净纱布缠住食指，将牙膏挤于指上，犹如使用牙刷一样来回上下揩拭牙齿，然后用食指按摩牙龈数遍。

刷牙时不能"横冲直撞"。不要横刷，要用竖刷法，顺序应是上牙从上往下刷，下牙从下往上刷，咬合面上下来回刷，而且里里外外都要刷到，这样才能保持牙齿的清洁。

对于患有牙病的新妈妈来说，坚持漱口最为适宜。漱口的方法包括盐漱、含漱、药液漱。

药液漱是指用中草药水煎液或水浸泡以后，用药液漱口。如用陈皮6克、细辛1克，加沸水浸泡，待温后去渣含漱，能治口臭及牙龈肿痛。

新妈妈产后护齿很重要

有些老年人有"产妇刷牙，以后牙齿会酸痛、松动，甚至脱落……"的说法，其实，这种说法是不对的。新妈妈生产时，体力消耗很大，体质下降，抵抗力降低，口腔内的条件导致病菌容易侵入机体致病；同时由于人体激素的急剧变化和钙质的大量排出（通过乳汁），新妈妈的牙齿极易出现松动现象。所以为了健康，新妈妈不但应该刷牙，而且必须加强牙齿的护理和保健。具体来说，新妈妈产后牙齿的护理有以下要点：

1. 及时清洁牙齿

新妈妈应该做到餐后漱口，早、晚用温水刷牙；另外，还可用些清洁、有消毒作用的含漱剂，在漱口或刷牙后含漱，含漱后 15～30 分钟内不要再漱口或饮食，以充分发挥药液的清洁、消炎作用。

2. 刷牙时用力要适宜

刷牙用力过大会导致牙齿过敏、继发龋坏甚至使牙髓暴露，也会使牙龈损伤、退缩，露出原来被包埋的牙根部，加重牙齿敏感症状，所以新妈妈在早晚刷牙时用力要适宜。

3. 不要剔牙

剔牙其实是一种不良的生活习惯。虽然偶尔剔牙不会造成多大的损害，但剔牙会剔出瘾来，，会剔得越来越用力、越来越频繁，这就会使柔软的牙龈不断退缩，使牙颈甚至牙根暴露，造成牙齿敏感，增加患龋齿和牙周炎的机会。

4. 要双侧牙齿轮流咀嚼

如果新妈妈咀嚼时集中在某一侧，会造成肌肉关节及颌骨发育的不平衡，轻者影响美观，重者造成单侧牙齿的过度磨耗及颌关节的功能紊乱，而另一侧则会呈失用性退化。所以新妈妈在日常饮食中要养成双侧牙齿轮流使用的好习惯。

5. 不要把牙齿作工具使用

有的新妈妈有用牙齿开瓶塞、咬缝线的习惯，这些做法容易把牙齿咬折，使牙齿移位。

6. 不要咬过硬食物

月子期间，新妈妈的牙齿有松动现象，所以不要吃那些过硬的东西，否则到老时，牙齿会出现问题，比如牙齿折裂、咬物痛、张口受限等。

7. 不要紧咬牙

有的新妈妈在用力时，或情绪激动时，都会紧咬牙，这对牙齿的健康是不利的，会导致牙齿过度磨耗，容易出现牙折等症状。

8. 不要自行随意服药

有些新妈妈出现牙齿疼痛等症状,就自己盲目乱服止痛药,这是不可取的。因为一些药物会与牙本质结合,使牙齿颜色变黑,更严重时会造成牙表面缺损。所以,出现牙齿疼痛等症状时,应及时去医院就诊。

哺乳妈妈"臭美"三不宜

1. 哺乳期间不宜烫发、染发

烫发和染发都要用到化学药水,这些化学药水含有大量化学元素和重金属,染发时头部皮肤一定或多或少地吸收到了这些重金属,这会加重肝和肾的负担。这些重金属和有害的化学物质肯定有一部分会进入乳汁中,宝宝吃了这样的乳汁会吸收到有害的化学物质和重金属,对他的生长发育是非常不好的。

少量的酒精都会影响宝宝大脑的发育,何况这些有毒的物质呢!况且宝宝刚满月,还在生长发育的关键时期,新妈妈千万不要因为一时的美丽而影响宝宝的成长。如果实在想烫发、染发,最好等宝宝断奶后。

2. 哺乳期间不宜化妆

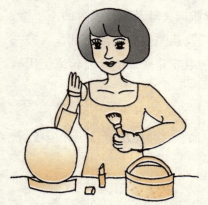

有的新妈妈认为生下宝宝后,就能打扮自己了,于是就买来化妆品,给自己化妆。其实,新妈妈产后最好不要过早化妆,因为产后的皮肤比较脆弱,并且带有水肿、暗沉、色斑等情况,对一些含有化学物质的化妆品会比较敏感。

对于哺乳的新妈妈来说,化妆品的某些成分对弱小的宝宝存在着潜在的不良影响。例如平时用的口红,它是由各种油脂、蜡质、颜料和香料等成分组成的。其中油脂通常采用羊毛脂,羊毛脂会吸附空气中各种对人体有害的重金属微量元素,如果在涂抹口红后去亲吻宝宝,就容易把有害物质带给宝宝。因此,新妈妈最好等到给宝宝断奶后再化妆。

3. 哺乳期间最好不要使用香水

宝宝的嗅觉很敏感，过于刺激的味道可能会让他"不适"。另外，宝宝还会通过味道来辨认自己的妈妈，而香水味会掩盖新妈妈自身的味道，容易给宝宝带来不安全感。而且新妈妈产后皮肤有所变化，用香水可能会过敏。所以，新妈妈还是少喷香水为好。

精心呵护，让子宫快速复原

子宫要完全恢复健康需要相当长的一段时间，在此期间妈妈要注意精心照料自己的身体，一旦照顾不周，就可能出现子宫收缩不良等状况。例如当子宫内尚有血块或残留胎盘时，子宫会被血块填塞，这样会"连累"子宫平滑肌停止收缩，造成子宫收缩不良，有可能会引起大出血。如果产后2周在小腹部仍然能摸得到一团东西，那么很可能是子宫收缩不良或子宫肌瘤引起的，当然还要结合是否有褐色出血持续不断等情况。还有些新妈妈生完宝宝后，小腹一时无法消除，这多数是因为宝宝个头很大，怀孕时将小腹的皮肤撑到松弛无法缩小所致。

其实，大多数新妈妈生完宝宝后子宫都能顺利恢复。不过，要想恢复得又快又好，还需要新妈妈自己做点"功课"。

1. 及时排尿

产后，医生常常会嘱咐新妈妈尽早排尿，一般应在产后4小时小便。这是因为新妈妈由于膀胱受压、肌肉张力降低、会阴伤口疼痛、不习惯于卧姿排尿等原因，容易发生尿潴留，使膀胱胀大，妨碍子宫收缩而引起产后出血或膀胱炎。

2. 产褥期别"赖床"

老人都说分娩后要卧床，怕受凉。不过，新妈妈在疲劳消除后最好别"赖床"，第二天尽量下床活动，这样有利于生理机能和体力的恢复，帮助子宫复原和恶露排出。

3. 哺乳刺激

刺激乳头也能帮助子宫收缩，因此不妨在产后让宝宝尽早吃母乳，只要宝宝一吸吮，子宫就会收缩，宝宝频繁的吸吮所产生的反射刺激会使子宫的恢复加快。没有喂奶的妈妈，也可采取按摩乳房或热敷乳房的方法刺激乳头。

4. 讲究卫生

分娩后沐浴对新妈妈来说益处多多。如果是阴道分娩，沐浴不仅能除去外阴伤口周围的细菌，还能促进外阴部的血液循环，有利于伤口愈合。如果是剖宫产，及时用热毛巾拭去伤口周围的汗液和污垢，有助于预防伤口感染。但要注意，沐浴时先在伤口表面敷一块纱布或用创可贴保护伤口，千万不要让污水进入伤口。

5. 按摩

在产后初期应常按摩子宫底，让子宫受到刺激而收缩，这也是促进子宫恢复的方式。

哺乳妈妈，保护好宝宝的"粮仓"

哺乳妈妈的乳房，同时也是宝宝的"粮仓"，乳汁的多少常与妈妈的饮食、睡眠、休息和精神状态有关。除了养成科学的作息规律之外，宝宝的"粮袋"还需要额外地呵护。

1. 注意乳房的清洁卫生

经常用温开水清洗乳头。禁止用香皂清洗乳房。哺乳期新妈妈若经常使用香皂擦洗乳房，不仅对乳房保健毫无益处，还会因乳房局部防御能力下降、乳头干裂而导致细菌感染。

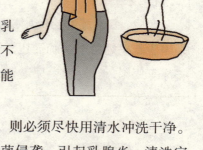

如果迫不得已需要用香皂或酒精清洗消毒，则必须尽快用清水冲洗干净。

喂奶后要清洗乳房，以防宝宝鼻咽处的细菌侵袭，引起乳腺炎。清洗完毕后涂上润肤乳液，轻轻按摩，可增加乳汁分泌。

每一次喂奶前后要注意进行乳房护理，用清洁的植物油涂在乳头上。使乳头的痂垢变软，再用温水擦洗乳房、乳头及乳晕。这样做是为了彻底清除乳头内深藏的污垢和细菌，防止引起新生儿胃肠道感染。

新妈妈不要留长指甲，因指甲缝易存污垢，易弄脏乳房，还易划伤婴儿的皮肤。

喂奶前要洗净双手。

2. 做好乳房的保护措施

可以轻轻按摩或热敷乳房，以协助排乳，减轻乳房胀痛。

每次喂奶让宝宝先吃空一侧乳房，再吃另一侧。下次喂奶反顺序进行。

喂奶后，用手挤空或用吸奶器吸空剩余的乳汁，以利于乳汁分泌。挤出几滴乳汁涂抹在乳头和乳晕上，可起到保护作用。要选择纯棉质地的胸罩，注意不要太紧。

乳房胀痛有硬块时，可以轻揉乳房根部，由外向里揉，再把乳汁挤出或吸出，以保持乳腺导管通畅，防止发生乳腺炎。

如果乳头破裂，可以用乳罩保护乳头，并局部涂10%的安息香酊。破裂严重时应停止喂奶，等伤口长好后再喂奶。

保护视力，让眼睛更明亮

眼睛是心灵的窗户，眼睛更能体现新妈妈的精神气质和外表美。而对于月子期的新妈妈来说，眼睛容易干涩、发痒、发疼，这说明眼睛缺乏养分，如果长期如此，不仅影响眼睛的生理功能，新妈妈还会失去眼睛的美丽。因此，新妈妈在月子里做好眼睛护理是很重要的。

1. 新妈妈视力问题的类型

眼干涩。 新妈妈生了宝宝后感觉眼睛变得干涩了，还怕强光，特别容易疲劳，视物时间稍长就有头晕、眼花等感觉。这主要是因为新妈妈在妊娠、分娩过程中，体力和精力消耗很大，出现气血两亏、肝肾两虚等现象，个别新妈妈还有产后贫血现象，这些因素就造成了新妈妈的眼睛干涩。

眼花、头疼。 新妈妈怀孕晚期，血压升高，有可能会导致眼底毛细血管增生，导致头疼、眼花，有时还会出现眼冒金星的现象，或是感到眼前有小黑点儿移动的现象。

视力模糊。新妈妈分娩时过度用力，造成眼球结膜充血，眼睛屈光度改变，从而造成头晕眼花，视物模糊。

2. 保护视力的方法

在饮食方面，新妈妈应该多吃富含维生素 A 的食品，如扁豆、胡萝卜、瘦肉、绿叶蔬菜，这些食物可防止眼角膜干燥、退化，可以增强眼睛在无光中看物体的能力。

新妈妈应多吃各种水果，特别是柑橘类水果，还应多吃绿色蔬菜、粮食、鱼和鸡蛋。

新妈妈应该经常闭目养神，充分休息，这样视力才不会感到疲劳。

不要长时间看东西，这样会损伤眼睛，特别是不要长时间盯着电脑。一般目视固定物1小时左右，就应该闭目休息一会儿，或远眺一下，以缓解眼睛的疲劳，使眼睛的血气通畅。

新妈妈平时不要用脏手揉眼。

新妈妈看书时眼睛与书应该保持一定的距离，不要在光线暗弱及阳光直照下看书。

新妈妈要多喝水，对减轻眼睛干燥症状有帮助。

新妈妈不要与家人合用洗漱用品。

新妈妈应该注意频繁并完整地做眨眼动作，经常眨眼可减少眼球暴露于空气中的时间，避免泪液蒸发。

新妈妈尽量不要戴隐形眼镜，而是佩戴框架眼镜。

新妈妈要保持良好的生活习惯，保证睡眠充足，不熬夜。

经常关注自己的眼睛，如果发现眼睛发红，有灼伤或有异物感，眼皮沉重，甚至出现眼球胀痛或头痛，休息后仍无明显好转，应该及时上医院检查。

温馨提示 WEN XIN TI SHI

近视眼的产妇，产后应复查一下视力，以防产后屈光度发生变化。如果已发生了改变，就应及时重新验光配镜。这对产后眼睛的康复保健尤为重要。

产后记性差，新妈妈有办法

生完宝宝后，很多新妈妈发现自己记忆力下降了，前几分钟做的事、说的话很容易就忘了，还总是丢三落四，所以不由得就有些失落，觉得自己记性变差了，老了。其实很多新妈妈产后记忆力都会有程度不同的衰退，新妈妈只要采取一定的方法，产前的记忆力是会恢复的。

1. 多读报、看书

人的大脑功能与其他器官一样，都是"用进废退"，越是使用它，功能就越发达，一旦停用，功能就会退化，所以新妈妈可以在月子里适当看些书、读些报，促进大脑的积极运转，提高自己的记忆能力。

2. 听优美的音乐

轻柔的音乐可以促进新妈妈脑部的血液循环，舒解压力，不但对改善新妈妈的情绪有很大作用，也能提高新妈妈的记忆力。但新妈妈不要听节奏强烈的音乐，如摇滚乐等，可能对改善自己的记性有反效果。

3. 不要抽烟

新妈妈切记不要抽烟，这样不但自己的记忆力会受损，如果母乳喂养宝宝，还会影响到宝宝将来的学习、记忆能力。

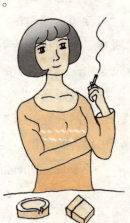

4. 保持好心情

新妈妈要尽量减少产后的压力，做事情尽量慢慢来，凡事往乐观积极的方面去想，每天保持一个好的心情。美好的心情也有利于记忆力的恢复。

5. 日常生活中多动脑

在日常生活中，新妈妈要给自己制造思维、记忆的压力，强迫自己用脑。例如，新妈妈可以做做记忆力游戏，可以有意识地背背菜谱等，这些对大脑都是一种锻炼。新妈妈只有经常进行这些有意识、有针对性的活动，思维能力才会较快地恢复，同时也提高了自己的记忆力。

6. 适度运动锻炼

新妈妈应该安排适当的运动锻炼，适度的运动不但有助于身体恢复，也可改善精神状态，增加专注力，恢复记忆力。

7. 用笔记下来

如果新妈妈常常记不住该做的事，可以把它们有条理地记下来，做完一件事情划掉一件，慢慢地形成思维惯性，联想记忆的能力就会提高。

8. 睡眠要充足

睡眠可以让新妈妈的大脑得到充分休息，对新妈妈恢复体力、保持精力旺盛、提高记忆力都有极为重要的作用。

产后性生活不宜过早

月子期是新妈妈身体各个器官，尤其是生殖器官恢复的时期。

在正常情况下，子宫一般要到产后4~6周才能恢复到接近妊娠前的大小，子宫腔内胎盘附着部位的子宫内膜也需要4~6周恢复。

若是恶露尚未干净，表明子宫还没有复原，假如这时开始性生活，就会把男性生殖器和新妈妈会阴部的细菌带入阴道，引起子宫或子宫附近组织的炎症，有时还可能引起腹膜炎或败血症，严重影响新妈妈的身体健康，甚至危及生命。如果新妈妈的会阴或阴道有裂伤，过早开始性生活，还会引起剧烈的疼痛或伤口感染，影响伤口的愈合。同时，性生活的机械刺激会使未完全恢复的盆腔脏器充血，降低对疾病的抵抗力，会引起严重的产褥感染，阴道也很容易受伤，甚至引起致命的产后大出血。

处于月子期的新妈妈必须经过仔细的产后检查，确认已恢复健康后，方能开始性生活。产后康复顺利者，月子期过后就可以恢复性生活。要特别注意的是，在还有恶露的情况下，要绝对禁止性生活。

PART 3
月子照护篇：有所为，有所不为

知识链接：护腰，找道具帮忙

1. 尿布台

在外国人的婴儿房中尿布台是必备的，它附有抽屉和柜子，台子上除了放小宝宝可以躺下的软垫，另一端还有空间，可以放便盆及换尿片时须用到的物品。抽屉内可以放小宝宝的睡衣、内衣、奶嘴和小手帕。柜子内放大件的物品，例如整包尿片和便盆。尿布台实在价格不菲，算是件奢侈品，可是它非常非常好用。

但是我们完全可以不花这个银子。借鉴尿布台的优点，准备一个与自己的腰部齐平的高台或桌子，在上面铺个软垫或厚毛巾，备齐常用物品，比如尿布、湿巾和尿布膏等，专门用来给宝宝换尿布，而不要像通常那样把宝宝放在床上，弯着腰或是跪在地上换尿布。长期如此，一是速度不能很快，二是非常伤腰。相信我，只有你自己感觉到舒服，宝宝才会愉快，所以妈妈们真的要对自己好一点，不要嫌麻烦，赶紧准备一个这样的尿布台吧。

2. 椅子

卧室里最好有一把椅子，即使房间狭窄也最好想办法放上一把，相对于在床上坐着喂奶，其实在椅子上喂奶对产妇的腰部更好。可供喂奶时使用的理想椅子应该具备以下特点：

椅背要挺直。

座位要大到可以让你抱着宝宝喂奶。

不要太软，否则会损伤你的腰部。

最好带个脚凳可以用来垫脚。

与专家对话

Q 哺乳期生病了能不能吃药？

A 哺乳妈妈生病时，常常会纠结究竟要不要吃药。其实，吃不吃药要视具体的病情而定。如果只是微恙，比如一般感冒，可以考虑药物以外的治疗方法。虽然非处方感冒药在哺乳期基本上可以安全服用，但它们或多或少会对宝宝有所影响，而一些土办法说不定能让新妈妈的感冒好得更快，比如熏蒸、多喝水、多休息、给身体充分的时间自然康复。

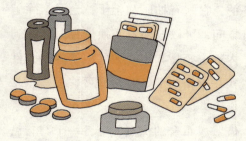

若病情严重，吃药则是更好的选择，这不仅可以让新妈妈的病情得到控制和治疗，帮助新妈妈早日康复，也间接地对宝宝有利。尽管宝宝会接触到渗入乳汁中的少量药物，但如果新妈妈生病了却苦撑不吃药，不但身体不见好转，还会减少乳汁分泌。因此在某些情况下，用药是必需的。

哺乳期安全用药指导表

药物	副作用
炒麦芽、花椒等，雌激素、维生素 B_6、阿托品类和利尿药物	这些药能使母亲退乳。故母亲在哺乳期不可轻易服用
青霉素族抗生素	这类药很少进入乳汁，但在个别情况下可引起乳儿反应，应予以注意
抗凝血药	需要时，不能用肝素，以免引起凝血机制障碍，发生出血。以用双香豆素乙酯为宜
缓泻药	迄今还没发现服药后既不被吸收又能改变大便性状的理想药物，常用的缓泻药可转移到乳汁使宝宝腹泻

药物	副作用
甲硝唑	为广谱抗菌药,对乳儿的损害尚未肯定,应慎用
氯霉素	若通过乳汁吸入氯霉素,容易发生乳儿中毒,抑制骨髓造血功能,引起白细胞减少甚至引起致命的灰婴综合征,应禁用
四环素和强力霉素	这两种药都是脂溶性药,易进入乳汁。特别四环素可使乳儿牙齿受损、珐琅质发育不全,引起永久性的牙齿发黄,所以也应禁用
含氨基比林的药物	能很快进入乳汁,应忌用
水杨酸类药物	如在产前服用,可使产妇的产程延长,产后出血增多,也发生出血。若在哺乳期服用,则可使哺乳宝宝出现症状
抗甲状腺药物甲基硫氧嘧啶	可以由母及子而抑制乳儿的甲状腺功能,口服硫氧嘧啶,可导致乳儿甲状腺肿和颗粒性白细胞缺乏症,故应禁用
镇静药	镇静类药物也可通过乳汁排泄,使宝宝嗜睡、吸吮力下降,因宝宝排泄药物较慢,故应禁用
禁止过量饮酒吸烟,禁用利尿剂	需用药时,应向医生说明自己正在喂奶,不可自己随意乱服药
口服避孕药	药物能直接作用于母体,使母乳分泌减少,并影响母乳成分,使母乳中蛋白质、脂肪、钙质减少

Q 会阴侧切会影响以后的性生活吗?

A 据调查,新妈妈及其家属最怕在分娩时进行会阴侧切,除怕手术痛苦外,最大的担忧还是"动剪刀"会损伤"性神经",留下的疤痕会影响性生活。

其实,会阴侧切对阴道的损伤很小,伤口缝合后,阴道和会阴在5天左右就可愈合,阴道黏膜上的疤痕十分柔软,性生活时不会有异物感。随着阴道皱襞的减少和弹性的恢复，大部分女性可以恢复到孕前的状态，阴道仍然会保持良好的弹性，性生活不会受到影响。

因此，新妈妈及其家属都应当消除对阴侧切术的畏惧心理。在分娩后，大多数女性经过两三个月的调理，产道和外生殖器的损伤已经完全康复，卵巢开始排卵，月经也恢复正常，性欲逐渐增强，便可以过正常的性生活了。只要夫妻双方用心营造，产后的性生活仍然会浪漫如初。

Q 自古以来，生孩子都是大事，产后的恢复工作更不能忽视，但是，有些事情产妇还不是很明白，关于产后活动，疑问的事情很多，比如产后可否到户外活动，什么时候可以到户外活动？

A 顺产的产妇为了促使身体早日复原，于产后8~12小时就可以自己到厕所大小便，并在室内行走、活动，但应以不疲劳为度。

至于产妇什么时间进行户外活动，可根据自己的身体情况和天气情况决定。一般1周后或更长一些时间，如果天气晴朗，无风，可到户外活动。有一句话这样说："总呆在屋里，心里也不会充满阳光。"

在户外呼吸新鲜空气，晒晒太阳，会使精神愉快，心情舒畅。

如果天气不好，如刮风或下雨，就不要出去了。出外活动应该注意的是不要着凉，要穿好合适的衣服。

早晨、晚上不要出去，最好上午10点、下午3点左右出去。

到户外活动时间不要过长，以免疲劳。开始每天可出去1次，时间15分钟左右，以后再逐渐增多，一定要量力而行。

温馨提示 WEN XIN TI SHI

如果是剖宫产，但无并发症者，于产后第2天可以试着在室内行走，可以逐渐增加活动量。

Part 4

月子保健篇
谨防"月子病"

月子饮食、月子照护，说到底都是为了新妈妈的健康着想。而新妈妈自己也要多加注意，在月子期间护理好自己的身体，别让月子病缠上你。月子期也是疾病的高发期，如果自己不慎患了某种疾病，也不要着急，本篇会帮你解决一些常见月子病的问题。只要多注意护理，听从医生的劝告，也会很快好起来的。

PART 4

月子保健篇:谨防"月子病"

产后保健须知

新妈妈产后正常的生理现象

新妈妈分娩后,身体会出现很多的反应,不要担心,有些反应属于正常现象。以下列举出来的是新妈妈产后常见的现象:

在产后 24 小时内,腹部会有抽痛。

感到疲倦,特别是当分娩过程特别长时。

如果分娩用力过头,身体会感到疼痛。

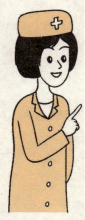
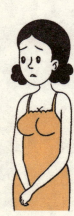

阴道流血,渐转为淡红色,到产后 1 个星期快结束时变为深褐色。

如果是自然分娩而有缝合时,坐或走路时会感到不舒服。

如果是剖宫产(尤其第一胎即剖宫产),伤口会感到疼痛,过后会有麻痹感。

分娩后头 1~2 天,排尿会有点困难。

在分娩后的头几天会大量出汗。

在分娩后 2~5 天,胸部会有肿胀现象。

如果是母乳喂养,在哺乳的头几天会感到乳头疼痛。

产后 24 小时内,由于能量消耗过多,机体产热超过散热,体温会升高一些。不过一般不会超过 38℃,24 小时后会很快降为正常。

产后由于腹压降低,呼吸变深变慢,每分钟 14~16 次。又由于胎盘循环停止，以及卧床休息、精神放松的缘故，脉搏也比较慢，每分钟60～70次。

产褥期间的阴道排出物叫做恶露。恶露中含有血液、坏死胎膜组织、细菌及黏液等等。正常情况下，产后3～4天内恶露量多，且颜色鲜红（血性恶露），1周后，恶露颜色慢慢变淡（浆性恶露），2周后，恶露变淡为黄色或白色；大约产后3周，恶露停止。如果产后2周，恶露仍为血性，可能子宫复原不佳或是子宫内有胎膜或胎盘组织残留。正常恶露有血腥味，但不会发臭，如有腐臭味，则是产后感染的征象。

产后24小时内，尿量可多到2000～3000毫升，以便通过肾脏排出体内滞留的水分，这是正常现象。产后常有便秘现象，这与新妈妈尿多、汗多有关，也是一种正常的现象。

分娩后1～2天内，乳房仅流出少量黄色稀薄的液体，叫做初乳。一般分娩2～3天内开始，乳房胀大，变坚实，皮下静脉充盈，看起来好像一根根青筋。不但乳房局部温度增高，这时体温也升高了，但不超过38℃，并且腋下出现肿胀的淋巴或副乳腺。再过1～2天，乳房逐渐变软而有乳汁分泌。这些都属于正常现象。

新妈妈坐月子保健要诀

在坐月子期间，新妈妈及其家属应讲科学，注意掌握以下几条保健要诀。

1. 尽早下床活动

一般情况下，正常分娩的新妈妈在产后第2天就应当下床走动，这不仅有利于体力恢复、增加食欲，也有助于子宫收缩，促进恶露的排出及子宫复原。但应注意不要受凉，避免冷风直吹。

2. 保证营养、休息好

由于分娩会给新妈妈的身心造成极度劳累，所以分娩后的第一件事就是让新妈妈美美地睡一觉，家属不要轻易去打扰她。睡足之后，应吃些营养高且易消化的食物，同时要多喝水。月子里和哺乳期都应吃高营养、高热量、易消化的食物，以促使身体迅速恢复及保证乳量充足。

3. 保持心情愉快

产后的新妈妈，由于生理上的变化，精神比较脆弱，加之压力增大，有可能产生产后抑郁症。因此，一定要在家里保持欢乐的气氛，尤其是丈夫应该多体谅妻子，在精神和生活上都给予关怀。

4. 注意个人卫生

月子里新妈妈的会阴部分泌物较多，每天应用温开水清洗外阴部，勤换会阴垫并保持会阴部的清洁和干燥。产后由于出汗多，要经常洗头、洗脚、勤换内衣裤，保持皮肤的清洁。洗澡以淋浴为宜，以免脏水流入阴道内发生感染。新妈妈坐月子期间，吃的东西较多，吃的次数也较频，如不注意漱口刷牙，容易使口腔内细菌繁殖，发生口腔疾病。新妈妈每天应刷牙1～2次，每次吃过东西后，应当用温开水漱口。

5. 尽早哺乳

分娩后乳房充血膨胀明显，尽早哺乳有利于刺激乳汁的分泌，使以后的母乳喂养有个良好的开端，还能促进子宫收缩、复原。哺乳前后，新妈妈要注意保持双手的清洁以及乳头、乳房的清洁卫生，防止发生乳腺感染和新生儿肠道感染。

6. 按时产后检查

产后42天左右，产褥期将结束，新妈妈应到医院做一次产后检查，以了解身体的恢复状况。万一有异常情况，可以及时得到医生的指导和治疗。

7. 禁止过性生活

新妈妈的生殖器官经过妊娠和分娩的过程，必须经过一段时间才能恢复正常，新妈妈身体的全面恢复需要56天。正常分娩56天后，才能开始性生活，而且最好是月经恢复后再开始性生活。

顺产新妈妈月子各阶段的护理

产后第1周是产妇身体最虚弱的时候，各种不适症状也总在新妈妈身边盘旋，这会让您感觉到疼痛和一些郁郁不快。如何才能更加健康舒适地度过这一周，让新妈妈的产后历程有一个良好的开端呢？

Part 4 月子保健篇：谨防"月子病"

第1天：恢复体力是最关键的。 产后妈妈应注意休息，同时适当地补充半流质食物来恢复体力。

第2天：小心应对产后痛。 如果新妈妈缝针了，就会有较强的疼痛感。如果您担心自己的健康状况，及时告诉医院的医生或者护士。也许情况并不像您想象的那么糟。

第3天：注意哺乳和护理乳房。 有的妈妈会在这个时间下奶了，此时双乳会稍微变硬，并有胀的感觉。把冰凉的卷心菜放在上面会让您感觉舒服些。如果宝宝不饿，而奶水又太多，您就得自己尽可能地挤出来。

第4天：学会调节情绪，注意多饮水。 因为身体的激素水平还高于正常值，新妈妈往往情绪不稳定，这很正常，再过一些日子您就会感觉好得多。现在您的身体还是很虚弱，年轻的妈妈会有便秘和肿胀的感觉，这是麻醉所引起的，因此有必要大量饮水。

第5天：注意及时排便和好好休息。 生产后第5~6天，剖宫产的新妈妈应该可以开始正常大便了。另外，疲倦感也随之而来了，您可以好好补一觉。

第6天：当心晚期产后出血。 剖宫产子宫有伤口，较易造成致死性大出血，产后晚期出血也较多见。接下来的日子，新妈妈一旦发现恶露明显增多，呈月经样，应及时就医。

第7天：适当地放松一下。 现在，您已经度过了艰难的第1周了。您需要给自己放会儿假，可以把电话线拔掉，把电视打开，然后再把双脚放在茶几上适当地放松一下。

1. 产后的第1周

新妈妈的子宫在不断地修复，开始会有宫缩引起的疼痛。这时，恶露开始变淡、变少。顺产的妈妈会阴缝合处会有痛感。

剖宫产的妈妈头2天需忍受伤口疼痛，到1周时疼痛已经不再明显。

本阶段您需要注意：做好乳房护理，避免乳汁淤积和乳头皲裂。如出院时外阴部依然疼痛以及肿胀没有消退时，应向医生提出。剖宫产的妈妈要等拆线后才能洗浴，但要每天多次擦拭身体，以免汗水浸渍皮肤。产后妈妈第1~2天能下床后，可以适当地在房间里多走走，以不疲劳为限。要抓紧一切时间睡觉。

2. 产后的第 2~3 周

新妈妈已经从医院回到家中休养。此时您除了哺乳以外，可能开始学着给宝宝换尿布和洗澡，哄宝宝睡觉。但您要记得一点，不能太累了，否则得不偿失。

本阶段您需要注意：及时吸空乳房，保证乳汁分泌。恶露已由褐色变为黄色，要相应更换卫生巾。新妈妈仍应将休息放在第一位，尽量少看电视、报纸和书籍。最好不要外出，尤其避免吹风。

3. 产后的第 4~5 周

新妈妈的精力可能会因为照顾宝宝而消耗得较大。恶露已经消失，变成白带。腹部也收缩了很多，会阴部也可能不再疼痛了。

本阶段您需要注意：由于乳汁越来越充沛，新妈妈不要因为哺乳而忽视了乳房的护理，应使用胸罩和乳垫。虽然恶露已经逐渐减少消失，但要在得到医生许可后方可盆浴。现在新妈妈可以照料婴儿和做一些轻体力的家务，但不要太劳累。如果外出，尽量控制时间，并避免去空气不好的地方。

4. 产后第 6~8 周

新妈妈的身体感觉到越来越好。不过这个时候您的产褥期还没完全结束，不要过多地挂念起工作的事，也不要因为要照顾宝宝而造成过大的精神压力。

本阶段您需要注意：哺乳的妈妈，在性生活中应避免让丈夫触碰乳房。如果会阴部伤口已经完全复原，可以适当盆浴。在医生检查后，方可决定上班时间，做好准备。根据身体状况可进行一些体操锻炼和家务劳动。可以抱宝宝出去散步。新妈妈的产后健康检查一般在产后的第 42 天。

此时的产后检查的具体项目有很多，除了全身一般情况检查外，还有专业的妇产科检查。有产后合并症的妈妈应根据需要到相关科室做检查。

剖宫产新妈妈产后护理

当麻醉药的效用过后，随着刀口的疼痛开始慢慢袭来，新妈妈将面对很多的产后问题。如何能够在剖宫产后尽快进入做妈妈的状态，并保持身体的健康和心灵的愉悦？

Part 4 月子保健篇：谨防"月子病"

1. 产后 6 小时内

躺着的姿势：剖宫产的新妈妈最好能除去枕头平躺，把头偏向一侧，以预防头痛及呕吐物的误吸。

平静的休息：此时的新妈妈要特别注意保暖以及保持各种管道的畅通；腹部的沙袋需要放置 6 小时，以减少腹部伤口的渗血。

及时哺乳：初乳的营养很丰富，新妈妈一定要及时地哺乳，这也有利于乳汁的分泌。

禁食：为了减轻新妈妈肠内胀气，在手术后 6 小时内最好不要进食。

2. 产后 6 小时

躺着的姿势：这时新妈妈可以放上枕头，采用侧卧位休息。将被子或毯子垫在背后可以减轻身体移动时对伤口的震动和牵拉痛。

止疼的方法：经过医生的允许，处方药和镇痛泵可以缓解新妈妈麻药过后的伤口疼痛。

尽快进食：此时新妈妈可以饮用一些排气类的汤，如萝卜汤等，以增强肠胃的蠕动，促进排气。

尽早活动：适当活动能帮助新妈妈伤口愈合，促进血液循环，并能促进肠胃蠕动，帮助新妈妈尽早排气。手术 12 小时后，新妈妈需要在家人的帮助下适当改变体位，如翻翻身、动动腿；24 小时后，应该练习翻身、坐起，如果新妈妈身体条件允许，最好下地活动活动。

3. 产后第 1 天

剖宫产后新妈妈一定要充分休息，以弥补手术后的体力和精力的耗损。因此除了哺喂宝宝外，其他的时间一定要闭目休息。产后新妈妈一定要多翻身，以尽早排气。一定注意产后 4 小时要排尿，以防尿潴留。同时注意观察阴道的流血量，如出血量多于平常的月经量，应立即告诉医生尽快处理。

4. 产后第 2 天

新妈妈在除去导尿管后要尽快活动活动。可以试着先坐起来，然后在床边活动，再尝试下地活动。当镇痛泵取走后，刀口会有疼痛感。宝宝吮吸乳房时会有子宫收缩疼痛，此时的宫缩可促进子宫恢复。

5. 产后第 3 天

这时新妈妈基本上已经适应了宫缩的疼痛。医生会给新妈妈检查伤口有无渗血，有无红肿发炎，了解伤口愈合情况。一般新妈妈在产后 24~48 小时就开始胀奶，需要咬牙挺过这一关。一般产后第 3 天就可以在温暖的房间里洗洗头，擦擦身子，并将头发用热风吹干。

6. 产后第 4~7 天

产后第 3~5 天恶露将会减少，颜色变淡。由于子宫内膜感染多发生在产后的 3~5 天，因此要注意体温和子宫底是否按时下降，有无疼痛感（非子宫收缩时）。这时新妈妈会有便秘和肿胀的感觉，最好能合理增加水分摄入。产后用抗感染药物，如不发热，一般 5~7 天就可以出院了。

剖宫产伤口如何预防感染

剖宫产的伤口约在下腹 10 厘米左右，愈合约需 1 周。肥胖的新妈妈由于皮下脂肪较厚，容易发生伤口感染。

剖宫产伤口的照顾必须遵循两个原则：一是保持干爽；二是在手术隔天视情况换药，但是不可天天换，以免伤口刚愈合又撕裂。由于伤口会疼痛，要特别注意翻身的技巧。

可以这样做：

第 1 周内不可接触过冷的水，洗脸、洗手也要用温水。

伤口 1 周内尽量保持干爽并视情况换药，若有渗湿或出血应马上通知护理人员。

伤口疼痛可视情况服用止痛药。

7 天内不可将伤口弄湿，洗澡需采用擦澡的方式。

伤口未愈合前勿弄湿，万一弄湿的话，必须立即擦干。

在咳嗽、笑、下床前，以手抚压束腹带固定伤口部位。

翻身的时候，用一手抚住伤口，另一手抓住床边扶拦，利用手部力量翻身（而不是肚子的力量）。

下床时先围上束腹，用手的力量将身体移到床边，然后请家人帮忙摇高床头，侧身扶住床缘，先放下一只脚，再放另一只脚，之后坐 5 分钟再下床，家属应在旁适时扶助。

千万不要因为伤口疼痛，就不动，应该适当做些恢复运动。

剖宫产疤痕如何养护

1. 剖宫产术后疤痕的特点

对于剖宫产的新妈妈来说，分娩后腹部必定会有伤口，而疤痕就是手术后伤口处留下的痕迹，一般呈白色或灰白色，光滑、质地坚硬。在手术刀口结疤 2～3 周后，疤痕开始增生，此时局部会发红、发紫、变硬，并突出于皮肤表面。

疤痕增生期持续 3 个月至半年，到时纤维组织增生会逐渐停止，疤痕也逐渐变平变软。

其间，当颜色变成暗褐色时，疤痕就会出现痛痒，尤以刺痒最为明显，特别是在大量出汗或天气变化时常常感到刺痒，甚至会痒到抓破疤痕表皮见血才肯罢休的程度。

年轻的新妈妈此时不必太过恐惧，疤痕的刺痒感会随着时间的推移逐渐自行消失。

2. 护理疤痕的注意事项

对于新妈妈及其家人来说，护理产后疤痕应注意如下事项：

手术后刀口的痂不要过早揭下，因为过早强行揭痂会把尚停留在修复阶段的表皮细胞带走，甚至撕脱真皮组织，并刺激伤口出现刺痒。

可涂抹一些外用药，如氟轻松、去炎松、地塞米松等用于止痒。

避免阳光照射，防止紫外线刺激形成色素沉着。

调整饮食结构，多吃水果、鸡蛋、瘦肉、肉皮等富含维生素 C、维生素 E 以及人体必需的氨基酸的食物。这些食物能够有效地促进血液循环，进而改善表皮的代谢功能。

要注意保持疤痕处的清洁卫生，及时擦去汗液，但千万不要用手搔抓，更不要采取用衣服摩擦疤痕或用热水烫洗的方法止痒，以免加重局部刺激，引起疤痕处进一步的刺痒。

月子期间感冒早预防

新妈妈的抵抗力较低，容易受到呼吸道病毒的侵害而患感冒。引起感冒的病毒可能原本就存在于人的呼吸道，在抵抗力下降的时候大量繁殖而致病；也可能因感染了外界的病毒而致病。因此，对于月子里新妈妈的感冒，预防为根本。

1. 保湿、通风

新妈妈的卧室温度最好保持在20～24℃，但在保温的同时也要注意通风，每天应开窗通风2～3次，每次20～30分钟。空气干燥的时候，可以在房间里放一个加湿器或者一盆水，同样能起到预防感冒的作用。

2. 增强身体的抵抗力

新妈妈只有增强体质和抵抗力，才能很好地对抗感冒，这就需要新妈妈充分休息，补充营养，适当进行体育锻炼。

3. 清洁皮肤

新妈妈出汗比较多，衣裤、被褥常被汗水浸湿，容易使病菌繁殖生长。因此，新妈妈的衣裤和被褥必须勤换勤晒，这样不仅能保持清洁，而且还能借助阳光中的紫外线杀死病菌，预防感冒。

4. 减少外界病毒的传入

如果家中有人患了感冒，应立即采取隔离措施；在月子里应该尽量减少亲戚朋友的探视，以减少交叉感染；少到人较多的地方，比如夏夜小区里大家一起乘凉、聊天的地方。

5. 脚部保暖

如果新妈妈脚部受凉，会反射性地引起鼻黏膜血管收缩，容易受到感冒病毒的侵扰。新妈妈要注意脚部的保暖，最好能时刻穿上袜子。

6. 多消毒

房间里应及时用食醋熏蒸法进行空气消毒。以食醋5～10毫升每立方米的比例，加水将食醋稀释2～3倍，关紧门窗，加热使食醋在空气中逐渐蒸发掉，有消毒防病的作用。

7. 经常搓搓手

人的手上有很多经络和穴位，经常搓手能促进手部的血液循环，从而疏通经络，增强免疫力，提高对抗感冒病毒的能力。

产后失眠，如何应对

1. 引发产后失眠的原因

疾病与药物因素。很多新妈妈是因为自身疾病而导致失眠，也有很多新妈妈是因为其他疾病服用了一些刺激中枢神经的药物，导致不能够正常入睡。

心理因素。通常有心理障碍的新妈妈都会出现失眠，甚至受到正常压力时也会出现失眠。慢性失眠的新妈妈通常感到抑郁、焦虑，对健康过度地关心，并经常对睡眠时间估计太长，所以会慢慢地产生更大的心理压力。

精神因素。现代生活节奏快，竞争激烈，各种矛盾日益增多，使人们的精神处在一种高度紧张的状态，焦虑症、抑郁症、神经官能症等不断发生，失眠的症状自然随之产生。更常见的是，一时的心理波动，如情绪不稳、心情抑郁、过于兴奋或愤怒等均能引起失眠。这是引起失眠较常见的原因。

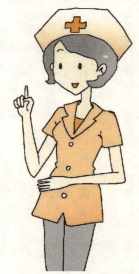

2. 新妈妈尽快入睡的方法

月子期的新妈妈，身体处于恢复中，又要日夜照顾宝宝，所以身体十分劳累，急需要高质量的睡眠，但新妈妈躺下后，往往又睡不着，怎样才能让新妈妈尽快入睡呢？这里给新妈妈提供一些小妙招。

把手里的事情放下来。很多新妈妈都有一个习惯，爱把手边的事情都做好了，再坐下或躺下休息。其实事情是做不完的，而且很多事情不是非做不可的。

新妈妈可以把手里的杂事放下来，把什么都不用做的空余时间留给自己，这不仅是给自己空出了休息的时间，更是一种心理暗示，告诉自己可以休息了，全身及大脑放松下来，新妈妈就会产生睡意，躺下来，自然就睡着了。

把室内光线调得暗一点。光线太强烈,会让大脑兴奋而不利于睡眠,把室内的光线调得暗一些,创造一个适宜睡觉的安静的氛围有利于新妈妈入眠。

静静地看几页文字优美的书是能安静入眠的保证。不仅环境要安静,新妈妈的内心也要安静。躺下来睡不着,看几页文字优美的书,相当于给大脑做了个按摩,慢慢地,新妈妈就会产生睡意。

让家人照顾宝宝。新生宝宝不会说话,总是用哭闹来表达所有的意思,宝宝总在新妈妈的身边,新妈妈就不容易入睡,所以新妈妈应该把宝宝交给家人,自己在另一个房间好好地睡一觉,养精蓄锐,醒来好好照顾宝宝。

睡眠要规律。规律睡眠,才能形成基本固定的生物钟,什么时候该醒,什么时候该睡,都不会很困难。有的新妈妈要么忙于照顾宝宝,很长时间不睡觉,要么有空余时间大睡特睡,这是不科学的,容易让生物钟变得紊乱,不利于睡觉时快速入眠。

适宜锻炼。体育锻炼能够帮助新妈妈更好地入睡,提高睡眠质量。但锻炼也要讲究时间和强度。如果体育锻炼时间与就寝时间太接近,会使新妈妈过于兴奋,身体温度过高,以至于难以入睡。新妈妈也应该避免进行强度较大的运动,这对月子期自己的身体不利。新妈妈白天适宜地做一下运动,在睡前两三个小时安静下来,睡觉时能够较快地进入睡眠状态。

泡 15 分钟温水澡。新妈妈泡个温水澡,可以促进血液循环,缓解一天的疲劳,能够极好地提高入睡速度。

观察恶露,了解健康状况

产后,随着子宫内膜(特别是胎盘附着地方的内膜)的脱落,子宫分泌的黏液等也随之从阴道内流出,这就是恶露。正常的恶露有些血腥味,但是不臭,总量为 500~1000 毫升。一般情况下,恶露大约在产后 3 周左右就干净了。不管是顺产还是剖宫产,产后都会出现恶露,但剖宫产后恶露持续的时间要比顺产时间长一些。恶露按其性质可分为 3 个阶段,产妇自己要注意观察,因为它是反映产后健康状况的一面镜子。

1. 产后第 1 周

恶露的量较多，颜色鲜红，含有大量的血液、小血块和坏死的蜕膜组织，称为红色恶露。

2. 产后 1 周以后至半个月内

恶露中的血液量减少，较多的是坏死的蜕膜、宫颈黏液、阴道分泌物及细菌，恶露变为浅红色的浆液，此时的恶露称为浆性恶露。

3. 产后半个月以后至第 3 周以内

恶露中不再含有血液了，但含大量白细胞、退化蜕膜、表皮细胞和细菌，恶露变得黏稠，色泽较白，所以称为白色恶露。白色恶露可持续两三周。

观察一下你的恶露情况是否正常，尤其要注意恶露的质与量、颜色与气味的变化，据此可以估计子宫恢复的快慢，有无异常。

在产褥期，产后子宫的重量将从 1000 克减少到 50～60 克，体积也不断缩小，产后 6 周后恢复到孕前大小。子宫复旧好坏，可以从子宫底下降和恶露情况来估计。有的产妇恶露不断，产后 1 个月时还有较多的血性分泌物，有臭味，产妇自己觉得下腹部痛、腰酸；产后 6 周检查时，子宫还没有恢复到正常大小，质地软，有压痛感等，这些都是子宫复旧不良的表现。

有些恶露属于异常情况，应当引起注意：

如果在产后 2 周，恶露仍然为血性，量多，并伴有恶臭味，有时甚至有烂肉样东西，或者胎膜样物，表明子宫复旧很差，这时应考虑子宫内可能残留有胎盘或胎膜，随时有可能出现大出血，应立即去医院诊治。

产后发生产褥感染时，会引起子宫内膜炎或子宫肌炎。这时，产妇有发热、下腹疼痛、恶露增多并有臭味等症状。这时的恶露，不仅有臭味，而且颜色也不是正常的血性或浆液性，而呈混浊、污秽的土褐色。

所以，产妇要学会观察自己的恶露情况，发现其中有问题时，就要及早与医生联系解决。

正确区分恶露和月经

正常恶露有血腥味，不臭。血性恶露是产后第 1～4 天内排出的分泌物，量多，色鲜红，含血液、蜕膜组织及黏液，与月经相似，或稍多于月经量，有时还带血块。浆液性恶露是产后第4~6天排出的，色淡红，含少量血液、黏液和较多的阴道分泌物，并有细菌。白色恶露是在产后1周以后排出的较白或淡黄色的恶露，含大量白细胞、蜕膜细胞及细菌，状如白带，但较平时的白带多。每个新妈妈虽然都有恶露，但各人排出的量不尽相同，平均总量为500~1000毫升。不同新妈妈持续排恶露的时间也不相同，正常新妈妈3周左右排干净。

产后月经的来潮与产后是否哺乳、哺乳时间的长短、新妈妈的年龄及卵巢功能的恢复能力有一定的关系。产后月经的复潮个体差异也很大，有的新妈妈产后月经复潮时间在产后1年。一般来说不哺乳者，通常在产后6~10周月经复潮，平均在产后10周左右恢复排卵。哺乳的新妈妈月经复潮延迟，有的在产褥期月经一直不来潮，平均在产后4~6个月恢复排卵。

小心呵护会阴伤口

会阴位于尿道口、阴道口、肛门交会这一特殊部位，很容易被尿便污染，加之又有产后的恶露通过，非常易于发生感染，使伤口不易愈合。因此，在医院时医生也会一再叮嘱，回家后要在护理上多加注意。新妈妈要如何呵护好敏感的会阴部位呢？其实生活中的方方面面都会影响到会阴部位的康复。下面是一些日常的护理事项，新妈妈不妨一条一条照着来做。

在月子里产妇更要注意会阴部的护理，以防止感染，减轻疼痛，安全康复。

产后24小时内，在会阴、阴唇、肛门等处放置冰袋，可以减少水肿，24小时后可以试着热水坐浴。

产妇应注意会阴部的清洁。产后每天至少要在专用的清洁盆中清洗会阴部2次。冲洗一般用温开水即可，不需要加其他药物。若有会阴部的撕裂伤等，则可用温开水或1∶5000高锰酸钾溶液冲洗，并在每次大便后洗1次。

平时要尽量保持会阴部的清洁、干燥，经常更换内裤，内裤要纯棉的，不应是化纤的。内裤洗后要晾在阳光下充分暴晒，以利于杀死细菌，预防感染。平日最好使用消毒灭菌良好的卫生巾。

产后应使会阴撕裂伤口部位在上,保持卧位或坐位。一方面,可使产后恶露尽量不侵入伤口;另一方面,可以改善局部伤口的血液循环,促进伤口愈合。

1. 会阴部肿胀

明显的产妇,疼痛持续不断,可用温热毛巾热敷以助消肿,每天3次;严重者可用95%的酒精纱布或50%的硫酸镁溶液进行局部热敷、湿敷,每天2次。躺卧时,要尽量将臀部抬高一些,有利于体液回流,减轻会阴部的水肿和疼痛症状。

2. 伤口血肿的护理

一般表现在缝合后1~2小时刀口部位出现严重疼痛,而且疼得越来越厉害,甚至肛门处有坠胀感。如果伤口出血,血肿形成,医生会进行妥善处理,必要时及时拆开缝线,消除血肿,缝扎住出血点,重新缝合,这时疼痛会明显减轻直至消失,伤口可以正常愈合。

3. 伤口感染的护理

一般在产后2~3天,伤口局部有红、肿、热、痛等炎症表现,并可有硬结,挤压时有脓性分泌物。遇到这种情况,应在医生的指导下服用合适的抗生素,并拆除缝线,以便脓液流出。同时可采用理疗来帮助消炎,或用1:5 000的高锰酸钾温水溶液坐浴。

4. 伤口拆线后裂开的护理

有个别产妇在拆线后发生会阴伤口裂开的现象,如果出现这种情况,要立即去医院检查处理。

拆线后,虽然伤口内外都已完全长好,但伤口内部还需一段时间的巩固,所以拆线后产妇不要过多走动,运动量也不能太大,只能做些轻微的活动。

温馨提示 WEN XIN TI SHI

当产后出现会阴部伤口疼痛严重时,不要以为伤口痛是正常现象,一定要请医生详细检查有无感染或血肿等异常情况,以便及时处理。

产后子宫恢复如何护理

及时排尿。新妈妈产后要及时排尿,这样才能使膀胱不至于过胀或经常处于膨胀状态。

尽早下床活动。新妈妈产后6~8小时,在疲劳消除后可以坐起来,第2天可以下床活动,这样有利于身体生理功能和体力的恢复,帮助子宫复原和恶露排出。

尽早哺乳。母乳喂养不仅非常有利于宝宝的生长发育,而且宝宝的吮吸刺激会反射性地引起子宫收缩,从而促进新妈妈的子宫复原。

侧卧位睡眠,避免仰卧。新妈妈卧床休息时尽量采取左卧或右卧的姿势,避免仰卧,以防子宫后倾;如果子宫已经向后倾屈,应采取膝胸卧位来纠正。

注意阴部卫生。新妈妈在产后要注意阴部卫生,以免引起生殖道炎症,影响子宫的恢复。

按摩子宫底。产后初期,新妈妈也可以按摩子宫底,让子宫肌肉因受刺激而收缩,这是促进子宫收缩复原的最自然的方式。

产后新妈妈可以进行自我检查

新妈妈产后,除了在规定的时间内按时到医院接受产后检查,在日常生活中也应该随时关注自己的身体,做好自我检查,哪里不适、哪里异常做到早发现、早处理,为以后的健康保驾护航。

1. 自我观察

观察伤口。新妈妈要注意观察腹部、会阴伤口愈合情况,检查伤口有无渗血、血肿及感染情况。

观察褥汗。褥汗以夜间睡眠和刚刚醒时明显,持续1周后好转。

观察恶露。恶露产后3周左右才干净或血性恶露持续2周以上,说明子宫复原不好。还可以闻恶露有无臭味,如有臭味说明可能患有产褥感染。

观察乳房。新妈妈要注意观察乳房表面色泽是否正常,有无水肿、浅静脉怒张、皮肤皱褶等,乳头是否有畸形、凹陷、回缩、抬高、糜烂及脱屑等;

乳晕颜色是否正常，以粉红色为佳；乳头是否溢乳等，这些关系着新妈妈以后的身材恢复情况以及哺喂宝宝是否顺利。

观察子宫。一般产后10～14天子宫降入骨盆，经腹部检查触不到子宫底，要检查有无压痛，6周左右子宫即可恢复至正常未孕时的状态。新妈妈可以在每天同一时间手测宫底高度，以了解子宫逐日复旧的过程。

2. 自我测量

测量体温。新妈妈可以用自备体温计每天定时在身体相同的部位进行体温测量。一般情况下，新妈妈分娩后24小时内由于疲劳，体温会轻度升高，一般不超过38℃；产后3～4天由于乳房极度充盈，体温有时可达38.5～39℃，持续1小时，最多不超过12小时，均属正常情况。如产后体温持续升高，新妈妈及家人要查明原因，并预防产褥感染。

测量血压。新妈妈可以自行购买测压仪，按照测压仪的说明自我测量血压，最好每天都能观察1次，并尽量保证在同一时间、相同部位、固定同一侧手臂，每次测量后用本子做好记录。定期测量血压可以对产后血压增高及时采取措施并进行控制，把握血压的波动规律，减少由血压变化带来的健康危害。

测量脉搏。由于胎盘循环停止、循环血量变少，加之产褥期卧床休息，新妈妈的脉搏较慢，但很规律，为60～70次/分。如果新妈妈测量脉搏在这个范围之外，应该多加注意，保持身体的健康。

测量体重。体重是人体健康状况的基本指标，过重或过轻都是不正常的表现。新妈妈可以在家里用脚踏秤自行测量，测量时要注意将测出的体重值与产前和孕前的体重进行对比。在月子期间，新妈妈的体重应该基本保持稳定，增减以不超过2千克为宜；产后2个月后，体重回落，正常情况应减少5～8千克，接近孕前体重值。如果体重不减反增，且增长得很快，要注意适当调节饮食，同时增加活动量；如果体重降低的速度过快也要引起注意，一方面要加强营养，另一方面也可以考虑进行代谢系统的检查。

测量呼吸。新妈妈产后腹压降低、膈肌下降、呼吸深且慢，一般为每分14～16次，当新妈妈体温升高时，呼吸和脉搏均加快，但不能偏离这个范围太远。

PART 4
月子保健篇：谨防"月子病"

新妈妈产后疾病防治

☾ 月子病要科学对待

新妈妈在分娩之后1个月内因受到外感或内伤而引起的疾患，在月子里没有治愈而留下的病症，即为月子病。很多新妈妈都会受到月子病的困扰，因此如何有效预防、治疗月子病成为所有新妈妈最关心的问题之一。

很多新妈妈在月子病的防治上存在不当，比如有的新妈妈因为害怕着凉引起月子病，就关门闭窗；有的新妈妈因害怕劳累患月子病，就久卧不动。其实这些做法都是不正确的，新妈妈应该科学地应对月子病。

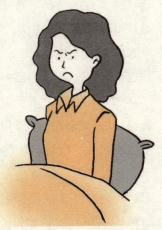

1. 预防是重点

想要远离月子病，预防是重点。如果新妈妈在产后，甚至提前到孕期，保养好自己的身体，保持科学的饮食起居和积极乐观的情绪，那么就可以在产后远离月子病。具体的预防措施包括：

第一，要保证营养摄入。只有充足丰富的营养，才能满足新妈妈的机体需要，才能加快新妈妈的身体恢复，从而实现增强体质，避免月子病。

第二，要注意充分休息。在月子期，新妈妈要保证充足的睡眠，这样才能恢复孕产期的疲劳和消耗，才能提高抵抗力和免疫力，使新妈妈远离月子病。

第三，要进行适量的运动锻炼。新妈妈产后就应该尽早下地活动，随着身体的逐渐恢复，新妈妈应适当加强运动强度，使体能得以恢复。

第四，注意保暖。病从寒中来，因此新妈妈在月子里要注意保暖，防止着凉受寒，惹上月子病。

第五，居室空气要清新。有的新妈妈害怕着凉，月子里就门窗紧闭，致使室内空气污浊，利于细菌、病毒的传播。新妈妈的月子房应该定时通风换气，使空气流通，保持空气清新。

2. 早发现、早治疗

月子里，新妈妈无论哪里不舒服都要及时观察处理，自己解决不了的，更要及时就医，以确定是否患有什么病症，做到早发现、早治疗。

新妈妈无论是在平时，还是在月子里，身体不舒服需要就医时，都应该到正规医院找专业医生进行治疗。如果新妈妈盲目乱投医，热衷于什么秘方、土法，或想当然地自购药物服用等，可能会延误诊断，耽误治疗，使疾病转为慢性而长期难以摆脱。如果新妈妈已经患了诸如腰背疼痛之类的月子病，就更应该进行对症治疗。

月子病比较难缠，新妈妈在预防、治疗月子病时，一定要持之以恒，直到彻底摆脱病症；更重要的是，新妈妈防治月子病的方法一定要科学。

重视产后"妈妈腕"

产后手腕痛是产后新妈妈常见的一种疼痛，俗称"妈妈腕"，临床上又称为"手腕狭窄性肌腱滑囊炎"。其症状常常是慢慢加重，大拇指底部的肿痛造成大拇指或手腕活动不便，用手做一些动作时，会引发或加剧腕部的疼痛，做家务活时常常使不上劲，严重时还会影响新妈妈的睡眠，疼痛有时像神经痛一样，会往上痛到手臂，往下痛到大拇指末端。

1. 产生"妈妈腕"的原因

新妈妈月子期间由于气血虚弱，又受风寒侵袭，寒气滞留于肌肉、关节间，就容易引起肌腱、神经发炎。

产后新妈妈抱宝宝的姿势不对，常常因长时间用手腕托住宝宝头部，从而拉伤了手腕的肌腱。

新妈妈怀孕后期及产后因为体内激素水平发生变化，导致手腕韧带产生水肿，肌腱韧带也变得松弛，强度变差，长时间活动减少，使肌力减退。

2. 对"妈妈腕"的日常预防

新妈妈产后要注意手部保暖，避免寒冷刺激手腕。

新妈妈要减少抱宝宝的次数和时间，或轮流更换抱宝宝的姿势，尽量不要用单手抱，不要过分依赖手腕的力量；应该将宝宝靠近自己的身体，以获得较好的支撑力，减轻压在手腕的重量。

新妈妈尽量不要拿重物，避免重复性地进行手腕下弯的动作，让手腕多休息。

新妈妈做家务时，应该减少长时间过度使用手部的动作，做一段时间就要适当地休息一下，避免大拇指、手腕过度劳累。

3. 对"妈妈腕"的日常处理

按摩。用一只手轻柔地按摩另侧腕关节2~3分钟；用拇指点按另侧腕关节痛点，同时另侧腕关节做旋转运动1~2分钟；双手五指相互交叉做摇腕运动约2分钟；用一只手拇指按另一只手侧腕关节4周，按压2~3次后，再做另一侧腕关节。

甩甩手。当手腕部出现酸胀感时，新妈妈可以甩甩手，左、右转圈，这一动作虽然简单，但是不仅能消除手腕处的不适感，还能锻炼手腕部的灵活性。

热敷。新妈妈可以用湿毛巾热敷腕部，以增加局部血液循环，促进炎症吸收。热敷可以每天2~3次，每次20~30分钟。

温馨提示 WEN XIN TI SHI

新妈妈要避免手腕及手指的活动及用力；手腕疼痛处不可受压；自己不要用力揉动手腕疼痛处。

产后腰痛的原因及护理

新妈妈产后容易患上腰痛的病症,原因是分娩后新妈妈体内的内分泌系统尚未得到调整,骨盆韧带和腹部的肌肉由于分娩都处于松弛状态。再加上产后照料宝宝,要经常做弯腰动作,或恶露排出不畅引起血淤盆腔,所以很容易发生腰背痛。

针对腰痛这种症状,专家建议:

可按摩、热敷疼痛处或洗热水澡,促进血液循环。

注意腰、背、腹部位的保暖,受凉会加重疼痛。

不要久站,若无法避免,可让一条腿的膝盖略弯,并且两侧交替;不要提举重物。

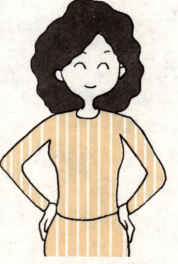

照料宝宝时避免弯腰。如喂奶时,要保持一个舒适的姿势,背部和肘部都要有支撑物(如枕头),不要盘腿而坐;给宝宝换尿布或洗澡,应该有一个可以不用弯腰就能操作的台子;哄宝宝睡觉时不妨利用摇篮轻轻摇(注意不可用力),不要抱着宝宝在地上来回走动;抱宝宝时,让他叉开双腿坐在妈妈骨盆上,新妈妈的腰部就不会过度后伸而引起疼痛。

控制体重也很重要,因体重加重腰部的负担也会增加;也不要过早穿高跟鞋,这样会增加脊柱压力而引起腰痛。

学习正确的弯腰和挺直姿势,即两腿分开与双肩同宽、两膝弯曲、挺直腰。当举起宝宝时尽量利用手臂和腿的力量,避免用腰背的力量。

睡觉时平躺或用身体的侧面着床,睡床不宜太软,如果太软可铺上较硬的垫子。双膝保持弯曲,平时无论站、立、走,都要缩紧臀部、收小腹。

从分娩2周后开始,请保健医生指导做加强腰背肌和腹肌的运动,以增加腰部的稳定性。

腰痛按摩法。用一手掌从上向下推搓腰部3~5遍,以皮肤有温热感为宜。

用双手拇指从上向下沿着两侧的腰肌进行按压3~5次。

双手握拳，用拇、食指面沿着腰肌从上向下交替叩击，以皮肤有温热感为宜。

双手手掌交替在腰骶部从上向下推摩，以皮肤有热感为宜。

产后腹痛的护理

产后腹痛除去产后宫缩痛，还常由如下两种原因引起，治疗方法如下：

血虚引起的腹痛。新妈妈在分娩过程中由于失血过多，或者本来身体气血虚弱，因而产生腹痛，表现为：小腹隐隐作痛，延绵不断，腹部喜用热手揉按，恶露量少，色淡红、清稀，或兼见头昏眼花、耳鸣、身倦无力，或兼大便结燥、面色萎黄。

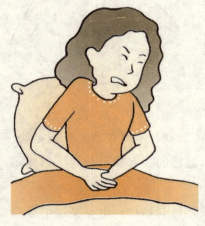

1. 治疗护理的措施有5条

卧床休息。保证充分睡眠，避免久站、久坐、久蹲，防止子宫下垂、脱肛等发生。

加强营养。可选择食用一些药膳，如人参粥、扁豆粥、猪肾粥、枣杞鲫鱼汤、当归生姜羊肉汤、黄芪当归鸡汤、参枣羊肉汤等。

防止大便结燥。可服麻仁丸，另外早晚加服蜂蜜1匙。多吃新鲜蔬菜、水果，如香蕉、番薯、西瓜、西红柿等，以润肠通便。

用热毛巾热敷痛处。或用艾条灸关元穴（膝下3寸，即膝下约3横指处）、中极穴（脐下4寸，即脐下4横指处），或用盐炒热装布袋热熨痛处，或熨关元穴、中极穴。

去医院治疗。恶露量多或有创伤流血不止者，必须尽快请医生止血。

2. 调养不慎引起的腹痛

新妈妈在月子里若起居不慎，饮食受生冷，或腹部受侵风寒，冷水洗涤，使寒邪乘虚而入，血脉凝滞，气血运行不畅，不通则痛。有的新妈妈产后因过悲、过忧、过怒，肝气不舒，肝郁气滞，则血流不畅，以致气血淤阻，也会造成腹痛。也有的因产后立、蹲、坐、卧时间过长，长久不变换体位，引起淤血停留，而致下腹疼痛坠胀，甚至引起腰酸、尾骶部疼痛。主要症状有产后小腹疼痛、喜温喜按或喜温拒按，热敷则减轻。由情志不畅引起者常矢气则痛减，恶露量少、涩滞不畅、色紫暗常夹血块，或兼胸胁胀痛、四肢欠温。

防治腹痛有8条措施：

小腹部热敷法。即用热毛巾热敷痛处，或热敷脐下5厘米处的气海穴、脐下10厘米处的中极穴。

按摩法。即用热手按摩下腹部，方法为：先从心下擀至脐，在脐周做圆形揉按数遍，再向下擀至耻骨联合（阴毛处之横骨）上方，再做圆形揉按数遍，然后将热手置于痛处片刻，重复上述动作，但在做圆形按摩时方向应与前次相反，如此反复按摩，每次10~15遍，早、晚各1次。

热熨法。即选用中药肉桂10克，干姜12克，小茴香10克，艾叶20克，陈皮20克，吴茱萸10克，木香15克，以水浸润炒热装袋，趁热温熨痛处，冷再加热，每次熨10~15分钟。

服益母草膏1匙。每日3次，以化淤止痛。

加强食疗。可选用生姜红糖汤、醪糟蛋、益母草煮醪糟、当归生姜羊肉汤、羊肉桂心汤。小腹胀痛、胸胁胀满者，可多食柑橘、金橘饼、韭菜，忌食生冷瓜果、饮料。

保持心情愉快。新妈妈应保持心情愉快，避免各种精神刺激。

保暖防风。注意保暖防风，尤其要保护下腹部，忌用冷水洗浴。

站立不可太长。不可久站、蹲下、久坐、一种姿势睡卧，这些体位持久容易造成盆腔淤血，应注意随时改变体位，适当活动。

产后足跟痛的原因及防护

产后足跟痛是新妈妈产后常见的一种病症，主要表现为足跟处酸痛、麻木，并伴有头晕目眩、腰膝酸软等症状。新妈妈足跟痛会给行走带来不便，而且如果不注意的话，疼痛感会加重，时间一长，可能无法恢复。所以，产后的新妈妈一定要重视并且采取有效的措施来预防足跟痛。

1. 产后足跟痛的原因

新妈妈在产后常常会劳损肾气，如果此时穿拖鞋或赤脚穿凉鞋，不注意避寒凉，可能会遭到风寒的侵袭，导致腰脚之间的血液循环不畅，从而出现足跟疼痛。

新妈妈由于在怀孕期间体重增大，脚上所承受的压力也会增大，这时候如果没有选择合适的鞋，产后也可能产生足跟疼痛。

新妈妈产后如果没有适当地下地活动，足跟脂肪垫就会出现退化现象，以后一旦下地行走，退化的脂肪垫由于受不了体重的压力和行走时的震动，会出现脂肪垫水肿、充血等炎症现象，从而引发疼痛。

2. 应对产后足跟痛的方法

注意脚部保暖。新妈妈产后一定要注意对脚的保护，不要穿拖鞋或赤脚穿凉鞋，最好穿袜子和布鞋，使脚下保持一定温度。

控制体重过快增长。产后新妈妈应该尽量控制体重的过快增长，因为体重增长过快，会加重身体对脚部的压力，从而导致足跟痛的发生。

休息、活动要结合。新妈妈产后要充分休息，但也不是必须长时间地卧床休息，而应在身体恢复良好的情况下及早下床活动、散步，并做些产后保健操等运动。这样不仅能防止足跟脂肪垫退化，避免产后足跟痛的发生，而且能防止新妈妈体重过分增加，调节神经功能，对新妈妈改善睡眠、增进食欲十分有利。

产后颈肩部劳损的自我保健法

由于新妈妈在产后体质未复原，加之喂养宝宝低头时间较长，颈肩部肌肉长期处在紧张状态，所以此时易发生颈肩痛。

自我按摩保健法：

一手放于脑后颈部，用手从脑后发际往下拿捏到颈根，两手交替反复3～5次。

一手放于胸前，拿对侧肩井穴及肩周围，两手交替2～3分钟。

用一手拇指交换按压颈后部风府至大椎穴3~5分钟。

双手十指交叉，放于颈后部，同时头部做有节律的屈伸动作5~8次。

另外，还可配合颈部功能训练，用头做"米"字运动，每日早、晚各1次，每次3~5分钟（如有眩晕，慎用此法）。

子宫复旧不全的症状及护理措施

分娩以后，子宫体积逐渐缩小，恢复原状。一般产后第1天，子宫底平脐或脐下一横指，产后1周，子宫在耻骨联合上方可摸到，产后10天就降入骨盆腔，腹部检查已摸不到子宫底。凡是年龄大、分娩次数多、全身健康差的，子宫复原较慢。产程长或难产的，尤其是剖宫产的，子宫复原也较差。产后如果自己哺乳，可以反射性地加速子宫复原。

一般到产后6周，子宫体积及子宫腔内胎盘附着部位的创面就会修复，这一过程称子宫复旧或复原。子宫复旧的过程受到阻碍，称为子宫复旧不全。

1. 子宫复旧不全的原因

产后感染，引起子宫内膜炎或发展为盆腔炎症；合并子宫肌壁间肌瘤；子宫蜕膜剥离不全；胎盘或胎膜残留在子宫腔内；子宫过度后屈，使恶露不易排出；部分尿潴留。

2. 子宫复旧不全的表现

血性恶露持续时间较长，有时可能恶露浑浊或有臭味，有时可能有大量出血，或恶露停止后，白带增多；腰痛、下腹坠胀；子宫稍大且软，或有轻度压痛；子宫多位于后位。

3. 子宫复旧不全的预防措施

注意卫生，以免引起生殖道炎症。

产妇产后应及时排尿，不使膀胱过胀或经常处于膨胀状态，以免影响子宫复旧。

产褥期应避免长期卧位，如果子宫已经向后倾曲，应做膝胸卧位来纠正。

产后应哺乳。因为小儿的吮吸刺激会反射性地引起子宫收缩，从而促进子宫复旧。

产后 6~8 小时产妇疲劳消除后，第 2 天应下床活动，以利于身体生理功能和体力的恢复，有利于子宫复旧和恶露排出。

4. 子宫复旧不全的治疗

服用子宫收缩剂，如益母草冲剂，每日 3 次，每日 1 包，共服 1 星期。

产后长期少量阴道流血或大量流血，需做 B 超检查或尿 HOG 定量及妇科检查。

有胎盘组织或部分蜕膜残留的，可用中药生化汤：益母草 20 克，当归 12 克，桃仁、川芎、蒲黄各 10 克，炮姜、炙甘草各 3 克，水煎服。每日 1 剂，共 3~7 日。促使组织物排出，如不能排出，可考虑诊刮术，注意手术前后要预防感染。

子宫后位的，应做膝胸卧位动作，以矫正子宫后屈，每日 1~2 次，每次 10~15 分钟。

子宫脱垂的判断及防护

1. 正确判断子宫脱垂

阴道有肿物脱出。 轻者仅在活动时感到有肿状物自阴道掉出，卧床休息后多能自动回缩；重者，肿状物不但容易脱出，而且体积逐渐增大，休息后也不能回缩，需用手还纳才能复位，甚至不能复位。

下坠感或腰酸背痛。 这是由于子宫脱垂牵拉韧带、腹膜及盆腔充血所产生的症状。每逢新妈妈下蹲或站立过久、走路与劳动时会加重。

大小便异常。 因子宫脱垂常合并阴道前壁膨出，新妈妈可有排尿困难、尿潴留，也常容易继发泌尿系感染。

白带增多。 脱出的子宫颈和阴道壁由于局部血液循环障碍而充血、水肿，上皮角化，增生，分泌物增多。

2. 子宫脱垂的原因

分娩时软产道过度伸展，支持子宫正常位置的韧带、筋膜、肌肉发生损伤和撕裂；宫口未开全即向下屏气用力；难产、急产、滞产等导致盆底组织损伤；如肛提肌及会阴体裂伤，裂伤后未能及时缝合，产后保健又不理想，是子宫脱垂的常见原因。产后经常卧床休息，子宫易变成后位，使子宫轴与阴道轴相一致,一旦遇到使劲用力的情况时,就会产生子宫脱垂。

分娩时未能很好保护会阴,产后又未能及时修复,导致子宫的支持组织松弛或撕裂,从而为子宫脱垂创造了条件。

新妈妈原来体质就虚弱,产后由于经常咳嗽、便秘、腹压增加而引起子宫脱垂。此外,产后过早运动,尤其是过早从事重体力劳动,如提拉重物、长时间蹲位、立位等,这些都是造成子宫脱垂的最主要的原因。

3. 子宫脱垂的护理要点

产后要充分地休息,避免过早参加体力劳动,如肩背、挑担、手提重物、上举劳作、长期下蹲等。保持大便通畅,防止便秘,绝对禁止用力排便。注意防寒保暖,预防感冒咳嗽。

已发生子宫脱垂者应绝对卧床休息,多食补气升阳益血的药膳,如人参粥等。

只是轻度子宫脱垂,完全可以采用保守治疗,取得良好的治疗效果。

如果子宫脱垂、膀胱膨出,会出现尿频、排尿困难、尿失禁等症状,子宫脱垂伴直肠膨出,会发生排便困难,如果脱出部分充血、水肿、肥大、流黄水,应及早去医院就诊。一般可使用子宫托进行治疗,严重者要考虑手术治疗。

子宫脱垂多发生于产后的女性。造成女性产后子宫脱垂的原因有很多,急产、滞产、产后便秘等都可能造成产后子宫脱垂。

具体如下:①急产,即从规律宫缩至胎儿娩出不到3小时;或分娩时未能很好庇护会阴,产后又未能及时修复;②滞产,即由于胎头对阴道及盆底组织的压迫时间过久,使组织缺血受损,失去了盆底组织的撑持;③产后便秘、产后咳嗽、持续下蹲动作、产后下床劳动过早或过重,都使腹压增加,可以引起子宫脱垂。

产后异常出血如何护理

1. 早期产后出血

早期产后出血,即产后24小时内新妈妈失血大于500毫升,危险性最大，必须马上处理。早期出血的原因包括：子宫肌肉收缩不足；胎盘未完全排除或血块存留在子宫腔内；产道损伤，如子宫裂伤、子宫颈裂伤、会阴裂伤等；或由死胎、羊水栓塞及严重的胎盘早期剥离等原因，造成凝血功能不足产生凝血问题。

2. 晚期产后出血

晚期产后出血是指产后24小时至6周之内发生的出血。晚期产后出血的情况包括：胎盘碎片滞留、子宫内膜炎、蜕膜异常滞留、局部伤口复发性失血。

3. 对产后异常出血的护理

宫缩乏力性出血。立即按摩子宫，同时注射宫缩剂以加强子宫收缩。对于胎盘若按摩止血效果不理想，及时配合医师做好必要的术前准备。

软产道裂伤。及时准确地修补缝合，若为阴道血肿，在补充血容量的同时，切开血肿，清除血块，缝合止血。

胎盘因素。根据不同情况处理，如胎盘剥离不全、滞留、粘连，可徒手剥离取出；胎盘部分残留，则需刮取胎盘组织，导尿后按摩宫底促使嵌顿的胎盘排出。

凝血功能障碍。若发现出血不凝，立即通知医生，同时抽血做凝血试验及配血备用。

做好失血性休克的防治。新妈妈应平卧、吸氧、保暖，严密观察面色、生命体征、尿量，开放静脉快速补液扩容，必要时输血；观察会阴伤口情况，进行严格的会阴部护理，观察宫缩及恶露的量、色、味等，按医嘱给予抗生素预防感染。

做好新妈妈心理护理，解除其紧张、恐惧感，严密观察出血量、血压、脉搏、呼吸、尿量等变化，做好记录，必要时予以吸氧。

新妈妈休克恢复后，仍应加强护理，严密观察，防止再出血的发生，并加强营养，注意改善新妈妈的状况。

产后出血需警惕席汉氏综合征

席汉氏综合征是产后出血新妈妈特有的后遗症，其症状并不明显，又很少见，所以常被忽略，患病新妈妈可能在数年之后才会被诊断出来，进而接受治疗。所以如果新妈妈有产后出血的情况，在治愈产后出血后，新妈妈还要细心关注自己是否患有席汉氏综合征，不要为以后的健康留下隐患。

席汉氏综合征的症状：

如果新妈妈因产后出血、脑下垂体受损而罹患了席汉氏综合征，会缺乏一些激素，继而出现一些特有的症状：

泌乳激素。新妈妈缺乏此激素就没有乳汁分泌，无法哺乳。

性腺刺激激素。新妈妈缺乏此激素就不再有月经，性欲也会减退。

甲状腺刺激激素。新妈妈缺乏此激素容易疲倦、反应迟钝。

所以，曾有产后大出血经验，尤其是曾经休克昏迷的新妈妈，如果日后有月经不来、忧郁、疲劳无力、头晕、憔悴、贫血等多种症状，则可能是患了席汉氏综合征，应该请医生抽血检验激素，即可发现病因，对症下药。

产后恶露不绝如何护理

1. 产后恶露不绝的预防

分娩前积极治疗各种妊娠病，如妊娠高血压综合征、贫血、阴道炎等。

对胎膜早破、产程长或剖宫产者，给予抗生素预防感染。

分娩后仔细检查胎盘、胎膜是否完全排出，如有残留及时处理。

坚持哺乳，有利于子宫收缩和恶露的排出。

2. 产后恶露不绝的防治

分娩后绝对卧床休息，恶露多者要注意阴道卫生，每天用温开水或1∶5000高锰酸钾液清洗外阴部。

选用柔软消毒卫生纸，经常换月经垫和内裤，减少邪毒侵入机会。使用垫纸质地要柔软，要严密消毒，防止发生感染。

恶露减少，身体趋向恢复时，可鼓励新妈妈适当起床活动，这有助于气血运行和胞宫余浊的排出。产后未满50天绝对禁止性生活。

加强营养，饮食宜清淡，忌生冷、辛辣、油腻、不易消化食物。

为免温热食物助邪，可多吃新鲜蔬菜。若气虚者，可予鸡汤、桂圆汤等。

若血热者可食梨、橘子、西瓜等水果，但宜温食。

3. 产后恶露不绝的注意事项

防止产程延长和并发症发生，减少气血耗损，防止产后子宫收缩乏力。

临产分娩时注意保暖，防止因寒致淤血留滞导致的产后恶露不绝。

正常恶露有血腥味，但无臭味，持续4~6周，总量500毫升，血性恶露约持续3天，逐渐转为浆液性恶露，约2周后变为白色恶露，并再持续2~3周干净。如发现血性恶露持续1周以上，量多或如月经量就应到医院去检查和治疗。

绒毛膜癌是一种高度恶性的肿瘤，继发于葡萄胎、流产或足月分娩以后，3种情况其发生比例约是2∶1∶1。故可疑产后恶露不绝者，应该做妇科检查、B超、β-HCG，以及诊断性刮宫。如伴咳嗽、血痰或反复咯血者，应做肺部X线片检查等。

尿潴留的护理措施

产后的新妈妈除了照顾宝宝，还要注意保养自己的身体，使身体的各项机能恢复到产前状态。特别是在这段特殊的时间里，新妈妈很容易发生泌尿系统感染，一定要注意私处卫生，做好护理。

1. 泌尿系统感染的症状

新妈妈发生泌尿系统感染，会出现频尿、小便疼痛、尿血以及发热的症状，所以新妈妈在产后若发现了这些症状，应迅速就医，接受医生的指导和治疗。

2. 泌尿系统感染的预防

多喝水。新妈妈应该多喝水，一天喝约2000毫升，可以稀释尿液并且使体温下降，从而缓解泌尿系统感染。

注意清理恶露。新妈妈在产后应每天用温水清洗外阴，保持阴道清洁。恶露量多时新妈妈更要注意阴道卫生，每天用温开水或1∶5000高锰酸钾液清洗外阴部。

不要憋尿。新妈妈一有尿意就应该立即排尿，不要憋不住了才排尿。排尿时，尿液会将尿道和阴道口的细菌冲洗掉，有自然的清洁作用，可以避免细菌的生长和繁殖，也就很好地预防了泌尿系统的感染。

穿宽松内裤，勤换内裤。新妈妈的内裤不要穿得过紧，宽松为宜，面料最好选择纯棉制品，化纤制品的内裤尽量少穿。此外，新妈妈还要做到经常换洗内裤，在阳光下暴晒杀菌。只有让外阴保持清洁的环境，才不利于病菌的生长和繁殖，才有利于防止泌尿系统感染。

避免粪便污染。新妈妈应注意，大便以后要用干净的卫生纸从前往后擦拭，这样可以避免粪便污染外阴，引起泌尿系统感染。

选择柔软的护垫。新妈妈应该选用消毒卫生护垫，而且要柔软，并且要经常更换，减少细菌侵入机会。

新妈妈的产后泌尿系统感染很可能会发展成为产褥热，产褥热一旦形成就会威胁到新妈妈和宝宝的健康及生命安全，所以新妈妈必须谨防产后的泌尿系统感染，做好平时的预防工作，一旦发现有泌尿系统感染症状，一定要及时有效地治疗。

产褥感染重在预防

产褥感染，是由于病菌侵入生殖器官造成局部或全身炎症变化引起的，是新妈妈产后较易患的比较严重的疾病，也是引起新妈妈死亡的重要原因之一。新妈妈发生产褥感染后，由于感染部位不同，表现出来的症状也不同，一般分为以下几种感染形式：

会阴裂伤和缝线伤口感染。是一种常见的感染，表现为伤口红肿，缝线针头处化脓，病人自觉会阴伤口处热痛，出现小便困难，但一般不会发热，只要及时治疗，炎症会很快消退。

阴道感染。阴道黏膜表现为红肿、溃烂，且带有脓液，常伴有低热。

子宫内膜感染。病人自觉下腹疼痛，白带增多，且多为脓性，有臭味，同时体温升高，可达38℃以上，如能及时治疗，感染会很快得到控制；如果不及时治疗，炎症可继续扩散，侵入子宫肌层或子宫周围组织，病人会感到下腹剧痛，全身不适，体温可升高到40℃，并打寒战；如果炎症再不能控制，便会蔓延到腹腔，引起弥漫性腹膜炎，病情表现更为严重，除高热、寒战外，腹痛进一步加剧，出现恶心、呕吐、呼吸急促、神志不清，有少数病人会发生败血症、毒血症，如抢救不及时，则可能造成死亡。

为防止产褥感染，要特别注意预防。预防应从怀孕期间开始。怀孕期间要注意清洁卫生，积极治疗原有的感染病症。在怀孕的最后3个月及产后42天中，一定要禁止同房，且不要洗盆浴。分娩时，如果发生胎膜早破、产程延长、产道损伤、产后出血，应及时进行抗感染治疗。新妈妈在分娩时，要尽量多吃东西、多饮水、多休息，以增加身体抵抗力。分娩后，新妈妈要注意饮食营养，尽量早期下床活动，及时小便，以避免膀胱内尿液潴留，影响子宫的收缩及恶露的排出。同时要注意产后会阴部的清洁卫生，使用消毒过的卫生纸和会阴垫。

发生产褥感染后，一定要及时、彻底地进行治疗，以防炎症扩大、蔓延和留下后遗症。特别是新妈妈如在产后出现体温升高等症状，不要自以为感冒而忽略，一定要及时到医院去检查治疗。产褥感染的治疗原则是抗感染，辅以整体护理、局部病灶处理、手术或中药等治疗，以及增强新妈妈的抵抗力。

乳房疾病如何护理

1. 乳头内陷的分类

乳头内陷就是指乳头不突出于乳晕的表面，甚至完全凹陷于乳晕表面。

乳头内陷按照轻重程度可以分为以下三类：

第一类为部分乳头内陷，即有乳头颈部，能轻易被挤出，挤出后乳头大小与常人相似。

第二类为乳头完全沉没于乳晕表面之中，但可用手挤出乳头，乳头较正常小，多半无乳头颈部。

第三类为乳头完全埋在乳晕下方，无法使内陷乳头挤出。

2. 乳头内陷的影响

产后乳头内陷，很容易导致宝宝吃奶时含不住乳头，造成母乳喂养困难。

3. 乳头内陷的应对策略

如果乳头只是稍有些扁，则不必担心哺乳的问题，只要按照下列方法喂宝宝即可：每次喂乳前，应将乳头轻轻拉出，送入宝宝的口中，等其能含住乳头并能吸吮后，再将自己的手抽出即可。

如果乳头内陷很严重，整个窝进乳房里面，要用手使劲拉才能将乳头拉出，这时则不可强行往外拉拽乳头。经过尝试后确实不能哺乳者，应尽早回乳，以免发生急性乳腺炎。

4. 乳头皲裂的护理措施

一般来说，乳头皲裂主要是喂养姿势不正确造成的。宝宝未把乳晕都含到嘴内，仅把乳头放到口中，用嘴摩擦乳头的皮肤，持续以这种不正确的姿势喂哺就会使乳头皮肤发生皲裂。细菌会由乳头裂口进入乳房，导致乳腺炎。此外，由于乳头破损，每次哺乳后新妈妈都会感到乳头疼痛而不敢哺乳，从而导致乳汁淤积。

5. 如何预防乳头皲裂

预防乳头皲裂，要在喂奶时留意是否感到疼痛，虽然乳头尚未皲裂，但是只要出现特别疼痛的现象，就要引起注意。发生轻微皲裂时，不要终止哺乳，每次喂奶前先做乳房按摩。先喂乳头没有皲裂的一侧，再喂乳头有皲裂的一侧，保持正确的哺乳姿势。

6. 如何治疗乳头皲裂

新妈妈千万不要把乳头皲裂当做小事，延误了治疗。如果乳头皲裂严重，必须及时治疗。先在乳头上涂抹复方安息香酸酊，再涂己烯雌酚磺胺油膏，每间隔2~3小时擦1次，效果要比单纯用抗生素油膏好。

哺乳后，可用乳汁涂抹皲裂部位。局部可用1%浓度的复方安息香酸酊或10%浓度的鱼肝油剂涂抹，下次哺乳前要洗净。若皲裂严重，可戴上乳头罩间接哺乳，或将奶挤出用奶瓶喂给宝宝吃。

7. 乳腺炎的症状及防治

如果感染急性乳腺炎，首先会出现乳房胀肿、疼痛、结块，皮肤不红或微红，乳汁分泌不畅，全身可没有不适感觉。及时采取治疗措施，使阻塞的乳管通畅，将淤积的乳汁完全吸出，局部疼痛、结块消除，则可痊愈。如果治疗不及时，则乳房结块不消，疼痛加剧，皮肤发红，有灼热感，并有怕冷、发热症状。随着患侧乳房肿块增大，皮肤红肿加剧，疼痛剧烈，甚至出现鸡啄样跳痛。

急性乳腺炎患者一般至第10天左右，则有化脓趋势，表现有：

乳房肿块中央渐渐变软。

患者整个乳房较不患病的乳房明显增大，皮肤颜色微红或不红，压痛明显，乳头突出。

有时患者在吸奶或挤奶时无意发现乳汁中混有黄色质稠的脓汁，从乳头中溢出。

当急性脓肿形成时，可自行溃破，或者请医生进行手术切开排脓。若脓出通畅，一般10～15天疮口就会逐渐愈合。若破溃后，局部肿势不消，疼痛不减，发热不退，可能为脓液部位比较深，破溃疮口只是浅表脓肿或有多处脓肿。

急性乳腺炎的治疗方法：

有些患者在乳房化脓过程中，由于单纯运用大量抗生素，使已形成的肿块变得僵硬，皮肤颜色转变为暗红或淡褐色，肿块不易消散，已从急性的炎症转变为慢性僵块，往往迁延难愈。

急性乳腺炎治疗的关键在于早期发现、早期治疗。一旦化脓，应及时准确地予以治疗。对于急性乳腺炎初期的患者，只要单纯用中医的方法治疗即可，一般贴用1～2剂中药即可治愈；中期感染严重，局部及全身症状明显者，治疗应以中药为主，西药为辅。

温馨提示 WEN XIN TI SHI

多按摩乳房，可以预防乳房疾病。按摩方法是：把乳房往中间推，尽量让两个乳头靠近。把大拇指放到腋下，剩下的手指从乳房下面横着托住，把两个胳膊肘向内收紧，让胸部挺起来。用两只手把乳房包住，然后像是在揉面团似的，朝着每只手的手指方向揉动乳房。

产后便秘，预防是关键

1. 产后排便困难的原因

产后卧床时间较长，活动量少；胃液中盐酸量减少，胃肠功能减低，蠕动缓慢；肠内容物停留过久，水分被过度吸收。

经过妊娠，腹部过度膨胀，使腹部肌肉和盆底组织松弛，排便力量减弱；侧切伤口的疼痛，新妈妈在排便时更不敢用力。

分娩时会阴和骨盆或多或少会受到损伤，通过神经反射，抑制排便动作。

饮食结构不合理。新妈妈一般多进食高蛋白而少进食蔬菜、水果，容易造成排便困难。

新妈妈下床活动不便，而又不习惯在床上用便盆排便。

有的新妈妈3~5天或更长时间不解一次大便，结果造成排便愈加困难，引起肛裂、痔疮、腹胀等多种不良后果。

2. 产后便秘的预防措施

新妈妈如果2~3天未解大便，可以用开塞露塞肛或用肥皂水灌肠；如果便秘持续3天以上，一定要请医生进行诊治处理，以防止痔疮的发生。但对于产后便秘，预防才是关键。预防新妈妈便秘，可采取以下措施：

适当活动，不要长时间卧床。 产后头2天，新妈妈应勤翻身，吃饭时应坐起来。自然分娩的健康新妈妈，在产后第2天即可开始下床活动，并逐日增加下床时间和活动范围。

绕脐按摩。 每天绕脐顺时针进行腹部按摩2~3次，每次10~15分钟，可以帮助排便。

做产后体操。 可在床上做产后体操，进行缩肛运动，锻炼骨盆底部肌肉，以促使肛门部血液回流。方法：做忍大便的动作，将肛门向上提，然后放松。早、晚各做1次，每次10~30回。

合理搭配饮食。 产后新妈妈的主食不要太精细，应适当吃些粗粮以及富含纤维素的蔬菜和瓜果，如生菜、菠菜、韭菜、芹菜等，这些食物消化后残渣多，能够刺激肠蠕动，有利于大便的排出；还要多喝水，可以每天清晨起床后把麻油、蜂蜜调和，用温开水冲服，使肠道得到充足的水分，以利于肠内容物通过。有人认为，新妈妈产后不能吃凉的食物，所以对青菜、水果碰都不能碰，殊不知这样做最容易发生肠燥便秘，是不正确的。

保持心情愉快。 平时应保持精神愉快、心情舒畅，避免不良的精神刺激，因为不良情绪可使胃酸分泌量下降，肠胃蠕动减慢。

养成定时排便习惯。 有的新妈妈由于害怕会阴伤口疼痛而强忍便意，不按时排便，结果造成大便秘结，这样更会使得会阴伤口裂开。在排便用力时，可以用消毒纸巾或棉垫向上压住会阴部伤口，以减轻疼痛。

温馨提示 WEN XIN TI SHI

如果产后3天无大便的话，可使用开塞露注入肛门，停留5~10分钟后再排便。新妈妈大便困难切不可盲目用力，以防子宫脱垂。

产后痔疮的原因及预防

产妇待产的时候，通常会灌肠，并且过了一天的禁食，所以分娩后发生排便的情形较少，住院期间（自然产3天）只排便1~2次，但是，怀孕后期较容易产生痔疮的问题，尤其是分娩的时候，会阴部的伤口有时会裂到肛门，导致肛门的静脉曲张，使得分娩时造成脱肛，产生疼痛。

分娩时因为先灌肠，所以较少排便，因为先灌肠可以避免产台污染，能较好生产，但是在怀孕期间较容易发生便秘的情况，因为孕期子宫变大会压迫到血管、肠子等，使得便秘的情形更严重，进而形成痔疮；而生产时也会形成痔疮，因为用力过久，甚至会造成脱肛的情形。分娩后3~4天不排便，应属正常现象。

孕产妇在怀孕分娩期间容易在直肠肛门发生静脉曲张，产生压迫血管造成血液回流不良，而形成痔疮。若发生痔疮，没有严重的情形，通常会自然痊愈。也可采取以下方法：

勤喝水，早活动。 由于产后失血，肠道津液水分不足，以致造成便秘，而勤喝水、早活动，可增加肠道水分，增强肠道蠕动，预防便秘。

多食纤维食物。 少食辛辣、精细食物，多食粗纤维食物。一些妇女产后怕受寒，不论吃什么都加胡椒，这样很容易发生痔疮。同样，过多吃鸡蛋等精细食物，可引起大便干结而量少，使粪便在肠道中停留时间较长，不但能引起痔疮，而且对人体健康亦不利。

因此，产妇的食物一定要搭配芹菜、白菜等纤维素较多的食品，这样消化后的残渣较多，大便时易排出。

勤换内裤、勤洗浴。 不但保持了肛门清洁，避免恶露刺激，还能促进该部的血液循环，消除水肿，预防外痔。

早排便、早用开塞露。 产后应尽快恢复产前的排便习惯。一般3日内定要排1次大便，以防便秘；产后妇女，不论大便是否干燥，第一次排便一定要用开塞露润滑粪便，以免撕伤肛管皮肤而发生肛裂。

如发生肛裂应多食用含丰富纤维素和维生素的水果、蔬菜，防治便秘。苹果、桃、杏、梨、香蕉、瓜类等水果，含有丰富的纤维素和维生素，应每天进食，可使大便柔软而易于排出，减少干硬粪块对肛裂创面的刺激，促进创面愈合。

产后外阴发炎的原因及护理

1. 产后外阴发炎的原因

分娩或流产后由于抵抗力下降，病原体经生殖道上行感染并扩散到输卵管、卵巢，继而整个盆腔，引起炎症。

由于多方面的刺激，常引起混合性感染，致病菌常为葡萄球菌、链球菌、大肠杆菌。

盆腔或输卵管邻近器官发生炎症，如阑尾炎时，可通过直接蔓延引起输卵管卵巢炎、盆腔腹膜炎，炎症一般发生在邻近的一侧输卵管及卵巢。

由于阴道分泌物增多或经血、月经垫刺激，特别是患有宫颈炎及各种阴道炎时，分泌物增多，流至外阴，均可产生不同程度的外阴炎。

不注意经期卫生，月经期进行性生活或性生活过程中不注意清洁卫生等。

身体其他部位有感染未经及时治疗时，病原菌可经血行传播而引起输卵管卵巢炎，多见于结核性疾病。未经严格消毒而进行的宫腔操作，如吸宫术、子宫输卵管碘油造影、子宫颈管治疗，以及消毒不严格的产科手术感染等。

在宫内节育器广泛应用的同时，患者不注意个人卫生或手术操作不严格而引发。

其他刺激因素有糖尿病患者的含糖尿液直接刺激外阴；尿瘘患者外阴长期受尿液浸渍；粪瘘患者腹泻、便稀时外阴受粪便刺激等。

2. 产后外阴发炎的护理

新妈妈产后要经常保持外阴皮肤清洁，大小便后用纸擦净，应由前向后擦，大便后最好用水冲洗外阴。

恶露未净时应勤换卫生巾，勤换内裤。

如果发现局部有红色小点，可在局部涂些2%的碘酒，也可局部热敷。

外阴发炎后应忌吃辛辣、厚味的刺激性食物，宜吃清淡食物。

> **温馨提示** WEN XIN TI SHI
>
> 患外阴炎后应忌食辛辣厚味、醪糟等刺激性食物，宜吃清淡食物。

产后瘙痒要及时解决

新妈妈在产后因为体质变化等原因，会出现产后瘙痒的症状。患有产后瘙痒的新妈妈极其难受，有时痒起来会坐卧难安，不仅影响新妈妈的休息和健康，也大大地影响了新妈妈的心情。所以，如果新妈妈产后出现了皮肤瘙痒的情况，要及时处理、解决，为新妈妈坐一个健康舒服的月子提供保障。

产后瘙痒的类型及护理对策：

1. 荨麻疹

成因：新妈妈身体虚弱，照顾宝宝也要耗费大量精力，使得体质改变，容易引发荨麻疹；新妈妈饮食不当，吃了容易引发荨麻疹的食物，如米酒类料理等，引发荨麻疹。

症状：荨麻疹表现为红色的丘疹，慢慢成一大片，全身都会发作，搔抓后红疹会变得更明显，痒感也会更厉害。

护理：荨麻疹通常要半年或更久的时间才能改善，厉害的痒感需要新妈妈用口服药才能控制。

2. 痱子

成因：按照传统方式坐月子的新妈妈，在月子里不洗澡，又把自己捂得紧紧的，汗腺排汗功能受到阻碍，从而导致发炎，产生痱子。

症状：出现在新妈妈容易流汗的身体部位，尤其是长期贴在床上的背部，是一颗颗刺痒的红丘疹。

护理：室温不要太高，流汗多时用毛巾擦拭干净，通常痱子就能改善。

3. 汗斑

成因：新妈妈产后坐月子时，在闷热的房间里久待，大量排汗且未得到及时清洗，就容易感染嗜汗的"花斑癣菌"。医学上叫"花斑癣"。

症状：身体容易出汗的皱褶部位出现圆形或不规则的、形如黄豆大小的斑点，表面有细小的粒状鳞屑。时间长了皮疹会增多，并向周围扩大，相互融合成片，影响美观。

护理：可用咪唑类药物如酮康唑、克霉唑等药物涂抹，用早、晚各外用1次，持续2~4周。另外，保持皮肤的干爽和室内的通风很重要。

4. 湿疹

成因：新妈妈照顾宝宝容易精神紧张，加上失眠、过度疲劳、情绪变化、内分泌失调等原因，如果不注意生活环境的卫生，皮肤过度受到外界刺激如日光、寒冷、干燥、炎热、热水烫洗等，就容易产生湿疹。

症状：新妈妈患有手部湿疹，手上会有非常刺痒的小水疱，皮肤会逐渐变得粗糙、脱皮、角质化，最后破裂。

护理：洗手后擦乳液，减少洗手频率。用温水擦拭乳头，不过度清洗。

5. 药物过敏引发的瘙痒

成因：分娩时使用的麻醉药、止痛药、口服或是注射抗生素、碘酒、胶布等引起药物疹，发生产后瘙痒。

症状：通常在使用药物或药用胶布后3~7天产生，有些也会马上发作。

护理：药物疹的临床表现比较多，发作期的长短也大不相同，需要专科医生诊断。

6. 脂溢性皮炎症

成因：是一种过敏体质，常在新妈妈生活压力太大、睡眠不足或季节变化之际发作。新妈妈在月子里久不洗头，引发头皮上的脂溢性皮肤炎。

症状：脂溢性皮炎症发生在头皮、眉头及鼻子附近，皮肤发红，合并有脱屑情形。

护理：新妈妈在月子里要调整自己的情绪，不要给自己太大压力；也应该在防风防凉的前提下，做好自己的个人卫生，保持清洁。

产后发热的原因及护理

产褥期间出现发热，首先要看发热出现的时间。如果从产后24小时起，到10天之内的发热，应多考虑为产褥感染。此外，还可能有这个期间发生的其他一些疾病，较常见的如乳腺炎、泌尿系统感染、上呼吸道感染、产褥中暑等。所以产后一旦发热，就应积极查找发热的原因，并针对病因治疗。

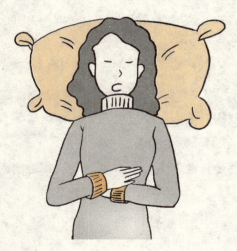

1. 乳腺炎引起的发热

如果发热是在产后3~10天，加上乳房有红肿痛热，并且乳房还有硬结，疼痛很明显，则可能是急性乳腺炎引起的发热。急性乳腺炎多发生在产后2~6周。常常引起产妇发热，重者伴有寒战；患侧乳房表现为局限性红、肿、热、痛，并有硬结，触痛明显；血象白细胞数增多，以中性粒细胞为主。

早期用青霉素治疗，炎症即可消退，体温也随之下降。

除了请西医诊断治疗外，也可采用中医对乳房肿痛部位用中药敷贴的方法。必要时要进行手术切开引流。

2. 泌尿系统感染

如果产妇发热伴有小便频繁、小便时疼痛等症状,可能是产褥期尿路感染,根据所出现的症状及尿化验检查,即可做出诊断。

泌尿系统感染经过合理治疗及卧床休息,3~5天后体温即可降至正常。也可采用抗生素及中药治疗。

3. 产褥期感冒

如果产妇发热伴有鼻塞、流涕、咽痛、咳嗽等症状,要考虑可能是产褥期感冒。因为产后产妇体质虚弱,在月子期间发生的感冒如果拖延治疗,很可能会引起肺炎,所以应去医院及时治疗。

4. 上呼吸道感染

如除发热外,常伴有鼻塞、咽喉肿痛、咳嗽或呼吸困难等症状,可能是上呼吸道感染。这可能是由于分娩过度疲劳,抵抗力下降,或产后着凉引起的。发热严重的话,也可发生肺炎,应予及时治疗。

5. 产褥中暑发热

在天气炎热时如产妇居室不开窗、不通风、不吹电扇、不用空调,可引起产妇发热无汗、头痛、头晕、呕吐等症状,应考虑可能是产褥期中暑。如确诊是产褥中暑,可立即采取室内通风、地上洒凉水及采取一些降温措施,如用湿毛巾或酒精擦浴,轻者体温很快即可下降,并感到舒服;病情较重或已出现昏迷时,可很快危及产妇的生命,故应一边治疗,一边送往医院抢救。

6. 生活调养

加强营养;注意预防产褥感染;加强产后保健,增强新妈妈抵抗力,及时治疗各种产后并发症;保持外阴清洁,防止伤口感染;适劳逸,避风寒,禁房事。

PART 4
月子保健篇：谨防"月子病"

知识链接：产后第 42 天的检查

经过 42 天的产褥期休息和调养，如果新妈妈感到自己身体基本恢复了，那也就是接近坐月子的结束时间了。然而身体究竟恢复得如何，还需要去医院做全面的检查来了解。

产后检查一般在分娩后 42～56 天之间进行，医生会结合新妈妈的实际情况做全面的检查，以确定新妈妈产后的恢复状况、是否有感染（比如乳房或子宫是否有感染症状）、情绪如何等，及时发现异常情况，同时避免对新生儿健康造成的影响。

产后检查能及时发现新妈妈的多种疾病，还能避免患病新妈妈对新生宝宝健康造成负面影响，同时还可以帮助新妈妈及时采取合适的避孕措施，尤其对妊娠期间有严重并发症的新妈妈更为重要。通常情况下，新妈妈产后检查有以下项目：

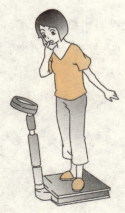

1. 体重

体重是人体健康状况的基本指标，过重或过轻都是非正常的表现。新妈妈在产下宝宝后，体重会发生阶段性的变化，正常情况下，会在 2 个月内逐渐恢复到孕前水平。但由于新妈妈处于月子期，产后丰富的营养和太少的活动量往往会使新妈妈的体重不减反增，所增体重一旦超过限度就会给新妈妈带来很多健康隐患。体重测量可以监测新妈妈的营养摄入情况和身体恢复状态，时刻提醒新妈妈，防止不均衡的营养摄入和不协调的活动量危害健康。

2. 血、尿常规检查

新妈妈刚刚分娩完，身体的解剖结构、免疫系统及生理系统处于恢复变化期，非常容易引发感染，给各种疾病以可乘之机，通过血、尿常规检查可以检测新妈妈身体的各种系统的运作情况，在微观上为身体把关。

3. 血压

血压属常规检测，有些新妈妈会忽视产后对血压的检查。其实，血压的变化会对身体产生多方面的影响，血压升高时间过长容易导致全身血管痉挛，使有效循环血量减少；而缺血和携氧量的降低则可能危害到全身的器官、组织，如果一旦威胁到脑、心脏、肝、肾等重要器官，其病理、生理变化可能导致抽搐、昏迷、脑水肿、脑出血等，重者甚至可致死。所以新妈妈产后一定要定期测量血压，对产后血压增高及时采取措施进行控制，防止以上危险发生，减少由血压变化带来的健康危害。

4. 乳房检查

产后乳房非常丰满、娇嫩，由于每天和宝宝嫩嫩的脸蛋和小嘴接触，其外表非常脆弱，很多时候抵不住外部最轻微的伤害，很容易产生各种乳房疾病，不仅危害新妈妈的健康，还直接影响着宝宝的健康。因此，给乳房做体检，不仅是对新妈妈的保护，也是对宝宝健康成长的保障。

5. 腹部检查

腹腔内有消化系统、泌尿生殖系统的重要器官，通过腹部检查可以进一步了解子宫的复位情况，以及生产后腹腔内其他器官的情况。对于刮宫产的新妈妈来说，进行腹部检查更为重要。

6. 妇科检查

经历分娩的新妈妈，生殖器官的产后恢复是重中之重，如果这些器官没有得到很好的恢复，则新妈妈在以后的生活中会受到各种妇科疾病的困扰，所以产后进行全面的妇科检查绝对必要。

除了以上检查项目，医生还会询问新妈妈一些其他的问题，针对新妈妈的实际情况，医生可能建议新妈妈也做一些其他检查。为了自己身体的早日恢复和健康，新妈妈应该配合医生按时进行各项产后检查。产后检查最好是在产后42～56天之间完成。

与专家对话

Q 大多数产妇容易出汗，一觉醒来，总是满身大汗，遇到夏天，出汗就更多了。这究竟是怎么回事？对身体有什么影响？

A 产妇于产后出现涔涔汗出，持续不止者，称为"产后自汗"。若睡后汗出湿衣，醒来即止者，称为"产后盗汗"。产妇爱出汗，是因为产妇的皮肤排泄功能比较旺盛，所以出汗多，尤其在睡后和初醒时，更为明显。

此外，由于分娩以后，产妇的新陈代谢活动和内分泌活动显著降低，机体也再不需要如此多的循环血量了，积聚的水分就显得多余，必须排出体外，才能减轻心脏负担，有利于产后机体的全面康复。

产妇在产后不仅尿量增多，而且，支配汗腺活动的交感神经兴奋性也占优势，汗腺的分泌活动增强，这就使得产妇无论是在冬天还是在春秋季节，皆是全身汗涔涔的。这是机体在产后进行自我调节的结果，并非是身体虚弱，也不是什么病态，属于生理现象，不是病，常在数日内自行好转，不必过分担心。

但是，在出汗时，由于毛孔张开，易受风寒。所以要随时用干毛巾擦汗，最好每晚用温水擦澡1次，还应勤换内衣裤，以防感冒。在出汗的时候，一定要防止受风、着凉，且在出汗时，注意保持皮肤清洁。倘若出汗过多，长久不消失，多是产妇体虚的表现，那就要进行积极的治疗。其实日常的生活调养也是很必要的，以下列举一些日常生活中调养的方法，供产妇参照：

1. 适当参加体育活动。
2. 应多吃新鲜蔬菜、水果。
3. 多吃些鸡肉、猪瘦肉、蛋类、奶类和豆类、豆类制品。
4. 注意避免出汗后受凉伤风。
5. 内衣经常换洗。
6. 更衣前用毛巾擦干身上的汗液，保持皮肤的清洁卫生。

Part 4 月子保健篇：谨防"月子病"

温馨提示 WEN XIN TI SHI

产后新妈妈将妊娠期间体内聚积的大量水分通过皮肤出汗予以排除，是属于正常生理现象，这种汗称为产褥汗，常在几天之后就会自然好转，不必治疗。

Q 产后有可能突然发生头晕目眩，不能坐起，或心中郁闷，恶心呕吐，或痰涌气急，心烦不安，甚则口噤神昏，不省人事等，称为"产后血晕"。发生产后血晕怎么办？

A 产后血晕的发生是由于产后失血过多，心神失养所致。此外，产后恶露不下，淤血上攻扰乱心神亦可致头晕。

产后血晕在生活上要注意调养：

1. 在分娩时，一旦出现血晕应采用头低脚高位，并立即采取急救措施，使产妇尽快苏醒。

2. 临产因痛极而晕者，应严密观察产妇的神色、呼吸、脉搏及血压，掌握病情变化，防止子宫破裂，必要时采取急救措施。

3. 产后要注意保暖，外阴部要保持清洁。

4. 若产妇出现面色苍白、出冷汗，将要发生血晕时，可立即喂开水或糖水，清醒后可给予富有营养易于消化的食物。气血亏虚者可给予桂圆大枣汤、人参汤、生脉饮等。

5. 密切观察阴道出血情况，若出血过多，可采用输血的治疗方法。

6. 产后血晕昏迷的病人，切勿随意搬动。

要安排在空气新鲜、阳光充足的房间内，以便于抢救治疗。

在治疗上，若属于血虚气脱型，宜用参汤，即人参15～30克煎汤，温服，1日2次；若产后血晕属血淤气闭型，可用夺命散，药用没药3克、血竭3克，煎汤温服，1日2次。

Q 产后宫缩痛多在产后 1~2 天出现。一般都能忍受，无须处理，产后 3~4 天就会逐渐减轻，自行消失。但有时也会出现剧烈疼痛，这时应该如何处理？

A 产后宫缩痛是由于产后子宫迅速缩小，子宫收缩引起阵发性下腹部疼痛。子宫在疼痛时呈强直性收缩。在疼痛时可看到下腹部隆起，用手则可摸到发硬的子宫。经产妇的宫缩痛比初产妇稍重；分娩过程过快的产妇宫缩痛也较重；生双胎及巨大儿的产妇也比正常产妇重；同时，由于婴儿吸吮乳头，反射性地使子宫收缩，因而收缩力量倍加增强，故哺乳时疼痛尤其显著。伴随着子宫收缩时的疼痛，由阴道排出的恶露量亦较多。这种较重的疼痛一般是后阵痛。

产后子宫收缩痛如能忍受，一般无须处理，产后 3~4 天就会逐渐减轻，自行消失。如疼痛剧烈，可选用以下方法：

1. 用山楂、红糖煎汤服。
2. 用热水袋敷下腹部。
3. 服用中药生化汤加减。
4. 针灸三阴交、足三里、合谷等穴位。
5. 如下腹痛达 1 周仍不见好转，应考虑是否存在病理情况，如产后下腹疼痛，伴有子宫复旧不良，且阴道恶露淋沥不尽，需进行全面检查，以排除子宫腔内积血块或部分胎盘膜残留等引起的子宫收缩痛。
6. 如果产后子宫内有胎盘或胎膜残留，也会发生剧烈的子宫收缩痛，通过收缩以便排出残留胎膜，因而疼痛加重，甚至疼痛难忍。因此，疼痛剧烈时，应详细检查子宫内是否有残留物，如确无残留物，可按后阵痛治疗。

Part 5

月子美丽篇
时尚辣妈养成记

爱美之心，人皆有之。何况是女人呢？看着自己的水桶腰、脸上的斑斑点点、下垂的胸部，新妈妈一定想立刻改变自己的形象。可是，别急，要一步一步来，等自己的身体允许你塑身美颜的时候再行动吧！另外，宝宝还嗷嗷待哺呢！科学、合理的塑身计划，从现在开始！

PART 5
月子美丽篇：时尚辣妈养成记

心理调适

Baby blues 不同于产后抑郁症

产后抑郁症是妇女在生完孩子之后由于生理和心理因素造成的抑郁症，症状有紧张、疑虑、内疚、恐惧等，极少数严重的会有绝望、离家出走、伤害孩子或自杀的想法和行动。

研究显示，50%~75%的女性都将随着孩子的出生经历一段"Baby blues（产后情绪低落）"，多数女性征兆不明显或转瞬即逝，性格上出现一段不稳定情绪，比如莫名的哭泣或心绪欠佳。严重的 baby blues 可以看做产后抑郁症的前驱症状，最终发展成为产后抑郁症。

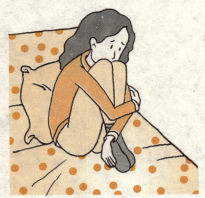

下面几种危险因素，容易引发产后抑郁症：

婚姻问题。

怀孕期间的抑郁、焦虑。

缺乏福利保障。

怀孕期间的生活压力或负面事件的发生，如家属死亡、亲戚远离、搬到新地方、曾经历产后抑郁症或心绪混乱。

分娩时的创伤经历。

出院较早。

有综合征的病史。

怀孕期间，女性雌激素和黄体酮增长 10 倍。分娩后，激素水平迅速降低，在 72 小时内迅速达到以前水平。一些研究显示，产后期激素水平迅速降低和抑郁症状出现有关。

对于新妈妈来说，孩子带来了巨大的快乐和兴奋。没有哪个新妈妈能完全兼顾繁重的工作和照顾婴儿。孩子出生后一段时间内，常充满兴奋，但接下来可能是失望，然后便是感觉无法胜任作为母亲必须完成的挑战。

以前抑郁症的病史增加了妇女得产后抑郁症的危险。研究显示，1/3 有抑郁症病史的妇女会在产后时期重患。

怎样认识产后抑郁症

"Baby blues"。不同于产后抑郁症，它在几周内会逐渐减退或消失。"Baby blues" 通常发生在孩子出生后第 1 周，新妈妈会感到悲哀、情绪波动和劳累。这些情况通常会被理解为随着孩子出生而引起的情绪低落，是可以自愈的。

产后抑郁症。虽然大多数妇女在孩子出生后一段时期会有情绪波动，但有些妇女更加严重，会变得十分狂躁，无法控制日常的生活和行为。产后抑郁症发生在孩子出生后第 1 年，如果不给予治疗，会延续长达数年时间。

产后抑郁症的表现多种多样，可以归纳为 3 种类型。

1. 第三日抑郁

患者往往是初产妇，发病于分娩后 3 天内，症状较轻，主要表现为情绪沮丧、焦虑、失眠、食欲下降、易怒、注意力不集中、持续数日后症状可自行缓解。

2. 内因性抑郁

发病于分娩后 2 周内，表现为激动、情绪低落、焦虑、无助感、无望感、罪恶感、担心养不活所生的孩子，严重时会担心孩子在世界上受苦而出现杀害婴儿的行为，然后自杀。

3. 神经性抑郁

多数以往有神经病病史的产妇，在分娩后有原有的不良情绪加重、身体不适、情绪不稳、易发脾气、睡眠不安等症状。

多数产后抑郁症病人症状并不十分明显，不容易被觉察，也不会严重影响其照顾婴儿或做家务。如果产后抑郁症状非常明显，并足以引起周围人注意的话，那么你的问题可能就比较严重了。

产后抑郁症一般在生完小孩后的几周内发生，一般持续1周或更短的时间。产后抑郁症可能与产后激素水平的变化有关。此外，过度紧张，身体疲惫，睡眠不足，身体不适，以及对自己的现状不满，缺少他人的关怀和支持，对作为母亲这个新角色既新鲜又恐惧等心理问题也是导致产后抑郁的重要原因。

有无产后抑郁症，一测便知

由于面临着新的人生任务，加上身体还在恢复期间，不能活动太多，新妈妈可能在产后出现情绪低落和忧郁，甚至出现抑郁症。这种心理上的严重不适不仅影响着新妈妈自己的健康，更会影响小宝宝的发育。

产后抑郁的表现与一般的抑郁症有些不同，新妈妈不妨自我测试一下，近2周内，您是否有以下表现和感受：

情绪出现昼夜颠倒的情况，即白天较为低落，晚上反倒情绪高涨。

对所有事物都意兴阑珊，感觉生活索然无趣，活着很辛苦。

食欲大增或大减，体重也时常出现大起大落。

睡眠情况不好，或者出现严重失眠，在白天昏昏欲睡。

精神焦灼或呆滞，常为一点小事而生气，或者总是好几天不言不语、不吃不喝。

深沉，感觉很疲劳或虚弱不堪。

很难集中注意力，语言表达紊乱，没有逻辑性或缺少判断力。

总表现出很深的自卑感，并不由自主地过度自责起来，对很多事都缺乏自信。

有反复自杀的意念或企图。

下面是测试的3种结果，新妈妈可以比照，以判断自身的情况。

第1种情况。如果这9道题的答案，您有5条答"是"的话，且这种状态持续了2周的时间，那么就要怀疑自己是产后抑郁了。

Part 5 月子美丽篇：时尚辣妈养成记

第 2 种情况。如果这 9 道题的答案只有 1 条答"是"，但每天都出现，那么也应该警惕自己遭遇了产后抑郁。

第 3 种情况。如果不满足以上两种情况，但又感到有些情绪低落的话，就很可能是产后忧郁。

> 产后抑郁症的高危人群：
> 未满 20 周岁的新妈妈。
> 未婚的单亲妈妈。
> 收入少、经济状况差、居住条件差的新妈妈。
> 新妈妈本人出身于单亲家庭。
> 新妈妈本人在童年时期，因父母照顾不周而一直缺乏安全感。
> 新妈妈在怀孕期间，同丈夫关系不好或缺乏家人的关心。
> 新妈妈受教育程度不高。
> 孕前或怀孕期间，常出现情绪失控的现象。
> 可以深谈或依赖的家人或朋友很少。
> 怀孕或产后生活压力太大。

走出产后抑郁症的 6 个误区

对于产后抑郁症，新妈妈的认识存在哪些误区，让我们一起来了解一下。

误区一。产后抑郁是很正常的——所有的新妈妈都会感到疲惫和抑郁。

正解：新妈妈经常会感到疲劳和力不从心。她们或许会正在经历一段叫作"宝宝综合征"的心路历程。有这种综合征的新妈妈会感到疲累，没有精力。但是，产后抑郁症是一种情感更强烈的、持续时间更长的心理障碍。有产后抑郁症的新妈妈或许会不想和自己的宝宝玩耍。她或许会感到难以集中精神，不能给宝宝足够的温暖和爱护，她会因此而感到内疚。

误区二。如果新妈妈在分娩之后，没有立即患上产后抑郁症，那么，就不会再患上它了。

正解：产后抑郁症会在分娩后的 1 年内随时发作。

误区三。产后抑郁会不药而愈。

正解:"宝宝综合征"大概会持续4个星期,并自动痊愈。但产后抑郁和其他疾病一样,不经过治疗几乎是不能痊愈的。但好消息是,有很多办法能治愈这个病。

误区四。患有产后抑郁的女性都会有虐儿倾向。

正解:产后抑郁跟产后精神病不同。产后精神病患者会对生命造成威胁,她们可能会自虐,或者虐儿。如果你感到有这种心理倾向,那么就要立刻向家人和医生寻求帮助。

误区五。产后抑郁症患者都会看起来很抑郁,停止照顾自己。

正解:不能单从一个人的外表就看出她是否是产后抑郁症患者。产后抑郁症患者或许看起来与常人无异,她会努力使自己看起来很光鲜,并努力地化好妆之类的,通过对外表做修饰来转移她内心的痛苦。

误区六。有产后抑郁的新妈妈都不会是好妈妈。

正解:产后抑郁不会使任何女性变成失职的妈妈。

多管齐下,赶走产后抑郁症

受到产后抑郁症困扰的新妈妈,首先自己要能调整自己的情绪,要知道人生不仅有成功、幸福,也有失败和痛苦,这都是很正常、很自然的事情,关键是我们要以平和、乐观、健康的心态去对待我们的生活。除此,对于新妈妈的产后抑郁,也有很多的抵御妙招,用这些方法可以有效调节新妈妈的产后情绪,让新妈妈从产后抑郁中走出来。

1. 关注新妈妈

家人的细心关注,会让新妈妈更有安全感,觉得更幸福。所以宝宝出生后,家人不要因为围着宝宝转而忽略了产后身体虚弱的新妈妈,多体会新妈妈的感受,尽量满足新妈妈的需要。

2. 充分休息

新妈妈在月子里可以做一些事,但也不要什么事都亲力亲为。对于月子期的新妈妈来说,休息是最重要的。只有保持良好的身体状态和精神状态,才能远离产后抑郁。

3. 适量做些家务、体育锻炼或自己喜欢做的事

做这些事情不仅可以转移注意力，也可以使新妈妈体内自动地产生快乐元素。如果什么都不让新妈妈做，会使新妈妈越发地感到生活乏味单调，加剧抑郁情绪。

4. 增进夫妻感情

平时多和新爸爸在一起，告诉他你的感受，甜蜜的夫妻感情往往让产后抑郁不治自愈。

5. 和亲友聊聊天

倾诉是调节负面情绪的最好途径。在月子里，不要只忙着照顾宝宝，从而无意识地封闭自己，还要多和旁边的亲友聊聊天、说说话，向他们倾诉一下自己的喜怒哀乐，这对缓解抑郁、紧张的情绪很有好处。

6. 巧用颜色调节心情

色彩可为人的精神提供营养，因为其作用于人的视觉器官，能使人产生一系列心理效应，红色使人兴奋，黄色使人喜悦，绿色使人情绪稳定等。因此，月子里的新妈妈也可以选择一些色彩明快、漂亮的布料进行布艺缝制，对调节心情很有效果。

7. 欣赏音乐

在月子期，新妈妈可以听一些音乐作品来调整自己的情绪。节奏明快的音乐使人精神焕发，旋律优美的音乐使人安定舒适，新妈妈听这类音乐，不仅可以缓解不良情绪，同时还可以净化心灵，增加对生活的感悟和理解。

8. 发展兴趣

尽量培养对各种有益活动的兴趣，比如健身操、游泳、园艺等，并尽量地去享受这种乐趣。

9. 积极思考

其实很多新妈妈的消极心理都是由轻率、不现实的思维方式引起的。因此，新妈妈改变自己的不正确的思维模式是消除不良心境的重要方法。凡事都应该积极思考，乐观思考，形成这样的思维方式，更有利于新妈妈摆脱抑郁心境。

温馨提示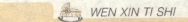

哺乳期是人一生中心理反应最集中、最复杂的阶段，而妈妈是对宝宝影响最大的人。人们发现，新妈妈的心理健康与否，与宝宝的发育和成长也有着间接的联系——消极情绪会导致植物性神经功能紊乱，轻者使母乳质量下降，重者会引发宝宝疾病；新妈妈情绪积极，心情舒畅，会使脑中枢神经兴奋，不仅自己容光焕发，还会给宝宝一个很好的心理暗示，让宝宝更健康。

剖宫产妈妈心理恢复五阶段

剖宫产后新妈妈身体的恢复因人而异，除了身体上的伤口之外，她们心灵上也有创伤。

一般来说，剖宫产后，新妈妈自然的心理恢复需要经过5个阶段。

阶段一。对于很多原本想自己生的新妈妈来说，很可能要在手术结束1小时后，才开始接受剖宫产的事实。

阶段二。在生产后的第1周，新妈妈逐渐有了失望情绪，常遗憾于没有亲身经历孩子被娩出的过程，有很多新妈妈很难进入母亲的角色。

阶段三。从产后第8周开始，新妈妈可能把与宝宝相处时做得不够完美的原因都归结为剖宫产。经常梦到分娩的过程，这些梦境有助于新妈妈重新认识自己的生产过程。

阶段四。剖宫产的新妈妈需要几个月的时间才愿意与同样是剖宫产的新妈妈说话。由于在共同的经历中产生了共鸣，她们不再感到孤单，从而使心情得到了极大的放松。

阶段五。分娩的痛苦经历被渐渐淡忘，能够客观地对待剖宫产了。

按摩得当，让新妈妈身心愉快

新妈妈月子期，幸福也疲惫，在照顾宝宝的空余时间，给自己的身心做些简单的按摩，有意想不到的效果，能让新妈妈保持一天好状态。

1. 身体按摩

头部按摩。新妈妈可以把手捏成松软的拳，轻敲头部；然后把拳伸开，用手掌轻轻拍击头部。

胳膊按摩。新妈妈伸出右手，放松手腕，轻轻用手指抓捏左臂肌肉，慢慢下降到左腕；然后伸出左手，重复同样的动作，抓捏右臂肌肉。

腿部按摩。新妈妈左腿略微抬起，用松软的拳敲打大腿、臀部，然后手腕放松，轻轻敲打膝盖至小腿。重复同样的动作，敲打右腿。

两脚按摩。用大拇指紧压足弓下面足底正中的位置，5~10秒钟，两脚互换按压几次。

2. 心理"按摩"

跟新爸爸一起上街，买自己和新爸爸都喜欢的漂亮内衣，做一个漂亮的新妈妈。

让新爸爸每天照顾孩子，也把你观察到的宝宝的变化告诉他。

重新做一次婴儿，尽量跟宝宝的生活节奏保持一致，他睡觉的时候，你也抓紧时间睡觉。

用相机将宝宝每天的样子记录下来，并想象一下宝宝1岁时的样子、5岁时的样子、7岁时的样子。

每天听一些柔情的音乐，尽量每天晒晒太阳。

给宝宝换尿布、洗澡时，多跟他说话，告诉他你正在为他做什么，并把自己称为妈妈。

在镜子里多角度地看看自己抱着孩子的模样，体味做妈妈的快乐。

多休息，缓解疲劳，将家务搁一搁，理直气壮地告诉自己"我是一个新妈妈"。

告诉家人和来访的朋友，在准备宝宝的用品时，不要忘记你的需要。

PART 5

月子美丽篇：时尚辣妈养成记

瘦身美颜

☾ 产后减肥不可不知的常识

很多新妈妈生完宝宝后就急于产后减肥，有的却因对减肥的一些常识不了解而陷入误区。清醒地认识减肥，才能科学、合理地减肥，以下关于产后减肥的常识新妈妈应该心里有数。

1. 产后肥胖的内涵

新妈妈在整个怀孕过程，体重增加 9～13.5 千克是合理的，而如果产后 6 周体重超过怀孕前体重的 1/10，就是产后肥胖。

2. 产后肥胖的原因

新妈妈怀孕后，由于内分泌和新陈代谢的改变，肠胃蠕动变慢，腹部肌肉松弛，从而导致产后肥胖。

新妈妈产后胎盘脱离母体，体内的母体胎盘素会快速下降，无法代谢体内多余脂肪，造成产后肥胖。

3. 产后减肥的范围

产后减肥包括因生产堆积的脂肪消除，体重降低，局部身材恢复，饮食恢复，等等。

4. 产后减肥原则

产后减肥要遵循科学、合理、安全的原则。具体而言，新妈妈要饮食平衡，不要盲目节食；运动强度要合理，不要过于剧烈，应该循序渐进，慢慢加大运动强度；哺乳新妈妈不吃减肥药等。

5. 产后减肥时间表

月子期间不可减肥；产后 6 周，可以开始低强度减肥；产后 2 个月，循序渐进地进行减肥；产后 4 个月，可以加大减肥力度；产后 6 个月，是减肥的黄金期。

产后瘦身的"三原则"和"三不宜"

1. 观念正确

产后减肥的前提是：新妈妈的身体健康。每个新妈妈的体质及生产方式决定了产后瘦身的方式，并非单纯某一种瘦身方法就能保证效果。至于什么时候开始瘦身，这个是因人而异的，如顺产的新妈妈肯定会比剖宫产的新妈妈可以更早开始瘦身计划。

2. 循序渐进

新妈妈进行产后运动时，首先要从轻度运动开始，随着时间的推移，慢慢地过渡到中度运动，即使出了月子期，短时间内也不建议新妈妈选择高强度运动。在运动类型上，新妈妈应该先选择轻微的有氧运动，如散步，慢慢地过渡到游泳、慢跑等。

3. 月子内避免剧烈运动

许多新妈妈为了快速减肥，产后没多久就采取激烈的运动方式进行减肥，这很容易造成疲劳，损害健康。产后立即进行剧烈运动减肥，很可能影响子宫的康复并引起出血，严重时还会使生产时的手术创面或外阴切口再次遭受损伤。所以这里要提醒新妈妈的是，产后做做运动可以，但动作一定要缓慢、柔和。

4. 新妈妈减肥不宜喝茶

产后不宜喝茶，这是因为茶叶中含有鞣酸，它可以与食物中的铁相结合，影响肠道对铁的吸收，从而引起贫血。茶水浓度越大，鞣酸含量越高，对铁的吸收影响越严重。

另外，茶叶中还含有咖啡因，饮用茶水后，使人精神振奋，不易入睡，影响新妈妈休息和体力的恢复，同时茶内的咖啡因可通过乳汁进入宝宝体内，容易使宝宝发生肠痉挛和忽然无故啼哭现象。

5. 产后减肥最忌束腰

爱美是女人的天性，很多年轻新妈妈尤其关注自己的体形变化，并以为产后束紧腹部有助于体形的恢复，殊不知这也可能给她们的身体带来意外的麻烦。

年轻新妈妈会在产前就准备好腹带和健美裤。宝宝刚生下来，就将自己从胯到腹紧紧裹住，以至于弯腰都很困难。当身体能恢复运动时，便换上了健美裤，紧紧地绷在身上，希望自己的体形能早日恢复。可偏偏事与愿违，这样不仅没能恢复苗条的体形，还患上了讨厌的痔疮。

患上痔疮主要是因为紧束腰带对腹部造成压迫，进而妨碍了腹腔器官的血液循环，出现腹胀、消化不良和便秘所致。

6. 产后减肥不宜针灸

有意通过针灸减肥的新妈妈，应该在给宝宝断奶以后再尝试，因为针灸减肥需要配合饮食调理，如暂时用鱼肉和鸡肉代替猪肉、牛肉和羊肉。但对于还处于哺乳期的新妈妈来说，这样做可能会影响乳汁的营养成分，所以应该等宝宝断奶以后再开始疗程。

早晨是瘦身最佳时刻

随着宝宝的健康出生，需要进行瘦身计划，但要注意，清晨是最佳时刻。

宝宝出生后，赶紧用如下方法测试一下你的腹部：用手指提起腹部皮肤，然后测量出双折皮肤的厚度（腹部皮下脂肪厚度不应超过 2 厘米），如果超过 2 厘米，甚至用手提捏已感到困难，那么你的腹部已经过于肥胖了！难道完美身材真的一去不复返了吗？不妨试试为新妈妈们量身定做的清晨美腹计划：

1. 清晨 1 杯水

每天一起床，首先喝 1 杯冷开水。切记，水不能一饮而尽，要一口一口地喝。冷水能刺激肠胃蠕动，令其进入工作状态，以尽快于清晨时排走体内的毒素。由于产后会经常有便秘的情况发生，不妨在水中加一点点盐，有助排便，加速"美腹大计"。

2. 吃好早餐

不吃早餐的人，一上午要忍饥挨饿，一旦有机会吃东西，便会多吃，或在午饭前吃一些高糖、高油脂的零食。一天算下来，摄取了更多的热能，反不如把一天的热能摄取量平均分为3～4顿吃，血糖不至于忽上忽下，也不会过分饥饿，比较容易控制食量。从头一天吃晚餐到第二天早餐相隔至少10个小时，所以吃早餐是铁定的事情，不仅要吃，而且以吃饱为宜，对于新妈妈现在的特殊时期（月子和哺乳期），你的早餐就尤显重要，应营养全面而且合理搭配，最好多吃一些豆制品、水果，早餐1杯牛奶、1个鸡蛋和1个面包为宜，当然也可以将牛奶换成豆奶，把鸡蛋偶尔变成馒头、烧饼等主食。

3. 早晨锻炼更有效

人体新陈代谢的速度与消耗热量的多少有关，因此新陈代谢越快，人体消耗的热量就越多。在此基础上，产生了一种颇深入人心的观念就是，早晨进行锻炼比其他时间锻炼更能促进人体新陈代谢，因为早上起床后开始锻炼身体可以激活沉睡了一宿的新陈代谢，使新陈代谢恢复到较高的水平，这样一整天新陈代谢都以较高的速度运转，就更有助于减肥了。

4. 定时排便

对人体来说，排出体内垃圾非常重要，尤其在早上，可以减轻肠胃负担，如果你有便秘的毛病，不妨在饮水中加一点点盐，也可每天吃定量的蔬菜、水果和粗纤维食品。

产后塑身注意要点

有些过去身材苗条的女青年，经过妊娠分娩，待产假期满，身体变得肥胖，不仅失去了往日的风韵，甚至显得笨拙。主要原因是没有过好产褥期的缘故。那么，怎样才能使身材保持苗条呢？主要应注意几个方面：

1. 产后大补不可取

我国素有集中于产后进补的风俗，新妈妈坐月子，鸡鸭鱼肉蛋等各种高脂肪、高蛋白食物，像填鸭似地拼命吃，似乎这样，奶水才足，才利于产后康复。其实这是一种误解。生儿育女是人类的本能，新妈妈在妊娠期间，体内已积聚了2000～3000克的脂肪，即是为产后哺乳等消耗所准备的。另外，不是吃得越多分泌乳汁也越多，乳汁的分泌关键在于婴儿的吸吮，吸吮越早，次数越多且有力，则分泌的乳汁也越多；至于乳汁的成分，只要能保证一定的营养，受膳食的影响并不大，所以产后进补要适量，这是保证分娩后正常体形的重要措施。

2. 自己哺乳

有的新妈妈怕胸部下垂影响自己的体形美，不愿意用自己的乳汁哺育婴儿，这种做法是错误的。实际上胸部下垂的原因并非是哺乳所造成，而是妊娠。因为妊娠刺激乳腺增长，随之又使乳腺衰退。要防止这种衰退，哺乳是有益的。同时，自己哺乳可以消耗妊娠期所积聚的脂肪，减少皮下脂肪贮存，有效地防止肥胖。

3. 产后要早些起床活动

正常产的新妈妈在产后24小时即应起床活动，2周后就可以做一般家务劳动，做产后操，做仰卧起坐、头部和腿部同时向上翘的动作，以增强腹肌的收缩力，促进新陈代谢，消耗体内过多的脂肪和糖类，当然也可以防止产后肥胖，保持身材苗条。

4. 科学睡眠

睡眠过剩，人体新陈代谢降低，糖类等营养物质以脂肪形式在体内积聚，是造成肥胖的原因之一。产褥期睡眠要讲究科学，遵循按时睡眠的原则，并讲究睡眠的环境、姿势等要素，以提高睡眠质量。据有关研究表明，产褥期夜晚睡8小时，白天午睡1小时，一天的睡眠时间就足够了。睡眠过多则可导致产后发胖，过少则有影响身体健康之弊。合理科学的睡眠，才有利身材的苗条。

5. 保持情绪舒畅

保持情绪舒畅，避免烦躁、生气、忧愁等情绪因素的影响，在产后肥胖的预防中也不容忽视。因为情绪因素可使体内内分泌系统功能失调，从而影响新陈代谢，造成肥胖或产生疾病，不利于昔日匀称窈窕的身材恢复。

6. 用正确的姿势减掉腹部赘肉

保持正坐姿势。坐时，不要弯腰或斜倚，注意端正姿势，避免增加脊椎的负担。

刷锅洗碗时要保持正确的姿势。在厨房做事时应轻轻地将腹部贴到厨具上。做饭或刷锅洗碗时，很多新妈妈都担心腹部会贴到厨具，使身体与厨具保持较大距离，其实这种姿势并不科学，会增加腰部负担。

束缚带不一定要用

绝大多数女性在怀孕之后，体形发生了很大变化，如身体发胖，腹部隆起，臀部变宽，大腿变粗。产后进补过量，活动量减少，体形会变得更加臃肿。所以有不少新妈妈担心自己体形变得难看，刚生下宝宝后，就迫不及待地使用腹带或紧身内裤，把腰部、腹部、臀部裹得紧紧的，以为这样做就能使体形恢复如初。这样做不但不能使体形很好恢复，反而会影响生殖器官及盆腔组织的复原，造成疾病。

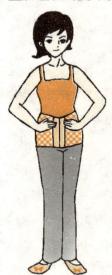

女性盆腔内生殖器官靠各种韧带及盆底支持组织，以维持正常位置。在妊娠期，随着胎儿的生长发育，母体各个系统均会发生一系列适应性变化，其中生殖系统变化最大，尤其是子宫，容积和重量分别增加至孕前的18～20倍；分娩后，子宫开始复原，10天左右可降入骨盆内，但需6周才能恢复正常大小。而固定子宫的韧带，因孕期的过度伸展，比孕前略松弛；阴道及盆底支持组织，因分娩时的过度伸展、扩张及损伤，使弹性下降而不能完全恢复到产前状态；因受孕子宫膨胀的影响，产后腹壁松弛，需6～8周才可逐渐恢复。

因此，正常分娩的新妈妈，产后用束腹带或穿紧身内裤，不仅无助于恢复腹壁的紧张状态，反而会使腹压增加，而产生后盆底支持组织及韧带对生殖器官的支撑力下降，可导致子宫下垂，子宫严重后倾后屈，阴道前、后壁膨出等症。由于生殖器官正常位置的改变，会使新妈妈盆腔血液流动不畅，抵抗力下降，从而易引起盆腔炎、附件炎、盆腔淤血综合征等各种妇科疾病，严重影响新妈妈健康。

如有以下特殊情况，新妈妈可适当使用腹带，即如果新妈妈是剖宫产，手术后的7天内用腹带包裹腹部，可促进伤口的愈合，但腹部拆线后，则不宜长期使用腹带。

新妈妈身体过瘦或内脏器官有下垂症状，使用腹带对内脏有举托的功效，但当脏器复位后，便应将腹带松解为宜。

产后适当运动，为美丽加分

传统坐月子对月子中新妈妈的行为做出很多的限制，关于身体活动方面，总是会听到婆婆们对儿媳谆谆告诫：一定要卧床休息、不要运动，运动会引起日后腰酸背痛等后遗症、会妨碍产后的恢复……这些繁复的条框不仅将新妈妈束缚于狭小空间里，也让妈妈在心理上压力重重。

事实上，从医学的角度来看，坐月子中的妈妈适度运动，能达到减轻体重、恢复身材以及提振精神和体能的效果。

1. 恢复窈窕好身材

事实上，如果真的乖乖躺在床上坐月子，等过了坐月子时期，新妈妈就会开始对自己体重增加、身材走样及体能衰退懊恼不已。而适当的产后运动能改善血液循环、回复皮肤张力及减少脂肪囤积，可以达到瘦身的目标。

2. 加速身体和体能恢复

因怀孕期间孕妇体能衰退，产后女性往往会感到身体衰弱、精神不振。在身体状况及医生指导允许下，及早开始有氧运动及肌力训练，对体能的恢复有莫大的帮助。更重要的一点是，适当运动，有利于子宫的复旧和恶露的排出，增进肠管功能的恢复和肠蠕动，帮助消化，减少便秘，并能促进盆底肌肉及筋膜、韧带的功能恢复。

3. 改善姿态，消除身体疼痛

新妈妈在孕期易产生不良的姿势，如身体重心前移、颈椎前凸、肩胛骨前拉、骨盆前倾、重心移至足跟等，而产后又因抱婴儿使重心前移依旧，所以易引发产后颈背、下背、骨盆及足跟痛。从坐月子中开始运动，能帮助纠正这些问题。

4. 帮助预防消除产后抑郁

研究显示，50%～75%的新妈妈都会随着孩子的出生而经历一段不稳定情绪，比如爱哭泣或心情好坏无常等。产后适当加强运动，帮助调整内分泌，同时转移新妈妈的注意力，能防止这种正常的生理反应转化为产后抑郁症。

顺产妈妈完美塑身计划

在产后6个月内，母体的激素会迅速恢复原有的状态，同时新陈代谢的速度也会逐渐恢复正常，甚至会加快，使身体自然进入到最佳状态，所以，产后6个月普遍被视为"减重的黄金时期"。

1. 产后第1周：子宫和体内机能复原

为了迎接艰巨的分娩任务，全身的关节与骨盆都会变得松弛，加上怀孕期间内脏的挤压，以及在生产的过程中，肌肉与韧带难免多少受到拉伤，再加上剖宫产后伤口的压迫，身体会有种种不适感。因此，在产后初期选择瘦身产品时，应该避免把自己缠束得太紧。

建议尽量挑选轻柔、舒适并可以24小时穿着的束腹产品，搭配弹性适中、穿脱容易的紧缩裤，给子宫以适度压力，帮助体内机能慢慢恢复。同时，配合适度的产后运动，让骨盆、阴道恢复正常。

2. 产后第2周：收缩腹部，恢复腹壁

经过一段时间的调适和休息后，体内机能与体力大多已渐渐恢复正常，但产后腹壁的恢复速度，却远不如子宫收缩得快，因此，容易在腹部形成空间，让脂肪能"乘虚而入"囤积在空隙中，加上产后吃的脂肪类食物多，运动量小且不宜做过多运动，鼓鼓囊囊的肚腩会飞快地凸起来。这时候，如果只想依靠原有的力量来恢复身材，得耗费更大精力才行。建议在白天的时间，可以在腹部位置使用束缚力较强的束腹品，借助强劲的紧缩力度，贴紧腹壁，消除囤积在下腹部脂肪的空隙。同时，帮助腹直肌和左右骨盆恢复原状。到了晚上，建议还是要换回较舒适的穿着。

3. 产后第 3 周~产后 6 个月：加强、塑造完美曲线

到了这个阶段，原本受到子宫压迫而往上挤的内脏，会渐渐回复到原位，产后的恶露也减少了，可以开始针对自己体形的要求，加强身材曲线的塑造。

建议在白天时，换上功能性较强的束身裤，借助专业的塑身剪裁成品，达到下半身收腹、束腰、提臀的大腿紧实的强化作用，同时加速脂肪细胞的代谢，达到瘦身效果。

此外，怀孕时容易因为钙质流失及产后调适不良，造成驼背、乳房松弛、小腹微突的现象，会使下胸围到腰间的赘肉难以消除。可以穿着注重功能的调整型连体束身衣裤，或者长筒型的防驼背挺胸衣，搭配专业设计、高腰剪裁的束身裤，使下胸围到腰部完整束缚规范，重新塑造消失的腰线和臀形。

产后瘦身计划的进行，应该配合均衡营养的饮食习惯，搭配适当的运动，同时依体形的变化逐一挑选适当的产后瘦身产品。千万不能为了恢复身材，就有意去穿太紧的束腹或束身裤，这样臀部与腹部的脂肪会因受到过度的压迫，产生排挤效果，造成身体的变形，进而血液循环不良而影响到健康，得不偿失。

5 招让你有效减肥

看着活泼可爱的宝宝，新妈妈会无比喜悦；可看着自己发福的体态，新妈妈又会分外苦恼。如何有效减肥，做个快乐、轻松、拥有魔鬼身材的新妈妈呢？

1. 全力带宝宝

带宝宝是个体力活儿，会消耗新妈妈大量的脂肪和能量，从而在不知不觉中达到瘦身的目的。

2. 快乐做家务

做家务无疑也是体力活，如果月子里的新妈妈每天只是睡觉、吃饭，而不做家务活，就错失了一个减肥的大好机会。哼着歌，整理一下卧室，擦一下餐桌，拖一下地板，手脚运动了，全身运动了，既充实了月子相对枯燥的生活，也消耗了体内的脂肪，何乐而不为呢？

3. 悠闲散散步

在散步中减肥，既轻松又简单，是一个不错的减肥方法。新妈妈不妨带着宝宝，心情悠闲地去散步，到楼下的公园里，或到附近的林荫道。新妈妈每天坚持散步1个小时左右，可以达到很好的减肥效果。

4. 稍微少吃点

看着美食，爱美的新妈妈就忍忍吧。摄入身体需要的膳食营养后，新妈妈就不要那么贪吃了。美食诱惑不小，窈窕身材更是重要。

5. 把热量少的食物请上餐桌

想要减肥，又不能饿着新妈妈，那么新妈妈最好把那些低热量、吃了又有饱腹感的食物当成餐桌的主角，如蔬菜、粗粮杂豆、薯类等食物，不仅热量低，而且营养价值还高，吃这些食物在促进新妈妈减肥的同时，也利于新妈妈的健康。

想要恢复苗条身材，产后新妈妈就要动起来，勤于发现生活中一个又一个的减肥妙方，并付诸实践，新妈妈肯定可以快速瘦下来。关键是要持之以恒，把减肥妙方执行到底，只有这样，新妈妈的火辣身材梦才能变为现实。

3种运动助你塑造完美身材

对新妈妈来说，每天摄取的热量不得少于2700千卡，哺乳的新妈妈需额外加上500千卡，每周减重量为0.5~1千克最合适。在此基础上，新妈妈应坚持适度的运动量，每周运动2~3天，每次运动维持30~45分钟，才会有最好的减肥效果。

1. 恢复体形——瑜伽

瑜伽的减肥效果因人而异，虽然有的人做瑜伽减肥效果不是很显著，但由于动作的伸展吐纳，可帮助恢复身体的状态，特别适合产后恢复体形。

2. 消耗多余脂肪——散步

散步是最简单有效的产后减肥法，不论你身处何方，任何时间都可以进行。散步60分钟可以帮助新妈妈消耗大约500千卡的能量，新妈妈坚持下去就能看到明显效果。

3. 美腹操

生产之后新妈妈的腹部肌肉过度拉伸，弹性变小，因此美腹操是产后瘦身的关键。产后2~3天后开始，新妈妈可以仰卧在床上，两膝关节屈曲，两脚掌平放在床上，两手放在腹部，进行深呼吸运动，肚子一鼓一收。产后1周可增加抬腹动作，幅度小到幅度大，每天连做50次即可。

产后美容，让自己光彩照人

每个新妈妈都想成为漂亮的妈妈，可生了宝宝后，新妈妈的皮肤会发生一些变化。干燥、松弛、暗哑、黄褐斑等皮肤的"顽固敌人"让新妈妈很是纠结：想要好好护理一下，担心宝宝受到影响；不做护理，又害怕持续下去，自己变成丑陋的"黄脸婆"。这里要告诉新妈妈的是，哺乳期内，适当的皮肤护理还是应该做的。

1. 做好清洁和保养

皮肤的清洁很重要，新妈妈要勤洗脸，选择性质温和的洗面奶，还要注意用37℃左右的温水。洗脸之后，擦上具有保湿补水功效的精华乳液。皮肤过于干燥的新妈妈可以随身带一瓶补水喷雾，每隔一段时间喷一下，为皮肤补水。

2. 小心选用保养品

新妈妈要注意观察自己皮肤的变化，有针对性地选用适合自己的产品。尤其是皮肤比较敏感的新妈妈，一定要选用安全可靠的产品，以免引起皮肤过敏。

3. 做好眼部护理

选用一款优质的眼霜，用点开的方式轻轻按摩，使眼霜被肌肤深层充分吸收。

4. 哺乳期慎用美白产品

新妈妈在哺乳期间最好选用原料天然、成分简单的美白产品。添加了铅、汞等重金属成分的美白产品，哺乳期间妈咪应该避免使用，不确定成分的美白产品最好也不要用。

5. 调节饮食

新妈妈要注意饮食荤素搭配，以改善肠胃功能，保持排泄通畅。

另外，新妈妈还要多吃含有必需脂肪酸、维生素和膳食纤维的蔬菜、水果、坚果、谷物、牛奶、鱼类、豆类等。还要少喝或不喝刺激性的饮品，如咖啡、酒、茶等。

6. 养成正确的喝水习惯

新妈妈应该保持全天饮水量在1200毫升以上。早上起床后，可以先喝一大杯温水，它能够刺激肠胃蠕动，使内脏进入工作状态。另外，新妈妈也可以将蜂蜜、玫瑰花、罗汉果等具有润肤、抗衰老作用的食材泡水饮用。

保证充足的睡眠，减轻自身压力：坐月子期间，新妈妈虽然要给宝宝喂奶，并且承担着照顾宝宝的责任，但是身边会有人帮助分担一些压力，所以新妈妈大可不必让自己太劳累，新妈妈此时要做的就是抓住机会好好休息，好好调养，只有这样才能更好地照顾宝宝。

祛除妊娠纹的5个建议

生宝宝是非常骄傲和幸福的事情，但是新妈妈的肚子上、大腿上会留下恼人的妊娠纹。妊娠纹的产生是粗暴的、剧烈的，会使女性的皮肤出现松弛、褶皱，乳房下坠，腹部脂肪堆积，严重影响新妈妈产后的体态和身心健康。如何去除妊娠纹，专家提出了以下建议：

1. 适当补充维生素

平时多吃富含维生素B_6的食物，如牛奶及奶制品等，还有富含维生素C的食物，如柑橘、草莓、蔬菜等。

2. 适当按摩

适当按摩，有助于增加皮肤弹性。可在洗澡时，往沐浴露中加3滴迷迭香精油，然后清洗全身，并轻轻以打圈的形式按摩有肥胖纹或妊娠纹的部位。

3. 休养生息

产后新妈妈无论多忙都要保证每天8小时以上的睡眠，调整体内激素的分沁。另外，还要进行适当量的体育锻炼。

4. 产后束缚带

如果新妈妈产后腹部太大，也可以适当地用束缚带，以承担腹部的重力负担，减缓皮肤过度的延展拉扯。但要注意的是，新妈妈不要把束缚带绑得太紧，否则会影响血液循环，对恢复不久的身体不利。

5. 使用去妊娠纹产品

目前市面上的去妊娠纹产品很多，有条件的新妈妈可以选购适合自己的去妊娠纹霜或精油等，但要注意用正规产品，也要防过敏。

> **温馨提示** WEN XIN TI SHI
>
> 新妈妈可以自制去角质膏对有妊娠纹的部位进行按摩，按摩5分钟，对消除妊娠纹很有效。具体做法是：将3小勺白砂糖，加上2小勺纯天然蜂蜜，放在1个小碟子里，均匀地搅拌在一起；加入小半勺甜杏仁基底油再次搅拌；最后加入2滴玫瑰精油，充分搅拌即可。

让剖宫产伤疤缩小的妙招

选择剖宫产的新妈妈，最担心的就是开刀后腹部长长的疤痕。虽然疤痕的大小与新妈妈个人体质情况有关，但是有些措施也可以使新妈妈手术后的疤痕尽量缩小。

物理措施要及时。新妈妈剖宫产后，应该立即使用腹带，但要注意松紧适度；拆线后，可以适当地穿紧身衣，这些方法能够预防疤痕增生。

换药要及时。新妈妈在剖宫产手术后，要及时、按时换药，促使创面安全、尽快愈合，避免伤口感染，留下永久的疤痕。

保持伤口清洁。新妈妈应该及时擦去腹部汗液，不要用手搔抓伤口，避免用衣服摩擦疤痕或用水烫洗的方法止痒，以免加剧局部刺激，促使结缔组织炎性反应，引起进一步刺痒，而影响疤痕的愈合。

不要过早揭疤。随着伤口的愈合，新妈妈可能会有痒、痛的感觉，不由得伸手去触摸伤口，发现有了结痂，还会不小心揭下来，这是错误的。过早硬行揭痂会把尚停留在修复阶段的表皮细胞带走，甚至撕脱真皮组织，并刺激伤口出现刺痒，这会延缓疤痕修复，也影响修复的效果。

不要让阳光直射。 新妈妈应该防止紫外线刺激形成色素沉着，所以阳光好的时候，也不要把自己的伤口暴露在阳光下，接受阳光直射。

不要剧烈活动。 新妈妈在术后不要过度拉伸或者弯曲自己的身体，休息时采取侧卧、微屈体位，以减少伤口的张力。

淡化剖宫产疤痕小妙招：

涂抹薰衣草精油。 薰衣草精油有着很强的美容功效，在淡化疤痕方面也得到了广泛的证实，是新妈妈意欲淡化剖宫产术后疤痕的比较理想的选择。

涂抹维生素 E。 维生素 E 可渗透至皮肤内部而发挥润肤作用，同时，维生素 E 还能保持皮肤弹性。新妈妈可以将维生素 E 胶囊里面的液体涂抹在疤痕上，轻轻揉按 5～10 分钟，每天 2 次，持之以恒，疤痕就会渐渐淡化。

涂抹淡化疤痕的按摩膏。 现在市面上有些专门用来淡化疤痕的按摩膏，新妈妈可以选用。但值得注意的是，新妈妈一定要选择正规厂家出产的产品，并且在涂抹前要试用，以防按摩膏和自己的体质不符，引起过敏。

涂抹维生素 C。 维生素 C 具有美白功效，新妈妈把维生素 C 涂抹在颜色较深的疤痕上，可以达到淡化、美白疤痕的效果，使之与周围健康的肌肤色调一致。

从点滴做起，拒绝大妈身材

在家憋了大半个月，终于可以出去透透气了。打扮打扮，可是，镜子里那个臃肿的自己实在让人有些泄气。身材就是这样，要变差很容易，要变好却很艰难。新妈妈要想重新找回好身材，就得从生活的点滴做起。

怀孕的时候由于腹部肌肉变弱，孕妈妈的骨盆会因为向前倾而引发背痛以及肩胛骨与背部下方肌肉的疼痛。而产后，随着新妈妈营养和运动量的增加，这种状况都能逐渐改变。新妈妈要根据自己怀孕前的正常姿势，再对比怀孕期间所造成的非正常姿势，确定哪些姿势是需要调整的。

有些新妈妈经过一段时间的调养和锻炼，别的地方都瘦下来了，唯独小肚子依然"久攻不下"。仔细观察就会发现，这主要与新妈妈抱宝宝的姿势有关。怀孕中后期的时候，胎儿的重量把新妈妈向前牵拉，这时必须微微向后靠来保持平衡，而分娩之后，有些妈妈还是习惯性后靠，尤其是抱宝宝的时候，不知不觉保持往后靠的姿势，在这种情况下，小肚子当然越来越突出了。因此，妈妈抱宝宝时，要尽量调整自己的姿势，不要往后靠。

如果新妈妈不加以注意，身材变形问题会日趋严重，最终成为定式。为了美好的体态，在生活中要注意保持以下正确的姿势：

站立的时候，将体重均匀地分配在双脚上，维持膝盖的柔软度，使它们不会因站直而僵硬。

收缩腹部，并将臀部向内与向下收缩，有助于矫正骨盆的姿势；将肩膀往下并向后压，同时伸长脖子和背部，收缩下巴。

良好的姿势意味着身体各部分的平衡，所以要特别注意。需要提醒的是：一个人的姿势虽然主要受反射神经控制，但也会受到疲劳、肌肉的衰弱与心情的影响，所以产后要保持良好的心情，注意休息，使身体尽快恢复。

产后锻炼不一定要拿出完整的一段时间，生活当中随时都可以进行：

在等待红绿灯时，不要只是站着，可以做紧缩臀部的动作。

打电话时，用脚尖站立，使腿部和臀部的肌肉绷紧。

孩子睡着时，为避免发出声响，也可以踮着脚尖走路。

拿着较重的物品时，可以伸屈手臂，锻炼臂部的肌肉。

因为产后忙于换尿片及抱孩子，总是弯腰，所以有机会就要深呼吸，伸直背，挺直腰杆。

平时乘坐电梯时，尽量贴墙而立，将头、背、臀、足跟贴紧墙壁伸直，这样做能使你的身材保持挺拔。

精心护理，拥有靓丽秀发

新妈妈分娩后，由于激素的剧变，头发会忽然变得稀疏而没有光泽，更糟糕的是，新妈妈每天都会发现有掉发的情况，这让很多新妈妈焦虑不已。新妈妈与其为自己的头发毫无头绪地担心，还不如精心护理，早日找回自己飘逸的秀发，让它变得更靓丽。

Part 5 月子美丽篇：时尚辣妈养成记

产后头发护理要点：

要有良好情绪。 新妈妈只有心情舒畅，没有焦虑、恐惧等情绪，头发才能恢复到正常的状态，同时新妈妈的气色也会好转，显得容光焕发。

正确梳头。 新妈妈梳头时，先将发尾纠结的头发梳开，再由发根向发尾梳理，这样可以防止头发因外力拉扯而发生分叉、断裂。

梳头应由发梢开始。 梳头应该先由发梢开始，先将发梢纠结的头发梳开，再由发根向发梢梳理，这样可以防止头发因外伤而开叉、断裂。

指腹按摩头皮。 新妈妈在洗头发的时候，不要用力去抓扯头发，而应用指腹轻轻地按摩头皮，以促进头发的生长和脑部的血液循环。新妈妈每天用清洁的木梳梳头100下也可以达到很好的按摩效果。

多补充蛋白质。 头发最重要的营养来源是蛋白质，所以，新妈妈在饮食方面，除应饮食均衡外，还应该多补充富含蛋白质的食物，如瘦肉、鱼、牛奶、鸡蛋、葵花子、芝麻、核桃、紫米等，为头发的成长提供充足的营养。

定期清洗头发。 新妈妈可以选用性质温和、适合自己的洗发用品，定期清洗头发，保持头发清洁，促进头发生长。

温馨提示 WEN XIN TI SHI

新妈妈清洗头发后，不要用吹风机过度吹头皮和头发。

产后脱发大多属于生理现象，新妈妈不必过分担心，这种状况一般会持续2~6个月，之后新妈妈就会长出新的头发，3个月到1年之后，大部分新妈妈都可以恢复到孕前的头发量。另外，新妈妈也可以选用一些含有何首乌、当归等名贵中药的洗发水。这类洗发水既补精益髓，又补血滋阴，对改善产后脱发效果很好。

眼部去皱，让双眼更迷人

眼周皮肤是全身皮肤中最娇嫩的部位，因此眼周皮肤最容易衰老、松弛，最先老化的是下眼角，其次是上眼角。新妈妈在月子里，要时时刻刻照顾宝宝，很是劳累，肌肤也跟着受累，眼部更是容易出现皱纹。所以新妈妈在忙碌中，不要忘了不时给眼部做做按摩，给眼周肌肤特殊的关照，远离眼部皱纹，让自己的双眼保持以前的明亮和迷人。

1. 按摩去皱法

沿着肌肉方向做旋转按摩。用中指和无名指的指肚以眼窝为起点沿眼眶旋转2周，可以消除眼部肌肉的僵硬，使眼部从眼窝到眼角都得到润泽。

2. 用手指"熨平"眼部

皱纹。指腹具有一定的温度，可以起到类似熨斗的效果，新妈妈可以将眼部皮肤湿润，用食指指腹将每一条皱纹仔细"熨烫"平整。

3. 食材去皱法

茶叶。茶叶是天然的健美饮料，除增进健康外，还能保持皮肤光洁，延缓面部特别是眼部皱纹的出现及减少皱纹，还可防止多种皮肤病，但要注意不宜饮浓茶。

猪蹄。将猪蹄洗净后煮成膏状，晚上睡觉时涂于眼部，第二天早晨再洗干净，坚持半个月会有明显的去皱效果。

米饭团。当米饭做好之后，新妈妈可以挑些比较软的、温热的米饭揉成团，放在眼部轻揉，把皮肤毛孔内的油脂、污物吸出，直到米饭团变得油腻污黑，然后用清水洗掉，这样可使眼部皮肤呼吸通畅，减少皱纹。

鸡骨。鸡皮及鸡的软骨中含有大量的硫酸软骨素，它是弹性纤维中最重要的成分。把吃剩的鸡骨头洗净，和鸡皮放在一起煲汤，不仅营养丰富，常喝还能消除皱纹，使肌肤细腻。

水果、蔬菜。橘子、丝瓜、香蕉、西红柿、西瓜皮、草莓等瓜果蔬菜对皮肤有最自然的滋润作用，去皱效果良好，又可制成面膜敷面，能使脸面光洁、皱纹舒展。

4. 眼部护理3分钟

第1分钟。洗面时进行1分钟眼部按摩。用中指逆时针在眼部打圈，至太阳穴时手指轻轻上提眼角，轻按两下。每次洗面都按摩可以彻底清洁毛孔里的尘垢和过剩油脂，增加皮肤的弹性。

第2分钟。洁面后使用眼霜或眼部精华按摩1分钟，从而预防和减少皱纹。在眼睛四周点上薄薄的一层眼霜或眼部精华，然后按内眼角、上眼皮、眼尾、外眼角的顺序轻轻按摩，直至肌肤完全吸收。

第3分钟。略作休息后，做简单的1分钟眼部按摩。用中指和无名指轻按眼眶，舒缓眼部组织；再由鼻梁处开始，用中指轻柔地按压眼睑，由内眼角按转至眼尾；最后从外眼角开始，用中指轻柔地按压眼睑，由眼尾按至内眼角。

产后美胸，新妈妈有办法

不少女性分娩过后，身体逐渐发胖，有些人乳房也随之下垂，体态变得臃肿，失去了孕前健美的风姿。造成这种现象的原因，主要是产后生活调理不当。如果新妈妈能从分娩后就开始主动地采取多种有效的方法，是可以使原来的体形得以恢复的。

1. 选择正确的胸罩

由于乳房的尺寸及重量的增加，因此应穿着合身舒适的棉质胸罩。每天应更换干净的内衣；如果你使用胸垫来防止乳汁渗出沾湿衣服的话，应避免选购有塑胶边或支撑的胸垫。每次喂奶后或湿透时即应更换胸垫。记住在你穿上胸罩之前最好先让乳房风干一下。

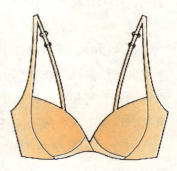

2. 哺乳期正确喂奶

在哺乳期内，妈妈要采取正确的喂奶方法，两个乳房要交替喂奶，当孩子只吃空一只乳房时，妈妈要将另一侧的乳房用吸奶器吸空，保持两侧乳房大小对称。同时在喂奶时不要让孩子牵拉乳头。同时，在哺乳期要避免乳腺炎的发生。

3. 经常按摩乳房

可在每晚临睡前或是起床前按摩乳房。将一只手的食指、中指、无名指并拢，放在对侧乳房上，以乳头为中心，顺时针由乳房外缘向内侧划圈，两侧乳房各做 10 次。此法可促进局部的血液循环，增加乳房的营养供给，并有利于雌激素的分泌。

乳房平坦或凹陷者可每日 2 次进行伸展和牵拉练习。伸展法：将两拇指放在乳头根部向两侧伸展，上下左右转动，每次 3～5 分钟。牵拉法：用拇指和食指牵拉乳头，每次 20～30 下。

4. 不要节食减肥

有些妈妈面对自己发胖的身体，急于进行节食减肥，节食的后果是使乳房组织也随之受累，乳房随之缩小是必然的。产后体重的恢复，需要 1 年左右的时间，因此不要急于节食减肥，应当采用其他方法。

5. 食物让你更丰满

雌激素分泌增加时，可使乳房更加美丽。B 族维生素是体内合成雌激素的必需成分，维生素 E 则是调节雌激素分泌的重要物质。

所以富含这类营养的食物应该多吃。如瘦肉、蛋、奶、豆类、胡萝卜、莲藕、花生、麦芽、葡萄、芝麻等。

6. 保持乳房的清洁

在沐浴时，使用莲蓬头冲乳房，最好进行冷热交替喷洒，冷热的交替刺激有助于提高胸部皮肤张力，促进乳房血液循环。在正常哺乳结束后，要用温清水将乳房和乳头擦拭干净。切忌使用香皂和酒精之类的化学用品来擦洗乳头，以免造成乳房局部防御能力下降，乳头干裂而导致细菌感染。

7. 游泳对乳房的健美大有益处

水中运动和水对乳房的按摩，都会使胸肌均匀发达，使乳房健美而富有弹性。但参与任何运动都要避免外力碰撞乳房。

8. 坚持健胸运动

妈妈可以在产后坚持每天做简单的扩胸运动，帮助锻炼胸部肌肉，如果能做一些专门的产后恢复操则更好。产褥期的后阶段，新妈妈无论在坐或站立时，都要有意识地收腹，不要使腹肌放松。哺乳期的锻炼也要坚持下去，平常可做双腿上举运动，每天至少做仰卧起坐20～30次，并做俯卧撑和举哑铃等，以减少腹部、腰部、臀部的脂肪堆积，防止乳房下垂，使体形逐渐健美。

9. 新妈妈可以尝试以下3种健胸运动

健胸运动不是一日之功，需要长期坚持，才能使乳房看上去更坚挺、结实和丰满。

运动1：门前展胸运动。将家里的门打开，在门前站立，双脚与肩同宽，双手在背后抓住两边门框。轻轻向前挺胸，整个身体呈一条直线，坚持30秒。做这一动作时注意足跟不能抬离地面，重心前移时双肩放平，不要耸肩。

运动2：墙边撑胸运动。面向墙壁站立，双脚与肩同宽，双臂举至与胸同高，直伸出去，将手掌平放于墙面上，弯曲双肘，胸部贴近墙壁，双肘朝下猛推墙，使身体返回原来状态。做这一动作时注意只需双肩用力，身体要挺直不动。

运动3：直立扩胸运动。两脚站立，与肩同宽，身体直立，两臂沿身侧提至胸前平举，挺胸，双臂后展，坚持30秒。做这一动作时注意扩胸时呼气，收臂时吸气。

背部运动，帮你塑造背部完美曲线

背肌竖直分布于整个背部，它们与腹部的肌肉相连可以维持良好的姿势。两组相对的肌肉能保持平衡与否，这对机体是很重要的。在孕妈妈怀孕以后，背部肌肉会比腹部肌肉更加强健。虽然腹部肌肉需要更强的密集训练，但是背部的肌肉也一样需要运动。

1. 猫拱背运动：

四肢着地，以手支撑肩膀，双膝微微分开，支撑臀部。

吸气再吐气，在吐气的同时，收缩腹部肌肉，并将头部往胸部方向靠，使背部拱起有如正在生气的猫一样。放松，然后再恢复原来的姿势，做这一动作时，抬起头。要注意不要让背部运动过度。在拱背的时候，可以运动到腹部肌肉；抬起头的时候，则可以运动到背肌。重复6～8次，然后进展至16次。

注意事项：

确定是使用腹部肌肉在运动。

在整个运动过程中，呼吸要平稳。

保持运动的缓慢与有韵律。

2. 前倾跪姿换腿上提运动：

四肢着地，以手支撑肩膀，双膝微微分开，以支撑臀部。弯曲头部，使之朝向胸部，同时弯曲左膝，以左膝向前碰触头部。在这样做的时候，由侧看时，背部呈拱状。这时，抬起头部，使之与背部齐高，同时向后伸直左脚。做这一运动时，要缓慢而有节制地伸展肌肉，避免将脚抬得太高，或是拱起背部。重复6~8次，然后再换脚进行。进展至各脚能做2组的8次运动，会比一只脚连续做16次还要好一些。

3. 前倾、平躺、换脚：

面部朝下俯卧，手肘弯曲，将前额置于手肘上。笔直抬高在身后的左腿。不用提得很高，重要的是要确保臀部前方平贴于地面，并且要感受到背部下方不要有任何疼痛或受伤的感觉。重复6~8次，然后再换脚进行。最好能进展至双腿可以各做8次的2组运动。

4. 前倾、俯卧、头部与肩膀上提：

面部朝下平躺，双手置于肩部两旁。

双手下压，抬起头部与肩膀，离地25厘米以内。这时，髋部平贴着地板。不应该感到背部后方有疼痛或拉伤的感觉。重复6~8次，进展至能够连做16次，是2组的连续8次，同时中间要有短暂的休息。

5. 前倾、俯卧、头部与肩膀上提：

面朝下平躺，抬头，双手置于背部后方。

吸气再吐气，在吐气的同时，将头部与肩膀抬高离开地面，双手向后拉。

多做运动，塑造纤纤玉臂

女人的性感，绝不仅仅表现在前胸或后臀。当你套上一件无袖春衫，舒展着一双修长的手臂时，女人的娇柔也将随之摇曳。

手臂应该是新妈妈产后活动最多的部位，抱宝宝、授乳等都离不开手臂，但其伸展的方向大多是向前面或侧面，不常使用的部位极容易堆积脂肪，尤其在产后更加明显。

手臂上的赘肉一旦形成之后，就很难瘦下来。不过，你也不用气馁，按照下面产后恢复专家教你的方法，经过一段时间的练习后，你的手臂很快就会瘦下来。

1. 上臂前侧运动

好像用力出拳一般，集中注意力来进行。

动作：两手肘在两腋腋下，一边用力握拳，一边弯曲手肘，慢慢往上举起，然后放松，恢复原来的姿势。

从手肘弯曲的动作，再稍微拉举一些，放松，反复做此动作。

两手臂往旁边伸直，用力握拳，慢慢地弯曲手肘，再放松，恢复原来姿势。

采取手肘弯曲的姿势，慢慢用力地往上拉，然后恢复原来的姿势，反复做这个动作。

产后恢复专家提示：此姿势运动的是上臂的肌肉，可减缓上臂前侧的酸痛感。

2. 拉展手腕运动

动作：将两手臂往头上伸展，左手抓住右手的手腕。

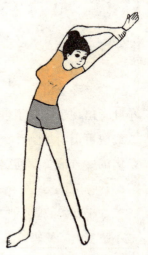

保持这一动作，再慢慢地将右手往左下方拉。

拉展至能够感到右手臂肌肉很舒服，稍微保持这一动作。而左边的手臂也照同样的方法拉展。

产后恢复专家提示：新妈妈体内的内分泌激素异常波动易造成手腕痛，这种产后腕痛也叫作"桡骨茎突狭窄性腱鞘炎"。这个姿势可以有效预防和改善产后手腕痛。

3. 手肘施压运动

动作：将右臂往头上伸展。

左手抓住右手的手肘，肘关节放松，不要用力。

接着压着手肘慢慢往下压，至能够感到右臂肌肉的位置时，稍稍保持这一动作。左边的手臂也照同样的方法拉展。

产后恢复专家提示：宝宝出生后，新妈妈需要授乳，如果姿势不正确就会造成手臂酸痛，这个姿势不但可减缓疼痛，还可预防由于不良授乳姿势而造成的手臂变形。

4. 纤细手臂运动

动作：双脚站在离墙有一小段距离的位置，并且让身体倒向墙面，以单手支撑住身体。

利用手腕的力量将身体推回直立的位置，这个动作必须左右各做20次。如果你觉得这个动作做起来很轻松，也可以再增加10次。

双手向下伸直，并双手合并，在双手合并的情况下吸一口气向上举起，此时注意手臂不可弯曲。

持续同样的动作来回做20次，以伸展手臂的深层肌群，记住伸展过程中手臂绝对不能弯曲。

产后恢复专家提示：紧实产后松弛的肌肉，促进血液循环，从而修塑完美纤细手臂。

减掉"大肚腩"的妙方清单

宝宝终于出世了，可新妈妈小腹却没有了往日的紧实平坦，充满赘肉的小肚子出现了，成了名副其实的"小腹婆"。对于影响形象美观的腹部赘肉，新妈妈可谓绞尽脑汁，有时却毫不见效，这里帮新妈妈总结了一份消除腹部赘肉的妙方清单，新妈妈可以参考试用。

1. 俯睡瘦小腹

如果新妈妈晚上吃得太多，仰睡会让多余的脂肪囤积在小腹周围，从而造成小腹赘肉。新妈妈简单地更换睡姿，就能帮助、促进消化与循环系统的代谢，消耗更多的脂肪。而俯卧是消耗更多腰腹部脂肪、迅速平坦小腹的最佳睡姿。

2. 早吃晚餐

新妈妈在睡前4小时吃晚餐就不容易发胖，如果已经有很多赘肉，可以把晚餐时间更提前一些，比如晚上18点之前，让肠胃在睡前有充分的时间消化、排空，这样腹部就不会囤积脂肪，新妈妈也才可能拥有平坦的小腹。

3. 海盐按摩

海盐能够促进身体排出废物，还能促进脂肪代谢，为肌肤补充矿物质，让腹部肌肤细致紧实。新妈妈洗完澡后，抓一把海盐，绕肚脐顺时针按摩腹部50圈，再逆时针按摩50圈，然后双手交叠，上下用力按摩50次。坚持1~2个月即可见效。

几种简单易做的产后美臀法

很多生完宝宝的新妈妈都会感叹自己失去了曲线美，其实这是新妈妈不客观的想法。分娩后，新妈妈之所以曲线不那么明显了，很大一个原因就是在孕产期，营养丰富，造成脂肪堆积；而另一个原因就是新妈妈产后因水肿而肌肉松弛，显得臃肿，除了腹部，臀部表现得更为明显，而结实、挺翘、圆润、有弹性的臀部是女性美的表现，新妈妈在产后如何美臀，才能打造出孕前的优美曲线呢？

1. 保持生活好习惯

不良的生活习惯，如抽烟、喝酒、熬夜等，会使人体血液循环不好、代谢不良、肌肉松弛，对新妈妈塑造丰盈圆润的臀部极为不利。所以新妈妈要养成良好的生活习惯，不抽烟，不喝酒，作息规律，饮食均衡，这对健身塑体很重要。

2. 保持正确坐姿

新妈妈在坐椅子或其他坐具时，坐满2/3处是良好的坐姿，背脊挺直，将力量分摊在臀部及大腿处，坐时尽量合并双腿。经常呈开腿姿势会影响骨盆形状。新妈妈尽量不要长时间双腿交叉坐，否则会影响血液循环，对塑造健美臀部也不利。

3. 保持正确站姿

新妈妈在站时，背脊要挺直，要缩腹提气，应该不时地动一下，做做抬腿后举的动作。

4. 做做美臀运动

爬楼梯，简单又省钱，而且还可以消耗热量。另外，爬楼梯时每次踏2个阶梯可带动大腿及臀部肌肉群，坚实臀部。

推墙。双腿并拢站直，双手撑在墙上，臀部先向外伸展10秒钟，接着再朝墙靠近10秒钟，重复做，不仅可塑造臀部曲线，也有收腹的效果，小腹会慢慢变平。

敲打臀部。利用虎口及手掌的力量，在臀部由下往上拨弄，或是双手握拳，利用第一指关节均匀敲打整个臀部。

骆驼式美臀法。两膝打开跪立，上半身向后弯，双手抓住后足跟后呼气，臀部尽力收紧并往前后推，停数秒后还原。

飞鱼式美臀法。仰卧，双手放在身体两侧，双腿并拢，四肢和上身同时上抬。这种可以勾勒臀部曲线的运动能达到良好的塑身效果。

乌鸦步。将双手放在膝盖上做下蹲的姿势，上身自然伸直，保持此姿势原地转圈，至感觉疲劳为止。

船形摇摆。仰卧，双手向前伸，上身和双腿抬起呈船形，保持平衡，慢慢左右摇摆，做到有疲劳感为止。

3招让你恢复修长美腿

身材和容颜是女性永久的话题，经历过分娩的新妈妈也不例外，有时由于生理、心理的变化，新妈妈可能比一般女性更关注身体变化。不少产后新妈妈都抱怨自己在生完宝宝后，原本优美的体形不见了，不仅脸上、身上出现了斑点、妊娠纹，而且腰部、腹部等都要比以前粗得多。特别是很多新妈妈在孕前有一双修长的美腿，可产后却变得又粗又肿，连裙子都不大敢穿了。

其实新妈妈大可不必如此，只要有毅力和耐心，方法得当，新妈妈恢复美腿的风采并非难事。

1. 洗澡美腿

洗澡加上合适的洗浴用品，如浴盐、精油等，可以促进血液循环，也能让腿部曲线更优美。

2. 按摩瘦腿

新妈妈可以挑选一款适合自己的精油，取 1~2 滴滴在腿上，随后用捏、揉、推等方式进行按摩。

3. 美腿操

小腿操。双腿并拢，双手放在脑后，左腿微曲，右腿向外伸直。左右腿各重复 5 次。

仰卧在床上，双手叉腰，双腿向空中做蹬踢的动作，心中默数到 50，随后双腿弯曲放在床上休息几秒钟，再重复上述动作。

大腿操。脚尖向外站立，腰背挺直，双腿叉开微曲，与肩同宽，双手放在大腿上。

右腿向前伸，脚尖向上，腿尽量向下压，连做 5 次。随后换左腿，重复 5 次。

双拳紧握向前，双腿微曲下蹲，上半身仍然保持挺直。

仰卧床上，双手叉腰，左腿弯曲，右腿伸直由下至上，连做 5 次。随后换左腿，重复 5 次。

美丽，别忘了重塑玉足

怀孕的新妈妈往往足部肿胀，而在分娩后肿胀消除，就会显出皮肤松弛，脚形走样。穿起凉鞋或拖鞋，足跟与肢踝便会暴露出来，如果不注意呵护，也会影响到你的美好形象。我们在重视身体其他部位护理的同时，也别忘记美丽自己的双脚，否则，何来一双玉足呢？

1. 困扰：死皮硬皮

脚部角质是身体最粗厚的地方，而穿凉鞋会使足部的肌肤变得越来越粗糙，脚后跟是与鞋子的接触面，经常摩擦会长出硬皮和老茧。除此之外，平时穿惯高跟鞋的脚还会因重心集中于足掌，导致大小趾变形和肿胀，所以，想要改变不雅的外观，选一双适合自己脚的鞋是根本之要素。

2. 保养：清洁滋润

花 30 分钟时间美化你的双脚，就可以把粗硬的足跟、死皮、受损变厚的脚趾通通变得美观如意。以下步骤每天进行1次，1周后就可以让你拥有一双柔嫩美足。

步骤一：每周修剪趾甲1次，脚趾甲的形状以方形最为恰当，把它们修成椭圆形或尖形，可能会造成趾甲生长方向错误而嵌入肉里。剪好之后要用锉刀轻轻磨光，但要顺着同一个方向磨。

步骤二：清洁浸泡，软化角质，去除角质前先将脚泡在温水里，既软化了硬角质，又有助于血液循环。

步骤三：利用浮石将足跟、脚底、大脚趾下面的硬茧部位磨一下，去除角质化的硬皮与硬茧。

步骤四：滋润足部皮肤，用乳液滋润、按摩双脚，每周还可以去美容院做1次蜡膜护理。

步骤五：舒爽足部，穿鞋前可先喷上保持足部干爽的喷雾，避免出汗滋生细菌及产生足部异味。

产后瑜伽，塑造完美身材

产后瑜伽是促进骨盆腔血液循环的运动，新妈妈不管是剖宫产还是自然产，在这个期间都可依个人体质及伤口愈合情况逐渐开始练习。产后瑜伽体位法中的很多动作都有苗条身材、保护内脏及柔软肌肉、增加弹性的功效。

1. 产后第3天：腹式呼吸法

方法：

❶ 平躺于床上，双脚放松微微左右打开，双手置于腹部丹田处，做深呼吸。

❷ 胸口放松，吸气，腹部凸出，气下丹田，呼气，腹部凹进，吸、呼来回做数次。

❸ 还原，全身放松，调息。

功效：排除体内废气，促进血液循环，帮助恢复产后体力，调理内分泌，消除紧张与压力，预防产后抑郁症，使产后松弛的产道恢复弹性。

2. 产后第 5 天：脸部按摩法

方法：

❶ 两手摩擦 10 次，产生热感。

❷ 除拇指外的其余四指在嘴角旁相向对齐，然后轻柔地沿脸颊上下做 10 次按摩。手指移到上方时呼气，下降时吸气。

❸ 用食指、中指、无名指三对手指来按压眼尾部位。呼气时强压 6 秒，放开时吸气，反复做 10 次。

功效：促进脸部血液循环，除去产后新增的面颊和眼角的小皱纹。

3. 产后第 15 天：简易轮式

方法：

❶ 躺地上，做深呼吸。

❷ 吸气，双膝弯曲，双手抓住双脚，呼气。

❸ 吸气，臀部慢慢向上推高，推到极限，呼气，同时将会阴、臀部肌肉缩紧。停留数秒做深呼吸。

❹ 还原，调息。

功效：可使产后松弛的臀部肌肉、腿部肌肉都紧实回来，消除多余的赘肉，强化膝关节，预防腿肚抽筋。此外，因颈部的压挤可按摩颈部，达到强化气管、甲状腺、扁桃体机能的作用。

温馨提示 WEN XIN TI SHI

新妈妈产后体内各关节组织较松弛，所以在产后练习瑜伽时，要循序渐进，逐步加大力度，最好在指导老师的指导下练习，以避免身体受到伤害。

只需一把椅子的健身运动

这里给新妈妈介绍一种简易座椅健身运动。它的方法很简单，新妈妈只要有一把椅子，按照以下步骤进行即可。

热身运动：做操前，必须先做热身运动，以使关节和肌肉活动起来。

❶ 坐在椅子上，双手平伸，慢慢弯腰，使双手接触脚尖，再恢复原状。

重复这一动作，做10次。

❷ 将座椅贴近工作台或办公桌，收腹，肚脐内吸，脊柱直立。

❸ 将一支铅笔平放于座椅左侧地上，伸左手、弯腰向左侧慢慢捡起铅笔，坐姿复原。再放下，再捡起，做5次。改变方向，同样动作，向右侧做5次，恢复原状。

❹ 足踝、手腕做向内、向外旋转运动各5次。颈部做向左、向右旋转运动各5次，恢复原状。

❺ 双腿抬起，平伸，伸直，双手放腿上，停留3分钟后，双腿放下。休息片刻，重复做1次，恢复原状。

❻ 坐在办公桌前，双手放在桌面上，双腿放在桌下，抬起左腿离地，放下。换抬右腿离地，放下。重复各做10次，恢复原状。

❼ 耸动双肩，头向后摆动。做10次，恢复原状。

做这套操时间不超过30分钟，每个动作的间隔时间不超过20秒。

简单轻松的按摩塑身法

按摩瘦身的原理是：通过手法直接作用于机体去脂化膏，减少脂肪；促进各系统的功能改善，促进新陈代谢；通过消化系统把多余的碎脂细胞重吸收，排出体外。

1. 腹部按摩法

两手手指并拢伸直，左手掌置于右手指背上，右手掌贴腹部用力向前推按，接着左掌用力向后压，一推一回，由上腹移到小腹做3~4次，再从左向右推3~4次，以腹部微有痛感为宜。剖宫产的妈妈要等伤口完全愈合后再进行腹部按摩。

2. 手臂按摩法

两前臂胸前交叉，双手拇指和其他四指同时捏拿对侧肩部，用力捏拿肩部三角肌、上臂和肘部至腕部，内外前后侧都捏拿5~10次。

3. 腿部按摩法

❶ 两手紧抱大腿根部的前面，用力向下擦，经膝盖及足踝处，然后反转

到小腿后面向上回擦，经腘窝到大腿根部后面为1次。两腿各按36次。

❷ 两手虎口相对，放于大腿根部的两侧，双拇指呈现八字形，齐用力向下，左右搓动经膝到踝，再左右搓回到大腿根部为1下。两腿各按36次。

❸ 双手握拳，一拳置大腿内侧，一拳置大腿外侧，自上而下叩击，从大腿根部至足踝处，再由下而上至大腿根部为1次。左右腿各36次。

❹ 双脚并拢，脚尖尽量绷直，抬起右脚45°随即放下，一上一下为1次，每足单独举40次。再双足同时举20次左右。至感到小腿酸胀为佳。

化点淡妆，新妈妈重拾美丽、自信

一些新妈妈由于妊娠，面部出现了黄褐斑；还一些新妈妈在产后，面临着肌肤干燥、面色发暗、气色欠佳等情况。新妈妈切不可因此而"破罐子破摔"，或因为忙于照顾宝宝而忽视了自己，可以化化妆，将自己打扮得漂亮一些，取悦他人和自己，让心情更加愉悦。

1. 以洁肤、护肤为主，忌浓妆艳抹

新生宝宝的嗅觉颇为敏锐，常依靠妈妈身上特有的气味来辨认妈妈。如果妈妈浓妆艳抹，会驱散身体原有的气味，宝宝便会认为这不是自己的妈妈，因而情绪低落，不愿与妈妈亲近，继而会哭闹，甚至拒绝吃奶和睡觉，这对宝宝的身心健康极为不利。因此哺乳期新妈妈的化妆，主要应以洁肤、护肤为主。

2. 注意化妆品的质量，避免有害成分

购买化妆品一定要注意化妆品的质量和所包含的成分。劣质化妆品常常会出现有害成分严重超标的情况，常见的是铅含量超标，铅被母体吸收会进入乳汁中，损害宝宝健康。

3. 避免化妆品的刺激

每种化妆品都有程度不同的刺激性，严重者甚至会导致皮肤过敏。宝宝的皮肤特别娇嫩，应该注意不要让化妆品伤害宝宝的皮肤。

几款天然面膜的制作方法

● 蜂蜜胸膜

原料： 蜂蜜1份、面粉3份。

制法： ①将材料搅拌成糊状涂在乳头、乳晕上，15分钟后洗掉；②热敷几遍，然后轻轻擦上爽肤水或柔肤水。每周2次为宜，一般五六次见效，若先天较黑则需时更长些。

功效

美胸。坚持使用，可见乳头、乳晕颜色变淡，恢复粉嫩颜色。

● 西红柿净肤去油面膜

原料： 西红柿1个（中型），奶粉2大匙，蜂蜜2茶匙。

制法： ①将熟透的西红柿用汤匙捣烂。然后将奶粉和蜂蜜加入捣烂的西红柿泥中，均匀搅拌成糊状。②洗脸后，均匀涂于面上，于T字部位敷厚一点并稍加按摩，10分钟后用温水清洗干净即可。

功效

控油。这款面膜，有很不错的平衡油脂功效，可起到清洁、美白与镇静的作用，非常适合油性肌肤使用。人脸上有许多没有用的角质，利用这款面膜去除，加上西红柿红素和奶粉的滋养，可以让肌肤柔嫩有弹性。

Part 5 月子美丽篇：时尚辣妈养成记

● 双果祛斑面膜

原料：苹果1个，西红柿1个，淀粉5克。

制法：①将苹果削去皮，捣成果泥，将鲜西红柿捣烂，调少许淀粉增加黏性，敷于脸部。
②每日1次，20分钟后用清水洗去。

> **功效**
> 祛斑、美白。这种面膜富含维生素C，可抑制酪氨酸酶，阻止黑色素的合成，所以能祛除脸部黄褐斑和雀斑，并美白皮肤。这种纯天然的绿色美容法，贵在持续使用，不能浅尝辄止。

● 西瓜修复面膜

原料：西瓜皮1块，蜂蜜适量。

制法：用西瓜皮汁混合蜂蜜做成面膜。直接敷面约25分钟清洗。

> **功效**
> 晒后修复肌肤。晒后常常会感到肌肤跳动，这时肌肤很需要镇定然后才可以有进一步的治疗。西瓜皮面膜可以对面部补水降温，镇定肌肤。西瓜皮有利尿的功效，并富含叶绿素，可清血。

● 葡萄牛奶嫩白面膜

原料：新鲜葡萄8颗，鲜牛奶适量。

制作：①将葡萄洗干净后连皮捣烂。②将鲜牛奶加入葡萄泥中，充分搅拌均匀直到黏稠。③洗完脸后，将本款面膜敷在脸部，接着用手指轻轻按压，以助吸收，15分钟后，用温水洗干净。

> **功效**
> 葡萄含有丰富的维生素，可为皮肤提供抗氧化保护，有效对抗游离基，减轻皮肤受到的外部伤害。

● 鲜柚润白瘦身浴

原料：柚子1个。

制法：柚子洗干净，去皮，放入榨汁机榨取汁液，柚子皮备用。将调好的柚子汁与柚子皮放入浴缸中，加水将温度调到40℃左右，入浴，将身体浸泡在水中，轻轻按摩身体，大约25分钟后出浴。

> **功效**
>
> 润白，瘦身。柚子中含有丰富的维生素C，能够很好地润白肌肤，柚子皮中含有精油，能够去除皮肤中多余的油脂，深层清洁皮肤，轻轻按摩还能燃脂瘦身。

● 滋润防皱面膜

原料：牛奶3匙，面粉3匙。

制法：将牛奶和面粉拌匀，调成糊状，涂满脸部，待面膜干后，以温水按洗脸步骤仔细清洗。

> **功效**
>
> 防皱。特别适用于中性肌肤的养护。

● 牛奶指甲护理霜

原料：牛奶1杯，保湿霜1汤匙。

制法：将牛奶与保湿霜均匀混合，放入微波炉内，加热半分钟；取出牛奶杯，等牛奶稍微凉时，再将双手放入浸泡，约5分钟即可。

> **功效**
>
> 护理指甲。牛奶保湿霜可有效保护指甲的健康，维持指甲的光泽。

● 牛奶眼霜

原料：牛奶半杯，冰块1小块。

制法：①在冰块外面包裹一块棉布；把牛奶放入冰箱内冰冻。②以冰块蘸取一些冰牛奶，然后放在眼袋上轻轻拍打即可。

> **功效**
>
> 去眼袋。牛奶可以起到镇静作用，可消除水肿的眼袋。

Part 5 月子美丽篇：时尚辣妈养成记

● 牛奶浴液

原料：牛奶1杯，蛋清、蜂蜜各适量。

制法：1. 剪指甲。用指甲刀将你的手指甲和脚趾剪短，并用细锉刀将刚剪完的指甲打磨干净。

2. 磨老茧。泡牛奶浴前，先把身体上的老皮茧子磨去。方法是：用一块浮石轻轻将尾骨附近、手臂弯处、膝盖处积存的老皮轻轻磨去，不可太用力，小心皮肤受损。然后，用一把细锉刀将脚底老皮、死茧统统挫掉，最后用浮石再细细磨一遍。

3. 浸泡。将牛奶倒入浴缸中，在牛奶中加入适量的蛋清、蜂蜜，混合调匀，用洗浴球蘸上混合后的牛奶液，慢慢擦洗全身一遍。过几分钟后，用温水洗去身体上的牛奶混合物。

功效

柔嫩光滑皮肤。这个方法很简单，却很有用。持续2周时间，全身的肌肤将变得像婴儿般柔嫩、光滑、细腻，并充满迷人光泽。浸牛奶浴可使身心得到松弛，加上牛奶香味能安定神经，从而发挥促进熟睡之效果。除此之外，据载常浸牛奶浴对于改善多汗症亦具良好的功效。

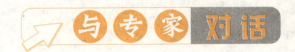

与专家对话

Q 什么时候开始产后锻炼？

A 曾经有学者建议学习欧美国家的习惯，废除坐月子，产后尽早运动，尽早恢复正常饮食，但从中国人的体质和传统习俗来看，新妈妈仍需要近1个月的休养时间。在此期间内，我们提倡以科学合理的方法调整产后生活。

产后适当运动，可促进子宫收缩及恢复，帮助腹部肌肉、盆底肌肉恢复张力，保持健康的形体，有利于身心健康。自然分娩的新妈妈在产后6小时就可以坐起，还可下地做简单活动，生产 24 小时后就可以做锻炼肛门会阴部与臀部肌肉的收缩运动和上下肢运动，并可以根据自己的身体状况逐步加大运动量；剖宫产新妈妈在生产 48～72 小时后，可适当进行肛门会阴与臀部肌肉的收缩运动和上下肢运动。

产后 6 周可以根据自身情况酌情开始减肥，产后 2 个月可以适当减重，产后 6 个月是减肥的黄金期。

需要注意的是，新妈妈要视自身体质情况来进行产后锻炼，活动量应由少到多，运动幅度由小到大，循序渐进，切不可操之过急，不要过度劳累。在进行产后锻炼时，如果恶露增多或疼痛明显，一定要暂停运动，等身体恢复正常后再开始。

Q 产后妊娠纹和妊娠斑能否消失？

A 妊娠纹和妊娠斑是许多新妈妈产后迫切想消灭的"美丽大敌"。

在妊娠的中期和末期，如果孕妇的皮肤过度绷紧，超出正常的弹性范围，使得弹力纤维断裂，就会形成妊娠纹。体重过度增加也会形成妊娠纹。妊娠纹呈紫红色，易出现在大腿、腹部或乳房等部位。产后由于皮肤弹力纤维断裂不能恢复，因此妊娠纹在产后很少能完全消失，但其颜色会逐渐变浅，成为有银色光泽的细条纹。妊娠纹是一种生理变化，一经出现，就无法消退，但不会损害健康。

怀孕前应注意皮肤的护理和适当地运动，良好的皮肤弹性有利于承受孕期的变化。怀孕期间，应避免体重增加太快太多，不宜超过 10～15 千克。沐浴时可以用冷水和热水交替冲洗相应部位，促进局部血液循环，沐浴后在有可能发生妊娠纹的部位涂上护肤品，这样可减少妊娠纹的出现。

妊娠斑是由于孕期内分泌的变化而引起的色素沉着，产后会逐渐减轻或消失。日光的照射会加重妊娠斑的颜色，因此，孕期应注意避免日光的直射。可选用对皮肤刺激小的护肤品，但不宜浓妆艳抹。

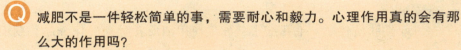

Part 5 月子美丽篇：时尚辣妈养成记

Q 减肥不是一件轻松简单的事，需要耐心和毅力。心理作用真的会有那么大的作用吗？

A 绝对的减肥秘诀是没有的，关键是要靠恒心与毅力。

生活中，常常听到一些最后放弃了自己减肥计划的女性说："我缺乏自制力，没法执行饮食控制计划。"或者"我太懒了，不愿锻炼。"这些消极的自我暗示会给自己造成一种负面影响，削弱自己减肥的自信心。首先在心理上已经失败了，又怎么能把心理的想法用行动表现出来呢？

积极的自我心理暗示是很有作用的，这是心理学家们告诉我们的常识。如同他人的称赞、鼓励会增强我们的信心一样，自我鼓励同样能起到有效的作用，那些由于肥胖而自卑、不太合群的人实施减肥时尤其应该依靠自我鼓励而持之以恒。

经常使用肯定的语气鼓励自己，这样的积极心理暗示会极大地促进我们有兴趣地每天进行单调的练习或忍受一些痛苦。

相信自己的能力，坚信自己能够达到目标，确实能起到意想不到的效果。事实也证明，那些相信自己能做到的人比那些缺乏自信的人更容易变苗条。

有的产妇可能对自己有些怀疑。一些人会有这样的亲身体会：曾经尝试过节食，但没有效果。也许曾经减掉了一点分量，但不久又回复如初。你可能会被这些挫折所折磨，对自己真的能够瘦下来产生怀疑，而打退堂鼓。

积极的自信心，能够减轻体重，让自己变得轻盈潇洒。所以说，树立信心，是开始减肥的第一心理准备。

Q 产后的皮肤非常敏感，为了防止紫外线的伤害，要怎样做呢？

A 许多人以为，紫外线伤害是因为直接日晒造成的，而在阴雨天是没有紫外线的。其实紫外线辐射不分季节，不分阴晴，时时存在。晴天时由太阳辐射出的紫外线到达地表会多些，在阴天虽然有部分紫外线被云层吸收，但仍有60%到达地面，即使在雨天也还有20%~30%的辐射穿透云层。所以，有必要时时提高警觉预防紫外线的伤害。

1. 根据肤质选择皮肤保养品

东方女性肤质较油，毛孔细小，如果使用油质含量高的保养品，反而会造成皮肤的负担及不适。轻者可能使毛孔阻塞，形成粉刺、面疮，严重时残留在毛孔里的油脂经紫外线辐射后，可能会刺激黑色素的产生，进而形成黑斑。

2. 根据环境的不同选择皮肤保养品

根据环境的不同，选用不同 SPF 值的防晒品，对皮肤的健康及美感才是最适宜的。如低 SPF 值的防晒品，可当作全天候的日霜使用，高 SPF 值的则是适合上午 10 点钟至下午 2 点钟在太阳底下使用的防晒品。

3. 选用遮阳伞阻挡紫外线

在日常生活中，人们普遍采用的是阳伞、草帽等遮阳工具。这些遮阳工具虽能挡住来自高空的紫外线，但是对水面、地面、墙面等四面八方反射来的紫外线就没有办法了。就遮挡紫外线来说，那些色彩艳丽的花伞远不如黑布伞。因为黑色具有良好的吸收光线的作用。因此，选用遮阳伞时最好选择一顶黑色的。

选择适合自己的防晒品。除了要看 SPF 值外，还需依你的肤质、活动、出汗情况，以及空气的温度、光源强弱、皮肤厚度来决定。以东方人的肤质而言，皮肤科医师通常会建议使用 SPF15 的防晒霜作为日常保养。

Part 6

新生儿解密篇
走近"新生儿"

小天使降临了,新爸妈自然喜不自胜。他们总是忍不住抱抱他,亲亲他,希望用一生的爱去呵护他。可是,当他哇哇大哭的时候,父母使尽浑身解数,仍然不得其法。到底该如何照顾这个可爱的小家伙呢?他到底为什么而哭呢?那么首先从了解宝宝开始吧!

PART 6
新生儿解密篇：走近"新生儿"

了解你的宝宝

揭开新生儿的 16 个秘密

1. 最初外貌没有想象中好看

宝宝刚出生时并没有想象的那么好看，一个约占了身长 1/4 的脑袋瓜，一张被羊水浸过的水肿的脸。但 1 周之后，宝宝的脸蛋儿就会舒展开来，不水肿了，怎么看都觉得可爱，皮肤也褪去了出生时的胎脂，呈粉红色，柔软光滑。

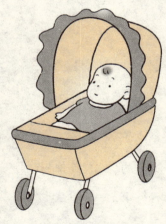

2. 可能暂时听不见

虽然胎儿在出生前 3 个月耳朵的结构就已经发育完整，但宝宝刚出生的时候还不能听得很清楚。之所以会出现这种情况，是因为还有羊水留在宝宝的中耳里，需要几天的时间才能被吸收掉。

3. 温度觉敏锐

新生儿的温度觉比较敏锐，他能区别出牛奶的温度，温度太高或太低他都会做出不愉快的反应，而母乳的温度是最适宜的，所以新生儿吃母乳时总会流露出愉快、满足的表情。新生儿对冷的刺激要比对热的刺激反应明显，受环境温度影响很大，如刚换上冷衣服以及尿布时会出现哭、闹等反应，应做好保暖工作。

4. 触觉敏感

从降临人间的那一天起，新生儿的触觉敏感性就已得到相当的发展。新生儿对身体接触，特别是对手心和脚心的接触非常敏感，所以爸爸妈妈要经常抱抱宝宝，多给他做抚触。

5. 视程短

新生儿看东西的最佳距离是 20 厘米，相当于喂奶时母亲脸和宝宝脸之间的距离。新生儿看东西的能力与当时所处的状态有关，他们只在安静觉醒状态时才有看东西的兴趣，这种安静觉醒状态一般在吃奶后 1 小时左右。新生儿喜欢看轮廓鲜明和色彩对比强烈的图形，当你和宝宝面对面对视时，他会全神贯注地凝视你。

6. 呼吸不均

新生儿肺容量较小，但新陈代谢所需要的氧气量并不低，故只能以加快每分钟呼吸的频率来满足需要，正常新生儿每分钟呼吸 35~45 次。由于新生儿呼吸中枢不健全，常伴有呼吸深浅、速度快慢不等现象，表现为呼吸浅快、不匀，这也是正常的表现。如果新生儿每分钟呼吸次数超过了 80 次，或者少于 20 次，就应引起重视了，要及时去看医生。

7. 天生喜欢甜味

宝宝出生时，已有完整的味觉。虽还没有形成对味道的认知能力，但基本上已能辨别甜、酸、苦等味道，所以宝宝喜欢喝糖水而讨厌吃药。尽管他们较喜欢甜的味道，但这并不是说新生儿出生后应喂糖水，恰恰相反，新生儿出生后应早吃、多吃母乳，切忌在开奶前或吃奶前给宝宝喝糖水。

8. 排尿量小、次多

新生儿膀胱小，肾脏功能尚不成熟，每天排尿次数多，尿量小。

正常新生儿每天排尿 20 次左右。奶液较稀，排尿量、次数就较多；奶液较稠，排尿量、次数就较少。新生儿白天醒着的时间较长，吃奶次数较多，所以排尿量、次数也较夜间多些。

新生儿尿液的正常颜色应呈微黄色，一般不染尿布，易洗净。如尿液较黄，染尿布，不易洗净，就要给宝宝做尿液检查，以便确定胆红素代谢是否异常。

9. 生理性黄疸

将近一半的新生儿在出生第 3 天后，皮肤有黄染，出现黄疸状况。这是因为新生儿在妈妈腹中时，氧气并不丰富，宝宝血液中的红细胞数量较多。

出生后，氧气突然增多，那些红细胞没有了用处，便在体内自行破坏，代谢过程中转化成胆红素，引起黄疸，一般在2周内就可以消退。

10. 大部分时间在睡觉

早期新生儿的睡眠时间相对长一些，每天可达20小时以上；晚期新生儿睡眠时间有所减少，每天在16~18小时。新生儿在出生后2周左右会将大部分睡眠集中在晚上，形成日间每次2~3小时，而夜间可以一觉睡3~5小时，长的话，甚至还会达到6~7小时。妈妈不要刻意延长或缩短宝宝的吃奶间隔，这一时期的喂养，应遵从按需原则。

注意如果这一时期宝宝夜间睡眠较短，则易使宝宝养成吃夜奶的习惯。

1. 体温

由于新生儿的体温中枢尚未发育成熟，皮下脂肪薄，体表面积相对较大且较易散热，因此，新生儿的体温易随外界环境的温度而发生变化。另外，母体子宫内的体温要比一般室内温度高，新生儿出生后体温都会下降，之后再逐渐回升，逐渐达到或超过36℃。因此，新生儿一出生就要对其采取保暖措施，尤其是在冬季。

2. 胎便

新生儿一般在出生后12小时开始排胎便，胎便呈深、黑绿色或黑色黏稠糊状，这是胎儿在母体子宫内吞入羊水中的胎毛、胎脂、肠道分泌物而形成的大便。3~4天胎便可排尽，吃奶之后，大便逐渐呈黄色。吃配方奶的新生儿每天排1~2次大便；吃母乳的新生儿大便次数稍多些，每天4~5次。若新生儿出生后24小时尚未排胎便，则应立即请医生检查。

3. 啼哭

新生儿的语言就是啼哭，每日一般4~5次，每次时间较短，累计可达2小时，哭声抑扬顿挫，声音响亮，常常无泪液流出，无伴随症状，不影响饮食、睡眠、玩耍正常。当新生儿出现这样的啼哭时，妈妈最好不要将其打断，让他和你"说"一会儿，这是很好的亲子交流。

4. 睡觉表情搞怪

新妈妈会奇怪地发现，新生儿睡着时，一会儿嘴角上翘，一会儿又皱皱眉头，眼皮下的眼球来回不停地动，眼睛闭闭睁睁的，嘴一张一合的好像在吮吸，有时小嘴撇撇的还哭出声来，似乎有什么委屈事一样，有时还会"咯咯"地笑出声来，似乎有高兴的事一样。总之，小家伙的面部表情是极其丰富的。

新生儿在睡眠过程中之所以会出现这种丰富的表情和动作，是因为新生儿的身体睡着了而大脑还醒着，这些表情、动作并未通过大脑皮层指令，而是大脑皮层下的中枢活动而已。待新生儿再大一些时，这些现象会逐渐减少，最后消失。

5. 四肢屈曲

细心的妈妈都会发现新生儿从一出生到满月，总是四肢屈曲，有的妈妈担心新生儿日后会是罗圈腿，干脆将其四肢捆绑起来。其实，这种做法是不对的，正常新生儿的姿势都是呈英文字母"W"和"M"状，即双上肢屈曲呈"W"状，双下肢屈曲呈"M"状，这是健康新生儿肌张力正常的表现，随着月龄的增长，四肢逐渐伸展。而罗圈腿即"O"形腿，是由于佝偻病所致的骨骼变形引起的，与新生儿四肢屈曲毫无关系。

6. 先天性反射

新生儿时期，躯体不能自由移动，只表现出手足不自主地乱动，他要以一些先天性反射活动来适应周围环境，这些先天性反射是新生儿特有的。它们的存在与消失不仅能反映出宝宝的神经系统是否正常，还和今后的运动有着密切关系。

新生儿的生长发育状况

体格变化。足月的新生儿出生时平均体重约为3千克左右，男婴比女婴略重一些，身高约为50厘米，头围在36厘米左右。满月前后，宝宝的体重可增加1千克左右，身高和头围各约增加3~5厘米。

尿便问题。新生儿一般在出生后12小时开始排出深绿色胎便，3~4天胎便可排尽。人工喂养的宝宝每天1~2次大便，母乳喂养者每天4~5次。新生儿第一天的尿量很少，之后每天可达10次以上，日总量可达100~300毫升。

睡眠情况。 新生儿因为脑部还没有完全发育成熟，容易疲劳入睡，每天的睡眠时间大约有 20 小时。充足的睡眠对脑组织的成熟及各器官的生长发育都是有益的。

感知觉发育。 新生儿味觉很灵敏，但视觉发育较弱，半个月以后才能看到 50 厘米外的光亮，并能随物体转动；听觉发育很快，会对声音引起注意；宝宝对冷热的感觉灵敏。

动作发展。 满月时俯卧抬头，下巴离床 3 秒钟；双手能紧握笔杆，但握一下就马上松开。到满月时，身体能被拉起成坐姿，并可保持瞬间。

情绪表现。 宝宝通常用哭声来表示对饥饿、尿湿、寒冷或其他不适的反抗。此外，宝宝对大人的抚摸、逗弄会有高兴的反应，并会对别人的脸和表情报以微笑，但不喜欢疼痛的感觉。

新生儿的生长发育规律

1. 体重发育规律

宝宝满月时的体重与出生时的体重密切相关。出生体重越重，满月后体重相对越重；出生体重越轻，满月后体重相对越轻。

一般来说，新生儿体重平均每周可增加 200～400 克。这种按正态分布计算出来的平均值，代表的是新生儿整体普遍情况，每个个体只要在正态数值范围内，或接近这个范围，就算是正常的。

新妈妈可采取以下方法给宝宝测量体重：测量时，让宝宝平躺于秤的卧板上；6～7 个月以后的宝宝如果能坐，也可让其坐在磅秤的坐凳上进行测量，所测得的数值即为宝宝的体重。

2. 身高发育规律

新生儿出生时的身高与遗传关系不大，但进入婴幼儿时期后，身高增长的个体差异性就表现出来了。一般来说，新生儿满月前后身高会增加 3～6 厘米，新妈妈可以采取以下方法给宝宝测量身高：

测量时，最好由两个人一起完成，这样测得的数值更加精确。让宝宝平躺在床上，其中一个人将宝宝的膝关节、髋关节和头部固定好，另一个人拿着软皮尺从宝宝头顶部的最高点量至足跟部的最高点，所测得的数值就是宝宝的身高。

3. 头围发育规律

宝宝是个大头宝宝，亲戚们见了都夸赞说："头大聪明！"不过妈妈暗暗担忧，宝宝的大头会不会是某种疾病的象征呢？

头围增长是否正常，反映着大脑发育是否正常。小头畸形、脑积水都会影响宝宝的智力发育。对此，妈妈一定要认真对待。

新生儿头围的平均值是34厘米。满月前后，宝宝的头围比刚出生时会增长3~5厘米。如果测量方法不对，数值不准确，误以为宝宝头围过大或过小，会给新手爸妈带来不小的麻烦。宝宝的头围需要用软皮尺来测，测量方法为：从宝宝的眉弓开始绕过宝宝的枕骨粗隆（枕后的最高点），再回到起始点，所得到的周长数值就是宝宝的头围。

新生儿特有的生理现象

体重下降。 很多新妈妈发现，宝宝出生没几天，好像体重减轻了。这种现象是正常的。出生不久的宝宝吃奶少，又排出胎粪和小便，再加上通过呼吸和皮肤蒸发了部分水分，宝宝就显得"缩水"了，医学上叫生理性体质量下降。一般来说，体重下降的幅度在6%左右，而且这部分体重在7~10天时就能恢复过来。如果下降很多或恢复较迟，应请医生进行诊治。

生理性黄疸。 生理性黄疸，主要表现为新生儿皮肤发黄。50%~80%的新生儿在生后1周内（通常是生后2~3天）会出现这种状况。生理性黄疸不会对新生儿的身体造成影响，不需要特殊处理。但如果宝宝的黄疸在出生后24小时就出现，黄疸浓度特别高，黄疸浓度上升速度特别快，持续时间太长，黄疸消退后又出现，那就是病理性黄疸的信号，应及时请医生诊治。

宝宝乳房肿胀。 新生儿在生后1周左右，两侧乳房出现肿胀，甚至有少许乳汁分泌。这种情况家长也不必担忧，它一般2~3周后会自行消失，期间也不需要处理，需要注意的是一定不要挤压它，以免引起乳房感染。

女宝宝有"假月经"。 女宝宝在生后5~7天，阴道会出现少量出血，称为"假月经"。这是正常生理现象，爸爸妈妈不必惊慌。这是因为孕期母体雌激素进入胎儿体内，引起阴道上皮和子宫内膜的增生，等到宝宝出生后，不再受到激素的影响，而已经增生的阴道上皮和子宫内膜随之脱落，这样一来，宝宝的阴道就会流出少量血性分泌物。这种情况持续3天左右会自行恢复。爸爸妈妈不需要给宝宝进行治疗，但应注意会阴部的局部清洁卫生。

新生儿红斑。 新生儿在出生时碰到羊水，容易形成红斑，不过过一段时间就会自行消失。

新生儿神奇的先天反射

1. 寻乳反射

寻乳反射是指用手指轻微碰触宝宝的嘴或脸颊，他的头就会转向受刺激的那一边，并伸出舌头想要吸吮；或将宝宝抱在新妈妈怀中时，他会自动寻找新妈妈的乳头。寻乳反射约在宝宝眼睛可注视物体时消失，时间在3~4个月时。

2. 吮吸反射

吮吸反射是指把手指或新妈妈的乳头放进宝宝的口中，无须教导，宝宝就会自然含住并有规律地吮吸。宝宝借由这样的反射动作，会自主找寻乳头以获得良好的营养。约6个月后该反射消失。

3. 抓握反射

抓握反射是指用手指或其他物体碰触宝宝手掌时，他会紧紧抓住数秒不放开。针对同样的刺激，脚趾和脚掌也会出现类似的反应。抓握反射可促进宝宝与大人间的互动。手掌的抓握反射约在出生后3个月消失，脚掌的抓握反射约在出生后8个月消失。

4. 惊吓反射

惊吓反射是指宝宝受到突然出现的声音或动作的刺激，例如，大人将宝宝头部稍微抬高然后突然放下，或突然发出较大的声音时，其四肢及手指会伸直并向外张开。该动作的目的是自我保护。惊吓反射在宝宝处于3~4个月时消失。

5. 吞咽反射

吞咽反射是指宝宝刚一出生就有吞咽能力，表现为他可以立刻吞咽乳汁补充体力。

6. 踏步反射

踏步反射是指当爸爸妈妈用手撑在宝宝腋下使之处于直立状态，并让宝宝的脚接触地板，身体轻微前倾时，宝宝会有双脚左右交互行走的动作，就好像走路一般。这种原始步行的反射动作，约在宝宝 2 个月大后逐渐消失。

7. 巴宾斯基反射

巴宾斯基反射是指轻划宝宝的脚底，其大拇指会向上翘起，其余四指呈扇形张开。此举表示宝宝神经系统发育正常。在此建议爸爸妈妈不要为此而不断挠宝宝脚底，这种动作会让宝宝很不舒服。该反射约在宝宝 1 岁学会走路以后消失。

8. 怀抱反射

宝宝被大人抱起时，他会本能地紧紧靠贴着大人。

9. 眨眼反射

当物体或气流刺激睫毛、眼皮或眼角时，宝宝会做出眨眼动作。这是一种防御本能，可以保护眼睛。

10. 击剑反射

宝宝仰卧时，把他的头转向一侧，他会立刻伸出该侧的手臂和腿，屈起对侧的手臂和腿，做出击剑的姿势。据说这是人类进化过程中自我防护的本能表现。

11. 游泳反射

让宝宝俯卧在床上，托住他的肚子，他会抬头、伸腿，做出游泳姿势。如果俯伏在水里，他会本能地抬起头，同时做出协调的游泳动作。

12. 蜷缩反射

宝宝的脚背碰到平面边缘时，会做出像小猫那样的蜷缩动作。

13. 巴布金反射

如果单手或双手的手掌被压住，宝宝会转头张嘴，当手掌上的压力放松时，宝宝就会张开嘴巴，像打哈欠一样。

新生宝宝1~7天生活纪实

1. 出生第1天

与新妈妈第一次亲密接触。 出生后30分钟是宝宝吸吮力最强的时刻，医护人员一般会将宝宝送到产台上和新妈妈做第一次接触。

清除异物。 宝宝一出生，医护人员首先要清除宝宝鼻子和口腔内的异物，这样能防止窒息。在医学上，这种清除异物的过程叫做吸痰。

再剪一次脐带。 宝宝娩出时虽然已经剪过一次脐带，但有的医院会答应父母的要求，在宝宝从分娩室出来后在仰卧的状态下，让父母"亲自上阵"再剪一次脐带。

称出生体重。 出生体重是宝宝在出生后第1小时内第1次称得的重量。足月新生宝宝平均出生体重为3千克，正常范围在2.5~4千克，女宝宝比男宝宝轻一些。出生体重达到或超过4千克者，医学上称为巨大儿，若不足2.5千克，则称为低出生体重儿。巨大儿和低出生体重儿均属高危宝宝。

挂上名牌，按手印、脚印。 护士会把写有爸爸、妈妈名字及出生时间的卡片挂在宝宝的手腕或脚腕上，以便和别的宝宝做出区分。另外，有的医院还会给宝宝按手印、脚印，以给宝宝的出生留个美好的纪念。

接受检查。 宝宝出生后，医生都会对其进行Apgar（阿普卡）评分来确定宝宝的健康状况。这是针对宝宝的反应和生命特征而进行的测试。

测试包括以下五个方面：心率、呼吸、肤色、肌肉和反应。每个项目都是0~2分的范围，最后将五个分值加起来，总分就是Apgar（阿普卡）评分。这些测试会在5分钟后再进行一次。通常7~10分都是正常的范围，如果宝宝得到了合格分数的话，就说明不需要特别护理了。

2. 出生第 2 天

吸吮初乳。 分娩后 2～4 天内，新妈妈会分泌初乳，初乳中含有大量能够保护宝宝免受各种疾病侵扰的免疫抗体，因此一定要让宝宝及时吸吮。

排出胎便。 胎便是宝宝出生前沉积在肠胃内的分泌物。出生 1～2 天内，宝宝就会排出黑色的胎便。喝奶粉和母乳后，宝宝的大便会逐渐变色。

3. 出生第 3 天

胎脂脱落。 新生宝宝的皮肤一般呈红色，刚出生的时候，全身都覆盖着一层滑溜溜的油状物质，这就是胎脂。一般 3～4 天后，胎脂逐渐脱落，不必剥离。

脐带变黑。 宝宝原本透明的脐带变黑了，但是还没有脱落，不能沾水，否则容易发炎，因此要特别小心。

皮肤变得光滑。 宝宝原本皱巴巴的皮肤已经变得很光滑，由于宝宝的皮肤还很薄很透明，所以能看到红色的血管。

接受检查。 医生将进行会诊，逐一检查宝宝的心脏跳动、体温等情况。

享受洗澡。 为了保持宝宝身体的清洁，减少细菌繁殖，医护人员会每天给宝宝洗澡。洗澡时，要保护好宝宝的脐带，不能让水进入宝宝的脐带，以免发生感染。

4. 出生第 4 天

排出黄色稀便。 胎便排出后，开始出现黄绿色稀便。用母乳喂养的话，宝宝大便呈黄色，也可能带有白色糊状疙瘩，都属于正常现象。用奶粉喂的宝宝，大便呈黄褐色，状态略稠。

新生儿黄疸加重。 新生宝宝的肝功能尚未发育成熟，无法将胆红素全部处理，从而淤积在体内，造成皮肤和眼白呈黄色，这种现象即为新生儿黄疸。一般在出生后 2～3 天出现，4～5 天更加严重。

5. 出生第 5 天

出现蒙古斑。 随着新生宝宝的皮肤逐渐变白，其臀部、背部和肩膀等处会出现青色的斑点，称为蒙古斑。一般到了幼儿期就会自行消失。

采血化验。 宝宝出生 7 天内，必须采集血液，以检查乳酸代谢异常、糖代谢异常、先天性甲状腺功能正常与否等身体代谢的指标。如果及早发现症状，就可以采取适当的治疗措施。

吐奶现象。宝宝的肠胃尚未发育成熟，经常会出现吐奶的现象。因此刚喂完母乳或奶粉，新妈妈不要马上让宝宝躺下，一定要设法帮宝宝打嗝，以使胃里的空气排出。

让宝宝躺下后，新妈妈一定要把宝宝的头转向一侧，这样即使吐奶，也不至于堵住气管。

6. 出生第6天

每天3～4次大便。出生6天之后，宝宝一天至少要有3～4次黄色的大便。有一些纯母乳喂养的宝宝在出生3周以后，大便次数可能变少。

睁开大大的眼睛。宝宝紧闭的双眼终于睁开了。由于视力尚未充分发育，所以还看不清妈妈的脸。但是他明亮的眼睛会灵巧地左顾右盼，跟随光亮转动。由于宝宝大部分时间都在睡觉，所以睁开眼睛的时间很短。

7. 出生第7天

脐带准备脱落。宝宝的脐带已经变得又黑又脆，干透以后会自行脱落。刚脱落时脐部会渗出一些血水，因此后期的护理很重要。

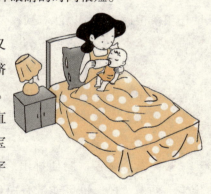

腿部呈M形。宝宝在妈妈的子宫里一直弯曲着双腿，出生后到学会走路之前，宝宝的双腿都习惯保持弯曲的姿势，类似英文字母中的M。

黄疸消失。如果是生理性黄疸，出生后1周左右就会慢慢消失。不过要是出生后超过10天黄疸依然不退的话，必须接受专业医生的诊断。

体重即将开始增加。宝宝可能在第1周出现体重减轻的情况，这是因为生理性脱水的关系。1周过后，体重会开始慢慢增加，正常情形是每天增加30克，所以1个月后的体重将比刚出生时多出约1千克。

Part 6 新生儿解密篇：走近"新生儿"

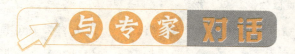

与专家对话

Q 宝宝头发稀少、脱发正常吗？

A 一般来说，新生儿在出生后几周内会出现脱发现象，并且多数是隐匿性脱发，即原本浓密黑亮的头发，逐渐变得色淡、稀疏，也有极少数属于突发性脱发。小宝宝生理性脱发大多数会逐渐复原，属正常现象。目前医学对小宝宝生理性脱发还没有明确的解释。

Q 小宝宝皮肤发黄不会是肝炎吧？

A 小宝宝出生72小时后，出现面部或全身皮肤泛黄是怎么回事？这是因小宝宝体内胆红素代谢的特殊性而引起的黄疸，属于正常生理现象。足月儿的黄疸发生率为50%左右，早产儿发生率在80%左右。生理性黄疸可在宝宝出生后7～10天自然消退。

Q 宝宝大便墨绿色是怎么回事？

A 新生儿黑绿色的大便称为胎粪（新生儿头3天排出的粪便），含有胆红素80～100毫克，相当于新生儿每日产生的胆红素的5～10倍。妈妈的黏稠初乳有泻胎粪的功效，如果这些胎粪排泄延迟，胆红素在肠道内会被吸收，再次进入血液循环就会使生理黄疸加重。坚持母乳喂养1～2天后大便就会变成黄色。母乳喂养的宝宝大便次数会多些，一天可能有5～6次。因为母乳的乳糖为二型乳糖，在肠道为酸性，有利于双歧杆菌生长，可以抑制大肠杆菌及嗜碱性的致病菌生长，对宝宝起保护作用。但是酸性会促进肠道蠕动，使便次增加。

Q 宝宝小腿怎么像"O"形？

A 宝宝的胳膊、腿，胖乎乎的像"藕节"，讨人喜爱。可是仔细看看，这小腿有弯儿，不直。可能有的妈妈马上会想到：补钙、捆腿。其实不必担心，小宝宝的小腿呈"O"形，是"生理性弯曲"，这和宝宝会站、会走以后因为患有佝偻病导致的"O形腿"完全不同。"生理性弯曲"会随着宝宝的发育逐渐消失。

Q 宝宝枕秃是缺钙吗？

A 缺钙的宝宝有一种表现就是枕秃，但枕秃的宝宝未必都缺钙。

造成宝宝枕秃的原因很多，如果枕头比较粗糙或太硬，宝宝又常常躺在上面，一旦出汗发痒时，宝宝就会用左右摇头的动作来止痒，时间长了，枕部的头发就可能被磨掉，出现枕秃。这样的枕秃无须治疗，宝宝大了自然就好了。

如果宝宝有枕秃现象，同时伴有睡眠不好、出汗等症状，又没有按规律补钙，这时就要考虑可能是缺钙了。

平常我们所说的"缺钙"，实际是维生素D缺乏性佝偻病。很多人都认为缺钙会让婴儿患上佝偻病，然而佝偻病的真正原因是婴儿体内缺少维生素D。婴儿体内缺少维生素D会影响婴儿对钙的吸收以及钙在骨骼中的沉积，从而影响骨骼发育。

幼儿在2岁后户外活动增加，饮食种类逐渐多样化，这时就不需要补充维生素D了，但是，每天户外活动时间要求在2~3小时以上，达不到的应该继续少量补充维生素D。

如果发现宝宝有枕秃等缺钙表现，体检时可以告诉儿科大夫宝宝的吃奶量，让医生帮助算出钙剂用量，科学地进行补钙。

有些宝宝检查血钙为正常，家长就以为不缺钙，这是不准确的。血钙只代表血液中钙的含量，人体内98%的钙都贮存在骨骼和牙齿中，血液中的钙还不到全身总量的2%。在一般情况下，血钙浓度并不能敏感地反映人体是否缺钙，也就是说血钙正常的人也会有缺钙的症状存在。

单凭有枕秃等表象就随意给宝宝补钙的做法是不可取的，而且对宝宝的身体也有一定危害。

Part 7

新生儿喂养篇
让宝宝吃出健康

宝宝的事无小事，吃是其中重要的事项之一。只有吃好了，宝宝才能健健康康长大。新妈妈最好能给宝宝母乳喂养，让宝宝在享受美食的同时感受到来自母亲的浓浓爱意。由于种种原因，新妈妈不能做到母乳喂养，可以采取混合喂养或人工喂养的方法。相信不论采取何种方式喂养，宝宝都能在众多亲人的关爱下茁壮成长。

PART 7
新生儿喂养篇：让宝宝吃出健康

新生儿喂养须知

◗ 母乳是宝宝最好的营养品

现在铺天盖地的奶粉广告真是深入人心，但是仔细想想，他们怎么夸张也不敢标榜自己是超越母乳的，最多只是"最接近母乳"。更何况之前的三聚氰胺事件让人们胆战心惊，事实上，母乳才是宝宝最好的选择。

1. 母乳是为宝宝量身订制的

每一位母亲的乳汁，都是为她自己的孩子量身订制的，没有哪两位母亲的乳汁成分是一模一样的。每一位母亲的乳汁都会根据自己孩子成长的情况，每天有所调节，甚至一天之内随时调整。比如，早产儿母亲分泌的乳汁比足月儿母亲的乳汁含有更多的免疫球蛋白，而奶粉成分则是固定的。

2. 母乳没有副作用

这是奶粉无法做到的：奶粉的主要成分是牛奶，但是在制作过程中，牛奶经过了多道工序的加工。比如，要添加水稀释牛奶，要添加糖弥补损失的热量，要添加防腐剂，要添加各种缺少的营养成分，并且还要调节牛奶中不合理的钙、磷、镁、铁、锌等元素的比例。奶粉中有些多余的物质会增加宝宝肾的负荷以及消化道的负担，使得宝宝的血糖升降过快，甚至为宝宝将来的健康埋下高血压、少年糖尿病和青春期肥胖症的隐患。相比之下，母乳中含有400多种营养元素，这些元素大部分都是利于婴儿大脑发育的成长素，是任何奶粉制造商都无法仿制的，尽管某些奶粉中添加了人工提炼合成的DHA 和 ARA，但这与母乳中的成分相比还是望尘莫及。

3. 母乳喂养的宝宝少生病

母乳中的抗体会给宝宝设立一道天然屏障，保护宝宝不受疾病的侵扰，尤其可以预防呼吸道、肠道、耳道感染等婴儿常见病。大量的调查研究表明，在以上常见的感染疾病方面，人工喂养的婴儿的患病率和死亡率相比母乳喂养的婴儿高十几倍。根据一项在芝加哥进行的调查，人工喂养婴儿死于呼吸道感染的概率比母乳喂养婴儿高 120 倍。另外一项在美国进行的调查显示，母乳喂养婴儿在 1 岁之内患病率仅为 25%，而人工喂养婴儿的患病率则高达 94%。母乳中的免疫因子还会根据孩子的身体状况进行调整，并自动浓缩抗体，在宝宝身体内存活七八年之久，有效降低宝宝在整个童年期的患病概率。人工喂养则增加了病菌入侵的机会，特别是在炎热的夏季，还会因用具消毒不严等原因，使宝宝感染病菌、病毒而生病。

4. 母乳喂养的宝宝更聪明

所有的哺乳动物都分泌乳汁，所有乳汁的基本成分都是水、蛋白质、乳糖、维生素、矿物质，还有消化酶以及激素等。然而，不同物种根据自己的成长速度、行为和需求，所分泌的乳汁成分也各不相同。比如，乳糖促进大脑的发育，智商越高的哺乳动物，其乳汁中的乳糖含量越高，相比其他物种，人类的母乳中乳糖含量最高。

母乳中还含有天然的胆固醇，这对于宝宝头 2 年的成长发育，尤其是大脑和神经系统的发育以及维生素 D 的生成，都是必不可少的。缺乏胆固醇和 DHA 会导致成年人患上心脏和中枢神经系统疾病。多年的调查研究表明，母乳喂养宝宝的平均智商高于人工喂养宝宝，而且接受母乳喂养时间越长，相对智力优势则越高。

5. 母乳喂养的宝宝消化吸收更好

母乳含有生化酶，有助于宝宝消化。乳清是母乳的主要蛋白质，对肠道好，易消化，其养分大多可被宝宝完全吸收，所以母乳喂养宝宝的大便非常通畅。而奶粉的主要蛋白质是酪蛋白，会形成橡胶般的凝乳，非常不容易消化，难以被宝宝完全吸收，大多成为废物，因此人工喂养宝宝的大便又硬又臭，还经常有便秘的痛苦。母乳保护宝宝不对其他食物过敏，减少罹患其他过敏引起的疾病（如哮喘、湿疹、花粉过敏、慢性肠炎等）的概率。奶粉喂养的宝宝则没有这么幸运。

6. 母乳喂养的宝宝极少贫血

虽然母乳中铁的含量比较少，但其中的铁是活性铁，吸收率高达75%。而且母乳中含有更多的乳糖和维生素C，有助于铁的吸收。相比之下含有强化铁的奶粉的吸收率不到10%。根据美国儿科专家的研究和调查，纯母乳喂养至7个月的婴儿群体中没有发现一例贫血，纯母乳喂养至7个月的婴儿在1岁时，比那些较早添加了含强化铁的奶粉或米粉的婴儿，血红蛋白高出许多。为避免缺铁性贫血、过敏症、营养不良等问题，国际母乳会、美国儿科学会都推荐母亲们纯母乳喂养婴儿至6个月以上，不建议6个月以前添加辅食。

7. 母乳喂养的宝宝牙齿好

牙医们鼓励长期母乳喂养，因为吸吮动作有助于面部肌肉和牙床的发育，有助于宝宝长一口健康牙齿和一张漂亮的脸蛋儿。而奶粉喂养的宝宝则容易发生龋齿和口腔变形。

8. 母乳喂养可以有效降低成年后许多疾病的发病率

母乳喂养可以有效降低以下疾病在少年和成年期的发病率：阑尾炎、气喘、乳腺癌、少儿癌症、结肠炎、糖尿病、湿疹、胃肠炎、胃食管回流、腹股沟突出、少年风湿、关节炎、白血病、多发性硬化、骨质疏松、呼吸道疾病、儿童猝死综合征、泌尿系统感染、视力问题、百日咳、耳炎。

新妈妈开奶3个步骤

产后第4天，大部分妈妈都会分泌初乳了，如果还不能顺利泌乳，乳房就会开始肿胀；如果已经泌乳但宝宝没有充分吮吸，那么乳房就会出现不畅通的硬块（又被称为奶结），这时必须借助非常手段来使奶水畅通，俗称为开奶。自从小S在自己的书里描述了自己开奶的痛苦经历后，不少新手妈妈都把开奶当做一场硬仗来打。很多人衡量月嫂称职与否的重要标准就是——她是否能给产妇开奶；现在医院里还有专业的开奶师，开一次奶的费用在百来元左右，开奶真有那么难吗？其实，只要掌握以下要领就能顺利开奶。

开奶的方法虽多，但万变不离其宗，一定要有3个步骤：热敷、按摩、吸奶。

1. 热敷

热敷有3种方法，其目的都是为了使乳房变软，表面潮湿。

最常用的是热毛巾，但不能用滚烫的开水来烫毛巾，只能是温开水。太热的温度会让皮肤变得脆弱，随后按摩的话，就容易擦破皮，反而得不偿失。把温热的毛巾由乳头中心往乳晕方向成环形擦拭，两侧轮流热敷，每侧各15分钟。

用发酵的生面团（可以去馒头店买）裹住乳房，注意避开乳晕，直至面变干再把面粉剥除；没干之前取下，发面团很黏，比较难处理。

用新鲜的卷心菜叶子包住乳房，再用保鲜膜裹好。等到被卷心菜裹着的乳房变得很湿后，就可以拿掉菜叶了。

2. 按摩

热敷过后要马上配合按摩手法：

❶ 先疏通乳头。拇指和食指沾上水，再夹住乳头，从内往外摩擦。会有少量乳汁出来。

❷ 揉开乳块。手沾上水后包住乳房，用手掌，轻轻顺时针，或者逆时针，从乳房外侧向乳晕揉。

❸ 疏通乳管。五个手指沾湿从乳房外侧往乳晕用力摩擦。

一定要顺着乳腺管的位置来按摩，这时可见乳汁喷出，把喷出来的乳汁直接抹在乳房上，继续操作。

另外还可以有以下手法：

环形按摩。双手置于乳房的上、下方，以环形方向按摩整个乳房。

螺旋形按摩。一手托住乳房，另一手食指和中指以螺旋形向乳头方向按摩。

指压式按摩。双手张开置于乳房两侧，由乳房向乳头挤压。

按摩的方向一般都是从腋窝两侧往乳头方向按；按摩的力度必须要适度，力气不够是没有用的，所以产妇自己肯定是下不了手的，最好让月嫂或者老公帮忙；但是力气太大也会把皮肤弄破，所以力度要把握好。另外，谨记按摩时手要沾湿。

如果在没有人帮助的情况下，自己可以试着用梳子背或是刮痧板来刮。有刮痧板最好，没有的话可以用牛角或是木梳的背面来刮。凡是按到有硬块的地方，就用力刮通。

3. 吸奶

以上两个步骤之后就是吸奶的环节，这一环节是把乳腺管彻底打通，最好是让宝宝吸；如果不行就用吸奶器（这时有一个吸力强又称手的吸奶器就非常重要了），也可以请老公帮忙。

坚持做以上3个步骤，再配合热水泡脚，相信最后一定会成功的！

温馨提示 WEN XIN TI SHI

初乳含有特殊的免疫成分，被誉为"黄金乳"，是任何优质的配方奶都无法替代的，所以新妈妈一定要尽可能地给宝宝喂初乳。

喂奶姿势要正确

正确的哺乳姿势也是非常重要的。由于喂奶方法不当而导致意外时有发生，因此喂奶时的姿势至关重要，以下是喂奶的3种正确姿势：

1. 早期喂奶方式

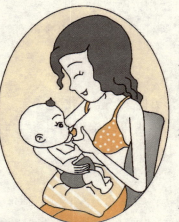

在有扶手的椅子上坐直，将孩子抱在怀里，用前臂和手掌托着孩子的身体和头部。喂右侧时用左手托，喂左侧时用右手托。放在乳房下的手呈U形，不要弯腰，也不要探身，而是让孩子贴近你的乳房。这是早期喂奶的正确方式。

2. 剖宫产母亲的喂奶方式

将孩子抱在身体一侧，胳膊肘弯曲，手掌伸开，托住孩子的头，让他面对乳房，让孩子的后背靠着你的前臂。为了舒服起见，可以在腿上放个垫子。如果是剖宫产，或者乳房较大，这种方式比较合适。

3. 疲倦时的喂奶方式

疲倦时可躺着喂奶。身体侧卧，让孩子面对你的乳房，用一只手搂着孩子的身体，另一只手将奶头送到孩子嘴里。这种喂奶方式适合于早期喂奶，也适合剖宫产的母亲。

新妈妈哺乳的 9 大注意事项

在给宝宝喂奶之前，妈妈需要做很多事情，也需要掌握很多的哺乳知识。这既是新妈妈的职责，也对宝宝的健康起着至关重要的作用。

1. 检查尿布

在给宝宝哺乳时，首先应先检查一下宝宝的尿布是否干净，如果发现尿布弄脏后要及时更换，弄脏的尿布会让宝宝感觉很不舒服从而导致食欲不振，宝宝只有感觉清爽，胃口才会大开。

2. 清洗双手

在哺乳之前，妈妈要用洗手液或消毒液仔细地清洗双手，然后用消毒棉擦洗乳房，同时也要用消毒棉把宝宝的小手擦干净。消毒是为了防止乳房被细菌感染后随乳汁进入宝宝胃部，诱发各种疾病的发生。一切准备就绪后，不要立即给宝宝喂奶，需要先挤出一些。有时候，乳汁过分充足会把宝宝噎住，所以要做到万无一失。

3. 妈妈生病要注意

如果妈妈不小心患上了感冒，给宝宝喂奶时需要戴上口罩。倘若患有流行性感冒或其他容易传染的疾病时就需要停止给宝宝喂奶。哺乳的时候，最好把电视、音响等关掉，让宝宝有一个安静的环境，只有出现妈妈的声音，宝宝才能专心地吃奶。妈妈运动后不要立即给宝宝喂奶，因为运动中体内会产生乳酸，乳酸滞留在血液中会使乳汁变味，从而影响宝宝的食欲。

4. 吸收脂肪

"爱美之心，人皆有之。"很多新妈妈产下宝宝以后就急着减肥而限制吃高脂肪的食物，这是不正确的。脂肪是母乳中的重要组成部分，来自食物中的脂肪减少以后，身体就会动用储存脂肪进行产奶，而储存脂肪大多含有对宝宝健康不利的物质。而且，在哺乳期减肥，并不会达到满意的效果，这段时间过后多数都会反弹回来。因此，在哺乳期，为了宝宝的健康，妈妈一定要吸收足够的脂肪。

5. 注重营养

哺乳期妈妈的饮食会影响到所分泌乳汁的质与量，因此，各种热量及各种营养素都有必要增加，尤其是对蛋白质、维生素、水分、钙等营养素的摄取，每天还需要增加 2 千卡左右的热量，才能足够供给分泌乳汁和自身需要的热量。正常人每天钙的摄取量为 600 毫克，母乳中供给宝宝的钙质量不会改变，但母体的钙质很容易减少，所以建议新妈妈每天要比平常多摄取 500 毫克左右的钙质，也就是至少每天要多喝 2 杯牛奶。新妈妈每天还需要比正常人多摄取 50 克左右的蛋白质，这些都可以从鱼、肉、鸡蛋等食物中获取。另外应该注意将食物合理搭配，避免挑食和偏食现象的出现。

6. 哺乳时不要逗宝宝

妈妈还要特别注意，不能在宝宝吃奶时逗引其发笑，宝宝发笑时喉部的声门会打开，吸入的乳汁就可能会进入气管，宝宝很容易发生呛奶，严重的情况还可能诱发吸入性肺炎。

7. 换掉工作服

许多妈妈都是职业女性，在给宝宝哺乳前正穿着工作服，无论妈妈有多么繁忙，都要先脱掉工作服，洗净双手后才可以给宝宝喂奶。因为工作服上常常粘有许多肉眼看不见的病毒、细菌和其他有害物质，这些有害物质很容易被吸入宝宝肺部，使宝宝的肺部感染病毒。

8. 喂奶前应该避免的食物

妈妈在喂母乳期间，为了自身及孩子的健康，应避免摄取某些会影响乳汁分泌的食物或个人的一些特殊嗜好，以免破坏良好的哺喂效果。会抑制乳汁分泌的食物有：韭菜、麦芽、人参等食物。

9. 补充水分

水分是母乳的重要部分，新妈妈因为哺乳宝宝每天会流失大约 1000 毫升的水分，水分不够会使母乳减少。坚持母乳喂养的妈妈每天应多喝 6～8 杯水（每杯大约 240 毫升），才能够满足正常的生理需求。成人每天需要补充铁质约为 15 毫克，哺乳期的妈妈需要增加到 45 毫克，用以弥补分娩时的大量失血、产后恶露排出和哺乳的需求。同时，哺乳期间维生素的量也必须增加，用以调节身体内的各项功能，维生素 A、维生素 D、B 族维生素、叶酸、烟酸等都应适量增加，新妈妈要多食用绿色蔬菜、肉类、蛋类、动物肝脏等。

母乳喂养 5 个常见错误

1. 放弃母乳，人工喂养

有些父母觉得，母乳看上去稀稀的，没有奶粉冲出来的牛奶那样浓，所以放弃母乳喂养，以牛奶替代母乳。这是一种错误认识，营养不是由浓淡决定的，只要新妈妈和宝宝都健康，那么就要珍惜母乳喂养。

2. 新妈妈大补特补

有些家庭为了让妈妈有充足的乳汁分泌，就让新妈妈多吃鸡鸭鱼肉、多喝汤，这也是不科学的。哺乳的妈妈吃油脂过大的食品，尤其是动物脂肪，会导致宝宝患上消化不良性疾病，表现之一就是大便呈油性或有奶瓣。而且宝宝营养过剩，也会导致肥胖，对身体发育不利。

3. 盲目断奶

有些新妈妈生病了，就急着给宝宝断乳。这种情况应该视妈妈的病情而定。比如轻微的伤风感冒，根本不必中止喂奶，不伴有高热时，妈妈应多喝水，饮食以清淡易消化为主，在喂奶时要戴双层口罩；如果持续高热，需暂停哺喂 1～2 天。

如果新妈妈需要用药，要尽量避免使用对宝宝有不利影响的药物。如果不可避免，宜暂时停止喂奶。患急性乳腺炎属化脓性的或有皲裂的一定要断乳，非化脓性或只是单纯红肿的就不一定要断乳。而且为了避免病后无乳，在暂停喂哺母乳时，妈妈应该每天定时用吸奶器吸出乳汁，否则会导致乳汁分泌减少，甚至停止分泌。

4. 混合喂养方式不当

有些混合喂养的宝宝，新妈妈总是先让其吃母乳，吃不饱，再喂一些牛乳。混合喂养的宝宝一定不能同时喂两种奶，这样容易导致宝宝消化不良，最好的方法是喂一次母乳，再喂一次牛乳，或白天喂牛乳，晚上喂母乳，要间隔着喂。

5. 母乳喂养宝宝额外补水

有的新妈妈怕宝宝上火，在给宝宝吃母乳之外还要喝水。而现代医学研究表明，这种做法是毫无科学根据的。医学研究发现，母乳的渗透力与血浆相似，其中含有充足的水分，就算是在沙漠中喂母乳也不需要补水。但是很多人不知道母乳的这一特点，给宝宝喂了母乳后还给宝宝喝水。却不知，宝宝的胃容量很小，这样不但会影响吃奶，还会使宝宝腹胀。

奶水是否充足的判断依据

如果母乳充足的话，宝宝在吃奶的最初 5 分钟就能吃个半饱，吃饱后会安静地入睡。一般来说，如果母亲的乳汁非常充沛，则有以下表现：

1. 从外观上看

喂奶前奶水好的乳房饱满，表面青筋显露，用手轻挤乳头，奶水就源源流出，喂奶后乳房松软。

2. 从孩子吃奶情况看

如果宝宝吸奶时，总是用分吸吮，却听不到连续的吞咽声，或吸几口才咽一次，或者吃奶时间很长，但吃后睡下不久又醒来，并向两侧转头啼哭，小嘴像是在寻找乳，那就说明母乳不够吃，不充足。若喂奶时听见宝宝有规律的吞咽声，表示母乳充足。

3. 从婴儿身体状况看

孩子没有患病，且体重增加，体重平均每日增 18～30 克，表明母乳充足。如果体重不增加或增加很慢，平均每天少于 18～30 克，且大便稀、呈绿色、次数增多等，则表示母乳不充足。

4. 有适当的夜尿量

每日至少更换 6 次或 6 次以上的尿布，通常每次喂奶时有大便，这些表现均说明母乳乳汁充沛。

5. 吃饱后婴儿安静

宝宝表现满足、安静或安然入睡，醒着时喜欢玩耍，这表明母乳充足。

让母乳质与量齐升

保证及提高母乳质量，应该做好如下方面的工作：

1. 产前乳头的准备

乳头的形状可分为正常、扁平、内陷3种。乳头扁平和内陷时，会影响婴儿吮吸，由于婴儿不能充分吮吸，会反过来影响母乳的分泌，有乳头扁平和内陷的孕妇，在怀孕期间应做牵拉练习来纠正，有利于母乳的分泌。

2. 早开奶、勤哺乳

开奶时间越早，越能刺激哺乳母亲泌乳和排乳。一般在产后30分钟开奶即可。婴儿断脐后，实行母婴皮肤直接接触，24小时母婴同室，早开奶、多吸吮、按需哺乳，是促进乳汁分泌的有效措施。产后几天乳汁会不足，但千万不可放弃哺喂母乳。因为哺乳母亲在分娩后2~7天还处在泌乳期，乳汁由少到多会有个过程。只要给宝宝频繁哺乳，母乳就一定会多起来。

3. 食量充足，营养丰富平衡

母乳是由母体的营养转化而成的，所以哺乳母亲应该食量充足，多吃营养丰富的食物。食物中蛋白质应该多一些。食物中还应有足够的热量和水，较多的钙、铁、B族维生素。此外，哺乳母亲不应偏食、挑食，否则会影响母乳质量。哺乳母亲一定要根据个人乳汁分泌情况而适当加强营养。

4. 保持心情稳定、愉快

泌乳和排乳由于受中枢神经和内分泌调节，因此，不良刺激能干扰这种调节作用。不少哺乳母亲有这样的经历，一旦心情不好，奶水就会减少，所以哺乳母亲应力求保持轻松、愉快的情绪。家庭成员，尤其是丈夫，要多为哺乳母亲创造宽松的环境，促进乳房泌乳和排乳。

5. 避免疲劳

在分娩时，精神、体力消耗很大，需要较长时间的恢复。然而实际上许多哺乳母亲得不到充分的休息，因为需要照料婴儿，有的还需昼夜照料，就影响了泌乳的质量，所以丈夫和家人要多为哺乳母亲分担孩子的护理工作，使哺乳母亲有较多时间休息。但休息不等于卧床，哺乳母亲也要适度活动，才有助于身体的恢复，也有助于泌乳。

6. 谨慎用药

许多药物都能通过乳汁进入婴儿体内，所以哺乳母亲用药要慎重，最好在医生指导下用药，千万不要擅自用药，尤其是影响乳汁分泌的药物。哺乳母亲应禁用的药物在前面已提到。

7. 不要喂水，不要让宝宝吸橡皮奶嘴

母乳中的营养成分和水分，能满足从出生到4~6个月的宝宝生长发育的需要，所以纯母乳喂养的宝宝，不必再加糖水、菜汤和其他代乳品。宝宝出生头几天，虽然初乳分泌量较少，也不必添加任何食物和饮料。给宝宝吸橡皮奶嘴，会出现"乳头错觉"，使宝宝拒奶、烦躁，从而导致母乳喂养失败。

8. 新妈妈不要吸烟、喝酒

喜欢喝酒的母亲乳汁受影响很大，会妨碍孩子正常的生长发育。喝酒会降低激素的功能，从而减少乳汁的分泌。为了调节心情，偶尔一次饮酒不会对孩子有很大的影响，不必太担心。吸烟时，烟草中的尼古丁可以通过乳汁被孩子吸收，母亲吸烟会影响孩子的精神健康。孩子间接吸入烟气，不仅影响发育而且会患上呼吸系统疾病。

按摩催乳有助于乳汁的分泌和排出，还可以防止乳汁淤积。这里介绍一种按摩催乳的方法。

用干净的毛巾蘸些温开水，由乳头中心往乳晕方向成环形擦拭，两侧轮流热敷，每侧各15分钟，同时配合下列按摩方式：

❶ 拇指、食指、中指乳腺管走向进行纵向按摩。

❷ 拇指、食指、中指治乳晕做360°旋转按摩。

❸ 一手呈"C"字形支撑乳房，微微震动并逐渐加大震动幅度；另一只手大从乳晕向乳头方向按摩。

新妈妈哺乳4大关键

新生宝宝胃容量小，消化系统功能弱，所以在喂养时，新妈妈一定要注意把握宝宝的进食规律，给宝宝最合适、最充足的营养。

1. 哺喂要频繁

宝宝虽然个头比例不小,但胃却非常小,大约只是一个成年人的 1/50,所以其需要频繁地进食,以保证身体发育的需要。等到了 1 岁,宝宝的胃长到了成年大小的 1/3,就可以养成和成人相似的饮食规律了。

2. 按需哺乳

当新生宝宝睡眠超过 3 小时,应该唤醒他哺 1 次乳。随着胃容量的增大,宝宝摄入乳汁或代乳品越来越多,吃饱后,睡眠时间也越来越长,就会慢慢形成固定的规律。新妈妈要注意处理好宝宝睡眠和饮食之间的关系,宝宝有需要就及时哺喂宝宝,而不要硬性地进行按时哺乳。按需哺乳,不计次数,不但可以刺激新妈妈的乳汁分泌得快些、多些,还可预防新妈妈奶胀,并使宝宝身高和体重的增长明显优于按时哺乳的宝宝。

3. 哺乳莫忘情感交流

妈妈在哺乳的时候,给宝宝哼唱儿歌,轻声细语地与他交谈,温柔地抚摸他的头发,在这种密切接触中,宝宝感受到母爱,产生愉快的情绪,可增进相互间的感情。而且母婴互相对视,体温互相传导,双方内分泌系统、激素分泌活跃,消化代谢大增,对促进宝宝智力发育的作用不可替代。

4. 充分刺激乳房泌乳

妈妈在每次充分哺乳后应挤净乳房内的余奶。因为进行乳房排空能使乳腺导管始终保持通畅,乳汁的分泌排出就不会受阻。乳汁排空后乳房内张力降低,乳房局部血液供应好,也避免了乳导管内过高的压力对乳腺细胞和肌细胞的损伤,从而有利于泌乳和喷乳。乳房是个非常精细的供需器官,婴儿吸吮次数越多,即需要多,乳汁分泌也就越多。排空乳房的动作类似于婴儿的吸吮刺激,可促使乳汁的分泌。有些婴儿可能在出生的最初几天吸吮无力或吸吮次数不足,因此,在吸吮后排空乳房就显得更为必要。

为宝宝选对奶粉

在日常生活中,经常见到一些新妈妈为挑选宝宝的奶粉而发愁,下面就提供几种挑选奶粉的方法供新手妈妈用。

1. 根据年龄段
很多奶粉都分年龄段，比如6个月以上、1~3岁、3~6岁等。

2. 根据保质期
在给宝宝选择奶粉时要注意看保质期，要挑选最新生产的奶粉。

3. 根据经济实力
经济条件好点儿的家庭，可以选择合资或国外进口的奶粉。

4. 是否是正规厂家出产的奶粉
没有必要一定选择某个品牌，但要求是正规的大型厂家生产的奶粉。

5. 别看广告看宝宝
婴幼儿奶粉最重要的当然是安全性，这里教妈妈一个小窍门。给宝宝选择奶粉时不能只看广告，即使亲自到超市去查看奶粉的成分和营养配方，也无法判断它的安全性是否过关，更何况配方中的专业名词，新妈妈看了也是"云里雾里"，怎么办？

别看广告，看宝宝——不仅要看自己的宝宝，也要看其他的宝宝。当你看到朋友们的宝宝健康快乐、精神状态好而又活泼爱笑时，就要问问这位妈妈平时给宝宝吃的是什么牌子的奶粉，在哪购买的。有了健康宝宝作"鉴定"，这个牌子的奶粉就可以放心购买了。

> **温馨提示** WEN XIN TI SHI
>
> 判断宝宝配方奶粉是否适合宝宝，要根据宝宝对该种奶粉的消化吸收程度来了解。新妈妈可以观察宝宝吃了奶粉后的表现。若宝宝吃了奶粉后，眼屎较多，大便少而干结，有口臭，食欲不佳，腹痛，睡眠不安，烦躁，情绪不稳定，那种奶粉就不适合宝宝食用。

为宝宝选奶瓶需谨慎

人工喂养的首要问题就是宝宝奶瓶的选取。一般要准备6个奶瓶，其中4个给宝宝喝奶用，另外2个装开水等，不可任何饮品都"一瓶烩"。那么，如何为宝宝挑选到合适的奶瓶呢？

1. 玻璃奶瓶为首选

奶瓶的材质一般有玻璃和塑料两种。建议新妈妈给宝宝选择玻璃材质的奶瓶，因为玻璃奶瓶透明度高、便于清洗，在安全方面能够让人放心，加热后不会产生有害物质。不过，玻璃奶瓶对于小宝宝来说比较重，可先由新妈妈代劳拿着，等宝宝长大后有力气了，就可以独立喝奶了。

塑料奶瓶清洗过后易残留细菌，经高温加热或低温冷藏还可能会起化学反应。如选择塑料奶瓶，新妈妈一定要仔细检查瓶体的硬度，以免用久了瓶身变形。

2. 透明度很重要

奶瓶的透明度很重要，瓶身的刻度也要清晰准确。要尽量选择瓶身不太花哨的奶瓶，以免影响刻度的读取。在选购奶瓶的时候，妈妈还要打开瓶盖闻一闻里面是否有异味，质量达标的奶瓶应该没有任何味道。

3. 仔细检查奶嘴

检查奶嘴也是必不可少的一个环节，它直接决定了宝宝会不会接受这个奶瓶。

首先奶嘴的安全性一定要达标。建议妈妈选择信誉度高、口碑好、公众认可度高的品牌，这样的产品质量一般都有保证。

宝宝用的奶嘴不能过大。由于新生儿还不能很好地吮吸，太大的奶嘴无法塞进他的小嘴里。

奶嘴上的奶孔不可过大，数量不可过多，否则会使宝宝呛奶或吐奶。新妈妈可以在奶瓶中注入温水，然后将奶瓶倒置，通过观察奶嘴的"流量"来判断选择是否合适。如果里面的水是一滴一滴地流下，说明大小适中；如果水呈直线流下，说明奶孔过大；如果水根本流不出，说明奶孔过小，宝宝吮吸起来会非常困难。

牢记奶粉喂养5大关键

1. 学会计算宝宝的奶量

采用人工喂养的婴儿一天需要喂多少奶，如何调配奶粉，新手爸妈都应该掌握。

奶量一般根据宝宝的体重来计算。

奶量的计算公式：

一日奶量＝100×［110×体重（千克）］/86

简便的算法：一日奶量：128毫升×体重（千克）

知道了一日的奶量，还应该学会奶粉的调配方法。爸爸妈妈一定要按照奶粉说明书的浓度来冲调，过浓或过淡都会影响宝宝健康。常常有父母调配喂养婴儿的奶粉和平时成人喝的一样，冲了很多的水，结果孩子越喂越瘦，造成了营养不良。

1. 配方奶冲调见功力

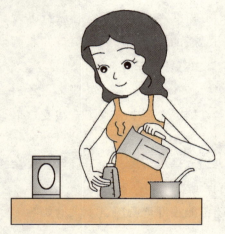

冲奶粉给宝宝吃，用什么样的水冲调，水温该控制在多少度，一次冲多少毫升等都是有讲究的。新妈妈是否真正掌握了给宝宝冲调奶粉的方法？以下几个方面足可提升你冲调奶粉的技能。

冲调用水有讲究。冲调奶粉的用水必须完全煮沸，且先把水温调到适合，以37℃左右最为适宜，最后再倒入奶粉搅拌均匀。水温过高会使奶粉中的乳清蛋白产生凝块，影响消化吸收，还可能破坏奶粉中添加的免疫活性物质。不要使用电热水瓶热水，因其未达沸点或煮沸时间不够。

奶量与水量有标准。一般全奶是按奶粉与水1∶4的比例，即1平匙奶粉加4平匙水冲调。这与前面介绍的1平匙奶粉加30毫升水是一个意思。由于各种奶粉制作方法不同，冲调标准也不一样，妈妈最好按奶罐上的指示操作。值得注意的是，人们常说的建议哺喂量，指的是清水的量。

不要忘记试温。牛奶温度过高会烫伤宝宝，过低会刺激胃肠道蠕动，造成腹泻，影响营养素的吸收，因此喂奶前需先试温。试温时只需倒几滴奶于手腕内侧即可，或者把盛有牛奶的奶瓶摇匀，片刻后贴在面颊上。切勿由成人直接吸奶头尝试，以免受成人口腔内细菌的污染。

2. 消毒工作不容忽视

新生儿所用的奶瓶、奶头、汤勺、锅子等，必须每次消毒，并放在固定盛器内，最好是带盖的锅中，以保证清洁和消毒质量。下面综合介绍几种常用的方法：

煮沸消毒。顾名思义，是将奶瓶和其他喂奶的工具放入一口深锅中，使工具完全浸在水中，然后煮沸 15~20 分钟。

消毒剂消毒。将奶瓶和其他喂奶的工具放入一个大的容器中，加水盖过其高度，放入消毒剂（固体或液体均可），然后浸泡 30 分钟。

蒸汽消毒机消毒。这是一种电动设备，只需加入水就可产生足够的蒸汽来为奶瓶消毒，大约需要 10 分钟。

微波消毒装置。这是一种特别设计的、可放入微波炉的蒸汽装置。消毒大约需要 5 分钟。但使用前必须先确定奶瓶和其他工具可以用微波消毒。

3. 正确地给宝宝喝水

人工喂养的宝宝一定要注意喂水。一是因为牛奶中的蛋白质分子量大，不易消化，且乳糖含量较人乳少，这些都易导致宝宝便秘，需要多喂水才能缓解；另外，牛奶富余的矿物盐和蛋白质的代谢产物从肾脏排出体外，需要水的参与才能够完成。

喂水时间在 2 次喂奶之间较合适，否则会影响喝奶量。喂水次数也要根据宝宝的需要来决定，一次或数次不等。夜间最好不要喂水，以免影响孩子的睡眠。

那么每次喂多少水合适呢？这要根据气候、宝宝的年龄及饮食等情况而定，一般每次喂水量约为每顿奶量的一半：出生第 1 周 30 毫升；第 2 周 45 毫升；1 个月后 50~60 毫升；3 个月时 60~75 毫升；4 个月时 70~80 毫升；6 个月时 80~100 毫升；8~12 个月时 100~120 毫升。夏天应适当增加水量。感冒、发热、呕吐或腹泻脱水时更应频繁饮水。值得提醒的是，孩子之间存在个体差异，不要勉强不喜欢喝水或喝得少的宝宝。另外，也不要以饮料代替水。

4. 喂养姿势要注意

吃奶是宝宝的最大乐趣，尤其是当妈妈和孩子紧密地挨在一起，互相看着对方的脸时，婴儿会把这种乐趣同妈妈的存在和妈妈的脸庞联系在一起。

所以即便是人工喂养，最好也要边喂边抱着宝宝。喂奶时，妈妈要坐在舒服的椅子上，并让宝宝像躺在摇篮里一样躺在你的胳膊上。多数妈妈喜欢坐在扶手椅上，或许还要在胳膊肘的下面垫上一只枕头。你可以保持舒服的姿势，但也要注意一定让宝宝的头部抬高约45°，这样可以防止乳汁流入耳内而引起污染。拿奶瓶喂奶时，要斜拿着奶瓶，保持奶嘴里一直有奶。这样可以使奶瓶中的气体在奶嘴之上，能防止宝宝吞进大量的空气。不过这也不能完全杜绝宝宝吃进空气。当气体在胃中积累过多，宝宝可能在吃到一半的时候就停止吃奶。这种情况下，妈妈就需要把孩子胃里的气体拍出来，然后继续喂奶。

> **温馨提示** WEN XIN TI SHI
>
> 切忌先加奶粉后加水。切忌将已冲调的奶粉再次煮沸。切忌自行增加奶粉的浓度及添加辅助品。喂奶粉时毋须再添额外的饮用水。无论是牛乳还是配方乳都应新鲜，如果一次没有吃完，最好倒掉，不要再给婴儿食用。

宝宝奶瓶也要"保养"好

奶粉喂养最大的问题就是奶瓶的清洗消毒，由于奶粉本身富含乳蛋白、乳糖、乳脂肪等营养物质，因此用过的奶瓶很容易成为细菌滋生的温床。而一般的洗涤方法难以将奶汁清除干净、将细菌消灭，这样就会引起宝宝腹泻等问题。

1. 清洗

先倒掉残奶，再冲入清水，并加入清洁剂，用大奶刷刷洗瓶壁、瓶底及瓶颈部，再用小奶刷刷洗奶瓶口的螺纹、奶瓶盖。

然后重点清洗奶嘴，先刷奶嘴里面，可以把奶嘴反过来仔细刷，然后清理出奶孔，最后翻过来，清洁外面。

洗干净后，用清水里里外外冲洗几次，放在干净的地方倒扣晾干即可。

2. 消毒

清洗过后必须要进行消毒，奶瓶的消毒方法有很多种，常用的有开水煮沸消毒、蒸汽锅消毒和微波炉消毒3种。第一种肯定是最彻底的消毒法，即把清洗后的奶瓶配件放入一个大锅，并加水漫过，待水沸腾后再煮10分钟左右，用夹子夹出奶瓶配件并放置在干净的容器中冷却晾干。操作时，必须在旁边监看并控制时间，否则会煮坏奶瓶或者把水烧干，容易引发危险，最好用定时器提醒自己。如果经济许可，更推荐蒸汽锅消毒，虽然前期需要购买一个值得信任的蒸汽消毒锅，但是使用的时候人不用在旁边盯着，又能非常快速有效地杀灭容器上的细菌，实在是方便很多。至于微波炉消毒，也是一种比较方便快速的消毒方法，但是效力显然不如前两者。

3. 储存

如果可能，最好多准备一些奶瓶、奶嘴，至少4～6个，这样就可以分批次清洗和消毒奶瓶，可以节省时间。清洗消毒好的奶瓶、奶嘴、奶瓶夹等物品需要储存在一个相对密闭洁净的空间内，可以选定一个带门的专用柜或是一个带盖的塑料存储箱。切记奶瓶要口朝下存放，同时要准备好控水装置，以免水渍引起发霉；要定期清洁储存的地方。

2 种混合喂养方法大对比

混合喂养虽然不如母乳喂养好，但在一定程度上能保证妈妈的乳房按时受到婴儿吸吮的刺激，从而维持乳汁的正常分泌。婴儿每天能吃到2～3次母乳，对保持婴儿的身心健康仍然有很多好处。

混合喂养常用的方法有2种，它们各具有一定的优劣性和适宜性。妈妈们可以依据自己的情况斟酌选择某种方法。

1. 补授法

补授法是在妈妈喂奶后立即加喂其他奶。为了不延长宝宝的吃奶时间，从而造成吸吮疲劳，母乳喂养的时间大致控制在10分钟以内，之后立即补充其他奶。母乳充足的宝宝吸吮10分钟可吸入总量的80%～90%；而母乳不足的妈妈，仅有的少量乳汁很快就被吸完了，之所以要喂10分钟，更重要的是为了让孩子享受吸吮的乐趣，满足他与母亲亲密接触的心理，更好地建立母子依恋。

适宜性：适用于4个月之内的婴儿，以及能够对宝宝进行全天喂养的妈妈。

优点：宝宝的频繁吸吮，能够让妈妈的乳房持续接受刺激，保持乳汁的分泌。实施这个方法可能会使妈妈重新回归到纯母乳喂养。

缺点：易使宝宝出现消化不良；可使宝宝对乳头发生错觉，而引发厌食配方奶粉、拒吃奶瓶的现象。

优化方法：喂奶粉时可先采用小勺喂，或选用仿真乳头，这种乳头吸吮起来比较费力，跟吸母乳的感觉比较接近，宝宝容易接受。

2. 代授法

代授法是指用母乳与配方奶交替喂养，全天有一次或数次完全使用配方奶替代母乳喂养。一般是妈妈同宝宝在一起时只喂母乳，不足部分或母子分离时采用其他奶替代几顿。

适宜性：适合于4个月以后的婴儿。也可以用来解决妈妈确实母乳不足或因上班等情况无法按时喂养的问题。

优点：逐渐地用牛奶、代乳类、稀饭、烂面条代授，可培养孩子的咀嚼习惯，为以后断奶做好准备。上班的妈妈只要在早上上班前、下午下班后、晚上临睡前坚持喂母乳就可以让混合喂养坚持到1岁、1岁半，甚至2岁，这样做对孩子身心健康均有利。

缺点：这种喂法容易使母乳减少。

优化方法：只要每日喂母乳不少于3次，母乳分泌量就可以维持在一定的水平上。

但由于每个宝宝的情况各异，妈妈乳汁分泌的情况也不同，再加上各种环境、生活等外界因素施加的影响，你还要具体情况具体分析，最终确定如何喂养。以下一些方法，也可以供你参考。

❶ 针对小月龄的宝宝，可以先喂约10分钟的母乳，让宝宝吃到高营养价值的母乳，然后补授一定量的牛奶，以补充优质蛋白质的不足。

❷ 由于妈妈工作情况或其他原因，不能全天母乳喂养的，可以安排早、晚吃母乳，增喂1~2次牛奶或其他代乳食品。

❸ 个别婴儿如吃母乳后肯吃其他乳类或代乳类，而母乳又不够吃饱一顿时，就只好采取先吃牛奶后吃母乳的办法。

❹ 若宝宝吃完母乳后，不肯再吃乳类食品，而母乳的量虽少，但在间隔一次不哺喂后还够宝宝吃一次时，就可以采取一顿纯吃母乳，下一顿完全喂牛奶或其他代乳食品的代授法。

❺ 如母乳不太缺少，就可以采用一次喂纯母乳，下次喂母乳后加喂一定量的代乳类的间隔喂法，或多吃几次母乳，而其他乳类或制品只喂 1~2 次。

❻ 断奶期的宝宝，可先用牛奶哺喂充足，再母乳补充。因为宝宝得到饱足后，不会再使劲吸乳，母乳会很快减少。

混合喂养的注意事项

刚开始进行混和喂养时，妈妈应记住这些注意事项：

充分发挥母乳的作用。 每次先喂母乳，吸空乳房中的乳汁后再考虑是否需要喂代乳食品；采用代授法时，每天母乳喂养应不少于 3 次。只有这样乳房才能得到充分的刺激，充足泌乳。

夜间最好喂母乳。 夜间妈妈比较累，尤其是后半夜，起床后给宝宝冲奶粉很麻烦，最好是用母乳喂养。夜间妈妈休息时，乳汁分泌量相对较多，而宝宝的需要量又相对减少，所以母乳一般会满足宝宝的需要。但如果母乳量实在太少的话，就需要以奶粉为主了。

奶粉不要额外加糖。 奶粉等代乳食品内不可加糖，否则会使婴儿感到母乳淡而无味，不愿吸母乳。

注意奶瓶和奶嘴的使用。 如果选择混合喂养，那么在最初的几周尽量不要使用奶瓶，可以先用小勺喂奶，等母乳喂养稳定后再考虑。太早使用奶瓶容易使有些宝宝只吃奶瓶而不吃母乳。当然，妈妈也可以试试给宝宝使用仿真乳头，让宝宝更快地接受奶瓶。

按标准严格冲调。 在冲调配方奶时，应该严格按照婴儿配方奶粉包装上规定的水和奶粉的比例冲兑。否则牛奶过浓、过稀都会影响到宝宝的发育。

如何判断宝宝是否吃饱

混合喂养涉及两种喂养方式的配合，操作上有一定的复杂性，妈妈也就更需关注宝宝是否喂养充足。虽然有一些指标数据可作为确定宝宝奶量的参考，但宝宝之间的个体差异非常大，比如爱哭爱闹、动得比较多的孩子，需要奶量可能比安静的孩子多很多，所以，判断宝宝是否吃饱，最好把握一些标准。

方法一：听宝宝的吞咽声

在吃母乳时，宝宝会发出有节律的吸吮声，并伴有听得见的吞咽声音。一般哺乳前，妈妈的乳房硬而大，宝宝平均每吸吮2~3次可以听到"咕咚"下咽的声音，5~10分钟就差不多抽空，乳房变柔软，此时再换另一个乳房，连续15分钟宝宝就差不多吃饱了。如光吸不咽或吸多口咽1次，说明妈妈的奶不是很多。

方法二：看宝宝的精神状态

总处于饥饿状态的宝宝怎么都不对劲，打不起精神，恹恹欲睡，或者对外界的刺激反应很弱；而吃饱喝足的宝宝，不仅有满足的感觉，而且也很愉快，很爱笑，情绪好。

方法三：看体重增长

体重的增长是衡量宝宝饮食是否充足的可靠依据。足月新生儿头1个月体重应该增加500~1000克，从第5天开始，宝宝的体重至少应该每天增长约28克；6个月以内每个月宝宝要长600克以上，或者每周150克。宝宝体重低于这个标准，可能是喂养不足。

方法四：看尿量

奶量足够的话，宝宝的尿便也有一个基础线，基本上每天小便6次以上，大便多次少量或1次。

婴儿制剂和保健品不可滥用

现实生活中，有不少父母为了让宝宝长得更强壮些，经常给宝宝吃一些制剂和保健品，特别是当宝宝生病时，父母认为是宝宝身体太虚弱所致，于是想方设法给宝宝增加营养。除饮食中提高营养外，还会加脑白金、助长灵等，甚至给宝宝服用人参、当归。其实，父母的这种心情可以理解，但是这种做法是不对的，往往会适得其反。新妈妈尤其要注意以下几种药物和保健品。

1. 铁剂和锌剂

铁剂是纠正小儿缺铁性贫血的有效药物，但铁剂不是营养品，不可以长期服用，并且忌与钙片、牛奶、茶叶等同时服用，以免影响铁的吸收。

锌剂急性中毒可表现为腹痛、恶心、呕吐及腹泻，严重时可引起惊厥、脱水、休克和死亡；慢性锌中毒可表现为食欲不振、精神萎靡、血清铁元素下降及顽固性贫血等病症。因此，给宝宝补锌应掌握好剂量和疗程，不要长期、超剂量用药，以避免出现中毒反应。

2. 维生素A和维生素D

长期大剂量使用维生素A可引起维生素A过多症，甚至发生急性或慢性中毒，表现为骨痛、骨折、食欲不振、脱发、易激动等；大量久服维生素D，可引起高血钙、食欲不振、呕吐、腹泻，甚至软组织异位骨化等症状。鱼肝油类制剂含有维生素A和维生素D，给宝宝补充鱼肝油类制剂时，应掌握好剂量。

3. 人参蜂王浆

一些蜂王浆滋补保健品中往往含有激素样物质，一旦服用过量，可出现儿童性早熟现象，因此，新妈妈应尽量避免给婴幼儿服用。

温馨提示 WEN XIN TI SHI

一般来说，母乳喂养的宝宝可于1个月后开始添加鱼肝油，奶粉喂养的宝宝可从半个月开始添加鱼肝油。另外，妈妈在给宝宝喂哺奶粉及强化食品时，一定要仔细阅读配方中维生素A和维生素D的含量，避免含量过大，甚至引起不应有的中毒情况。

新生儿喂养与智力发育关系密切

新生儿宝宝的喂养与以后的智力发育间的关系极大，不可忽视。除了一些疾病因素以外，在新生儿喂养上应注意以下问题：

新生儿期血糖过低，会造成神经细胞营养不良而引起智力低下，特别应该注意不要使宝宝处于饥饿状态，尤其是出生体重较低、比较消瘦的宝宝，更应注意及时喂养。

新生儿宝宝的标准体重是3000克，以后前半年中每个月增加600克，后半年中每月增加500克，到1岁时应为9000~10000克。假如体重增加过慢，达不到标准，就应注意检查是否是由于喂养不当引起的，因为较严重的营养不良是会影响大脑发育的。

有些先天性代谢疾病，如苯丙酮尿症、半乳糖血症等，都是一种先天性酶缺陷病。得这种病的婴儿，刚出生时正常，若给予普通喂养，以后就会发生智力迟钝及肝脏病变等，所以及早诊断后，应尽早开始饮食治疗，要根据不同疾病给予特殊的饮食。在生后1个月内即开始治疗者，智力发育可不受影响。如果发现婴儿吃奶不好，容易呕吐或者黄疸不退，以及尿有"霉臭"或"鼠尿"气味时，最好能及时到医院去，争取早诊断、早治疗，以免影响小儿的智力发育。

科学研究表明，妊娠后3个月的宫内营养不良或生后第1年中的营养不良，都会引起胎儿智力发育受损，所以最好从母亲怀孕期间就注意给孕妇以足够的营养，以保证胎儿在宫内的正常发育。一般刚出生的足月新生儿的神经系统发育是不够成熟的，而出生后的第1年内，特别是第1个月，是大脑发育最快的时期，也是最容易受到影响的时期。

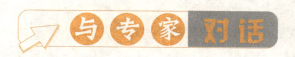

与专家对话

Q 为什么会一侧乳房奶胀，另一侧乳房奶少？

A 有些新妈妈常常出现一侧乳房奶水充足，而另一侧较少的情况，这多半是因为母亲喜欢让宝宝先吃奶胀的一侧乳房，当宝宝吃完这一侧乳房时大多已经饱了，不再吃另一侧乳房，这样，奶胀的一侧乳房由于经常受到吮吸的刺激，分泌的乳汁越来越多，而奶水不足的一侧由于得不到刺激，分泌的乳汁就会越来越少，久而久之，就会出现妈妈的乳房一边大一边小、一边奶胀一边奶少的情况，断奶以后再也难以恢复。

宝宝长期只吃一侧乳房的乳汁，时间长了，会造成偏头、斜颈等症，甚至宝宝的小脸蛋儿也会一边大一边小，后脑勺一边凸一边凹，这对宝宝的健康十分不利。

出现这种情况，应对方法是：每次哺乳时，先让婴儿吮吸奶少的一侧，因为宝宝饥饿感强，吮吸力大，对乳房刺激性强，奶少的那一侧乳房泌乳会逐渐增多。大约5分钟后，宝宝可以吃到乳房中大部分的乳汁，然后再吃奶胀的一侧，这样两侧乳房的泌乳功能慢慢地就会一样强。

Q 妈妈的乳房大小是不是与奶量有直接关系？

A 事实上，乳房大小仅与脂肪有关，与奶量没有关系。大体来说，只要在怀孕期乳房有稍微胀大的妈妈就有哺乳的潜能。重点在于，宝宝出生后要尽早开始哺乳，而且不让奶瓶、奶嘴干扰宝宝对乳房的吮吸。

乳房偏大的妈妈，在哺乳时可以在乳房下方垫一个毛巾卷或是穿戴合适的、有支撑力的哺乳文胸，以帮助宝宝顺利含乳。

Q 乳房异常哺乳时应注意什么？

A 特殊乳房是指特殊形态的乳房，如悬垂乳、平坦乳、大乳头及乳头内陷的乳房。如发育良好，仍属正常乳房。然而会给哺乳增加困难，如不注意，会导致少奶、无奶及乳腺炎等。对特殊乳房必须采取相应的哺乳方法，相应方法有以下几种：

1. 悬垂的乳房

形态像茶壶，整个乳房下垂，乳头却在上部。由于悬垂而造成乳腺管弯曲，使部分乳汁积聚于乳房下方，不易于婴儿吸出，同时积聚的奶汁容易淤积成块，诱发乳腺炎。母亲在哺乳时应将乳房托起，使乳腺管与乳头保持平行位，便于婴儿把整个乳房内的乳汁吸空。

2. 平坦的乳房

常见于扁胸及瘦长的女性。乳房不够丰满、突出，也使婴儿较难吸吮，造成喂乳困难。此种乳房在喂奶前需作热敷、按摩乳房等准备工作，还要牵拉乳头，使其突出出来。哺乳时要采取上身前倾的哺乳姿势。经过一段时间的训练，婴儿就能顺利地吸吮乳汁了。

3. 大乳头乳房

乳头的直径一般1厘米左右，达1.5厘米左右的便是大乳头。这和遗传因素有关。哺乳前需用两手的拇指将乳头搓十几次，哺乳时需用拇指和食指牵拉乳头。为了使其变细变长，还要设法让婴儿啼哭，以达到张大嘴的目的，以便将乳头、乳晕一起送入婴儿口中。经数次训练，婴儿便会适应，吸吮到乳汁。也可选用直径同一般新妈妈乳头直径相符的有边橡胶奶嘴，在奶嘴中央剪一个十字形，经消毒后，向奶嘴内挤十几滴乳汁，然后将其套在哺乳母亲的乳头上，婴儿通过橡胶奶嘴就能吸吮到母乳。

4. 乳头内陷、乳头扁平、乳头短小的乳房

这一类乳房给哺乳带来很大困难，关键在于早期发现，及时矫正。哺乳前用两手大拇指挤压乳晕，再将乳头轻轻地"钳"出来，同时牵拉乳头，使其突出，随后立即套上乳嘴，并采取上身前倾的姿势喂奶。这样做1周后，婴儿便能顺利地吸到乳汁。

Part 7 新生儿喂养篇：让宝宝吃出健康

Q 初乳怎么才够宝宝吃呢？

A 当妈妈们听说初乳量仅有几茶匙，她们往往担心这么少量对宝宝来说是否足够。简单的答案是：初乳是足月健康宝宝所需要的唯一食品。实际上，1天大的宝宝胃容量约为5～7毫升。有趣的是，研究者发现1天大的新生儿的胃并不会为了容纳更多而伸展。由于新生儿的胃壁保持紧致状态，吃过多的母乳就会吐出来。初乳的量正好是宝宝最初几顿所需的量。到第3天，新生儿的胃容量增到22～30毫升，或者是一个大号玻璃球那么大。少量、频繁的喂养能保证您的宝宝获得他/她所需要的母乳量。约第7天，新生儿的胃容量大概为44～59毫升，或者是乒乓球大小。继续频繁的喂养能保证宝宝获得所需要的母乳量，同时也确保妈妈的产奶量满足宝宝的需求。

Q 吸奶器吸出的奶质量好吗？

A 用吸奶器挤出来的奶因为沾上瓶子可能会受点损失，但是远远比别的食物好，即使在冰箱里面冷藏了8天的母乳活细胞也还存在。

Q 有的妈妈的乳汁很清淡，是灰颜色的，是否说明其中的营养不够？

A 实际上我们看到的颜色偏灰、清淡的奶不是什么所谓的"菜奶"而是"前奶"，成分大部分是水，是给宝宝解渴的（这也是为什么母乳喂养的孩子不需要额外喝水）。宝宝越吃，母乳越浓，到最后，会分泌像奶油一样的"后奶"，是给宝宝解饿的。母乳会根据宝宝的成长情况，自动调节每一次的分泌，满足宝宝的需求。在炎热的夏季，母乳会自动变稀，供给宝宝更多的水分，所以即使在夏天，宝宝也不需要额外喝水。应该说，每个妈妈都能满足自己的宝宝需要，除非是那种营养不良、身体极度虚弱的妈妈。实际上妈妈的身体会首先保证足够的营养给宝宝，所以妈妈营养不足的时候，反倒是母体首当其冲地受到损害。

Q 长"奶癣"怎么办？

A 有的宝宝对乳类过敏，会出现"奶癣"，一般无须特别处理，以避免刺激，保持干净和通风就可以了。如果奶癣比较严重，就需要去医院就诊了。

Q 溢奶和吐奶究竟要如何鉴别？

A 新生宝宝发生呕吐，总是让爸爸妈妈困惑不安，不知该如何对待。实际上，新生儿呕吐有溢奶和吐奶2种情况，在护理前应学会辨别，以便护理时区别对待。

宝宝在喂饱后无压力、无喷射性地从口边吐出少许乳汁，无面色改变，吐后不啼哭，称溢奶，是新生儿正常现象。这多数是因为新生儿的胃呈水平位，贲门较松弛，而发生胃食道反流。宝宝吸奶前哭闹较剧烈，吸奶时吸入空气过多，也可因嗳气而溢奶。人工喂养不当，如橡皮奶头开孔过大，授奶过速，喂养过多、太烫、太冷，都可引起溢奶。溢奶在宝宝出生头3个月发生最频繁，直到7~12个月才停止。

吐奶则是指给新生儿喂奶后发生的一种较强烈的呕吐，有时呈喷射性，可见黄绿色胆汁，甚至吐出咖啡色液。虽然呕吐有时也可发生于喂养不当或暂时性功能失调，但也一些疾病引起的呕吐，这样的宝宝在呕吐的同时还可能伴有恶心、出汗、面色苍白、胸腹肌的强力收缩以及腹痛、腹泻、发热等症状，应及时去医院治疗。

Q 老是漏奶怎么办？

A 在漏奶时用手指压住乳头轻揉，使喷射反射得到缓解。但是这个方法并非对所有的妈妈有效。如果上述效果不佳的话，可以用奶瓶接，在合适时候让宝宝吃（注意尽量避免使用奶嘴，以防乳头混淆）；外出时需要喂奶的话，可以使用一次性乳垫。

Part 7 新生儿喂养篇：让宝宝吃出健康

Q 母乳太冲怎么解决？

A 当母亲开始给婴儿哺乳时，乳汁如一下涌入口腔会使婴儿发呛，这样婴儿就害怕哺乳。乳汁有时也会从另一侧乳房涌出且使乳母感到乳房发胀，这是乳母泌乳过多并有积极喷射反射的表现，妈妈可以试着在每次哺乳前先挤出一些乳汁，这样乳房就不会太胀，乳汁也不会流得太快。每次只喂一侧乳房，下次再喂另一侧乳房，这样乳房受到的刺激少，产乳也会减少，流量也适合婴儿的需要。另外，如果躺着哺乳，乳汁流出的速度会比坐着时慢。

Q 奶瓶喂养，如何预防宝宝"地包天"？

A 用奶瓶喂养的宝宝，可能有"地包天"的情况出现，这是因为父母在喂养宝宝时忽视了喂养的姿势。在用奶瓶喂奶时，若是经常将奶瓶压着婴儿的下颌骨，或让婴儿去够奶瓶，而使下颌骨拼命往前伸，久而久之，下颌骨的发育会出现异常，而形成"地包天"或上颌骨前突。正确的喂奶姿势应当是将婴儿自然地斜抱在自己怀里，最好成45度角，奶瓶方向尽可能与婴儿面部成90度角，奶瓶就不会压着婴儿的下颌骨。

Q 宝宝吃多了会有什么表现？

A 吃得过多的宝宝是会给妈妈发出信号的，但没有经验的妈妈却往往难以分辨。究竟哪些现象说明宝宝吃撑了呢？一种情况是，宝宝哭闹，不睡觉，即使睡也会很短，大便次数增多，稀，有奶瓣，严重时出现血块，宝宝舌苔发白，每隔2～3小时就大哭。妈妈通常会认为宝宝这样是没吃饱，或以为宝宝脾气坏，于是要么就给宝宝不停喂奶，要么给宝宝吃安神药，宝宝却并未因此好转。还有一种情况是，吃多了的宝宝，他们可以连续几小时不吃奶，妈妈还以为是奶粉不对劲，于是频繁地换奶粉。事实上，你的宝宝在出现以上现象时，应该考虑他是不是吃得太多了。

Q 宝宝消化不良怎么办？

A 混合喂养的宝宝容易发生消化不良，此时宝宝的大便中可能有奶瓣，并有泡沫。针对消化不良的情况，妈妈可以停止给宝宝喂奶粉，可以适当添加米汤，也可以喂5~7天的"妈妈爱"，每天1袋，分3次吃。妈妈也应该注意不要吃冷食和油腻的食物，这样可以帮助宝宝消化功能的恢复。

Q 怎么度过暂时性哺乳期危机？

A 所谓暂时性哺乳期危机，通常的表现是本来乳汁分泌充足的母亲在产后2周、6周和3个月时自觉奶水突然减少，乳房无奶胀感，喂奶后半小时左右孩子就哭着要吃，体重增加不明显。这个时候妈妈不要急着给宝宝添加更多的奶粉。这种乳汁不足现象产生的主要原因有：婴儿体重增加迅速，需要量增多，母亲过于疲劳和紧张，每天喂奶次数较少，每次吸吮时间不够，母婴中有一方生病等等。

为了顺利度过这个时期，新妈妈可以从以下几方面入手：首先妈妈要保证充足的睡眠，减少紧张和焦虑，保持放松和愉悦的心情；适当增加哺乳次数；宝宝生病暂时不能吸吮时，应将奶挤出，用杯和汤匙喂宝宝；妈妈生病不能喂奶时，应按给婴儿哺乳的频率挤奶，保证病愈后继续哺乳。

Part 8

新生儿护理篇
给他最贴心的呵护

有句歌词是:"吃喝拉撒睡,一辈又一辈。""吃喝拉撒睡"是人的一生中最重要的5件大事。前面我们讲述了宝宝的吃和喝,本篇要讲述的是宝宝拉撒睡等生活方面的照顾。不管哪一样都是一门很大的学问。在给宝宝进行日常护理的时候,新爸妈一定要知道一些宜忌,禁忌的事最好不要做,否则就会影响宝宝的健康成长。

PART 8
新生儿护理篇：给他最贴心的呵护

新生儿护理须知

护理宝宝 8 大禁忌

宝宝刚刚降生，身体娇弱，日常护理稍有不慎，就可能会给宝宝带来不适和伤害，所以新爸妈在照顾宝宝时，一定要注意一些禁忌，给宝宝的健康成长开好头。

1. 不要频繁给宝宝洗澡

宝宝的皮肤角质层软而薄，血管丰富，吸收能力非常强，如果洗澡次数过频，或洗澡时使用药皂及碱性强的肥皂，宝宝会因皮肤表面油脂被去除而降低皮肤的防御功能。

2. 不要用洗衣粉洗婴儿衣服

洗衣粉的主要成分是烷基苯磺酸钠。这种物质进入宝宝体内以后，对宝宝体内的淀粉酶、胃蛋白酶的活性有着很强的抑制作用，容易引起人体中毒，如果洗涤不净，就会给婴儿造成危害。因此，婴儿衣服忌用洗衣粉洗。

3. 不要把新衣物直接给宝宝穿

新买来的婴儿衣服，必须用柔和的清洁剂清洗以后再给宝宝穿。之所以要先洗后穿，是要洗去新衣服中的漂白粉及其他染料的残质，以免刺激宝宝娇嫩的皮肤。

4. 不要拧捏宝宝的脸蛋

许多新爸妈在给宝宝喂药时，由于宝宝不愿吃而用手捏嘴；有时父母在逗孩子玩时，也喜欢在婴幼儿的脸蛋上拧捏，这样做是不对的。

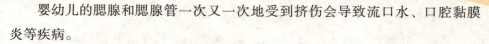

婴幼儿的腮腺和腮腺管一次又一次地受到挤伤会导致流口水、口腔黏膜炎等疾病。

5. 不要让宝宝睡在新爸妈中间

许多新爸妈在睡觉时总喜欢把宝宝放在中间，其实这样做对宝宝的健康不利。在人体中，脑组织的耗氧量非常大。一般情况下，宝宝越小，脑耗氧量占全身耗氧量的比例也就越大。宝宝睡在新爸妈中间，就会使宝宝处于一个极度缺氧而二氧化碳非常多的环境里，使宝宝出现睡觉不稳、做噩梦以及半夜哭闹等现象，直接妨碍宝宝正常的生长发育。

6. 不要用塑料薄膜做尿布

塑料薄膜不透气，用它来包裹宝宝，会直接影响其身体皮肤的正常发育，排出体内废料、分泌汗液、调节体温、呼出二氧化碳等功能也将会受阻。而且塑料薄膜会随时间老化，从而刺激宝宝皮肤发红、疼痛，一旦细菌侵入，就会发生感染、溃烂，还会引起败血症并危及生命。

7. 不要久留宝宝头垢

保留头垢十分有害，因为头垢是宝宝头皮上的分泌物、皮脂，添加一些灰尘堆积而成。它不但不会保护宝宝的囟门，相反会影响宝宝头皮的生长和生理机能，因此，应及时清洗。

8. 不要拍打宝宝的后脑、后背

在宝宝后脑和脊椎骨的椎管内，有中枢神经和脊髓神经，用力拍打宝宝的后脑及后背，会产生压强和震动，很容易使宝宝的中枢神经受到损害。

如何选购和使用纸尿裤

纸尿裤不仅能为宝宝的肌肤提供一个干爽的环境，让他们享受更充分的睡眠，而且能将新妈妈们从烦琐的重复性劳动中解放出来，使她们有时间努力工作、有精力享受生活。

购买时应先注意包装上的标志是否规范。 根据我国轻工业行业标准关于纸尿裤的规定，纸尿裤的销售包装上应标明以下内容：产品名称、采用标准号、执行卫生标准号、生产许可证号、商标；生产企业名称、地址；产品品种、内装数量、产品等级；产品的生产日期批号。

通过试用来作最合适的选择。每家厂商都有自己个性化的设计，妈妈可以根据宝宝的实际情况和自己的喜好来选择。最实用的方法是刚开始的时候少量购买，然后根据以下纸尿裤"好用"的参考标准来检查所购买的纸尿裤，看看效果再决定最终长期购买的品牌及产品。

1. 纸尿裤"好用"的参考标准

合身舒适。宝宝每天穿着的纸尿裤合身贴体最重要，有弹性设计的纸尿裤能够很好地配合宝宝活动，避免红印和摩擦。

吸收量大。这样可以减少更换频率，不会打扰睡眠中的宝宝，而且快速吸收能够减少尿液与皮肤接触的时间，自然就减少了宝宝患尿布疹的概率。

干爽不回渗。屁股老是接触湿湿的表层，宝宝一定不舒服，而且容易长尿布疹。

透气不闷热：透气性是保护宝宝稚嫩肌肤的重要条件。另外，要选择适合宝宝尺码的纸尿裤。可参考包装上的标示购买，腰围要紧贴宝宝腰部，粘贴处有数字标志的。胶贴贴于数字1～2之间比较合适。如胶贴贴于3号数字上，说明纸尿裤的尺寸小了，下次购买时要选大一码的纸尿裤。检查腿部橡皮筋松紧程度，若太紧，表示尺码过小；若未贴在腿部，表示尺码过大。

2. 如何穿纸尿裤

给宝宝穿纸尿裤的方法：

❶ 将尿布展开，一只手提起宝宝双脚，使屁股抬起，另一只手将新的纸尿裤放到宝宝屁股下。

❷ 将纸尿裤的一侧向宝宝的肚子上方牵拉，使其左右保持对称。

❸ 撕开纸尿裤一侧的小耳朵，粘在纸尿裤适合宝宝腰围的位置。

❹ 撕开纸尿裤另一侧的小耳朵，粘在纸尿裤适合宝宝腰围的位置。

❺ 现在，宝宝的纸尿裤就穿好啦。新妈妈还可以用两只手指插入宝宝肚脐下的纸尿裤处，检查纸尿裤的腰围大小是否合适。若不合适，可调整纸尿裤左右两侧小耳朵的位置。

传统尿布的使用、洗涤和消毒

传统尿布并非像人们所说的一无是处，它有很多优点是纸尿裤不能完全替代的。如：传统尿布是棉布制品，不易使小宝宝稚嫩的皮肤过敏；传统尿布可以反复利用，经济实用，很适合刚出生的宝宝；使用传统尿布还可以促使父母重视训练宝宝排便的习惯，及早训练排便习惯有利于新生儿大脑神经细胞之间的连通，增强神经对肌肉的控制能力，促进大脑的活动和发育。

纸尿裤和传统尿布各有千秋，没有必要因为青睐纸尿裤而把传统尿布完全抛弃。聪明新妈妈的做法是，将纸尿裤和传统尿布巧妙交替使用，也就是夜里为了小宝宝睡得安稳，或带宝宝外出的时候使用纸尿裤；白天居家有人照顾时，因为能够及时为宝宝更换尿布，可以使用传统尿布。

尿布的使用方法：

在给宝宝垫传统尿布时，可以采取以下方法：

❶ 将尿布折叠好后，一端垫到宝宝屁股下方。

❷ 另一端往宝宝腹部拉起。

❸ 将尿布的顶端向内折叠。

❹ 将折叠好的尿布拉至宝宝腹部展平。

❺ 将松紧带放在已经折好的尿布上。

❻ 轻轻抬起宝宝的小屁股和尿布，将松紧带放于尿布下，最后将松紧带的两端系牢即可。

洗涤尿布时，用肥皂水浸泡后搓揉，然后用流动的清水漂净。

尿布洗干净后用沸水烫 5~10 分钟是最佳的消毒方法。小便尿布可以 2 天煮 1 次，大便尿布需要每次都煮沸消毒。假如不煮沸消毒，则要反复进行漂洗，直至漂洗的水完全变清，然后在阳光下彻底晒干后才能使用。只有在通风好、阳光直射的地方彻底干燥，才能起到消毒的作用。如果阴雨天，可以用烘干机烘干，最后折叠起来，放在清洁的柜子里。

当宝宝出现痱子或尿布疹时，洗尿布不要使用洗涤剂，用清水煮沸后使用，能使症状得以缓和。另外，漂白剂或柔软剂等会刺激宝宝皮肤，不能用来去除尿布上的斑痕。在消除大小便斑痕时，可以把蛋壳包在纱布里，与尿布一起放在清水里漂洗。这样即使不用漂白剂，也能使洗过的尿布雪白如初。

温馨提示 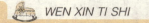 WEN XIN TI SHI

为了不妨碍宝宝的腹式呼吸，尿布的松度应该能容得下新妈妈两三根手指的宽度；为了让宝宝的大腿活动自如，尿布要包得松紧适度。尿布的后面要达到宝宝的腰部，前面则应该位于肚脐下两三厘米处，这样可以减少沾湿肌肤的部分，同时可保持肚脐的清洁。

不要给宝宝打"蜡烛包"

有的妈妈喜欢将宝宝紧紧地捆成粽子状，理由是这样能阻止宝宝的小手乱摸乱晃，减少疾病感染的概率。这种俗称"蜡烛包"的包裹方式虽然能保护宝宝少受细菌的感染，但是这种包裹方法对宝宝的生长有着极其不利的影响。具体如下：

1. 导致宝宝骨骼畸形

有的老一辈的人会告诉新手爸妈，如果不把宝宝的腿压直包裹起来，宝宝以后会变成"O"型腿。其实，这是没有科学根据的。宝宝会变成"O"型腿，原因有很多，比如遗传、缺钙等。强行将宝宝的腿扳直包裹，容易使宝宝髋关节脱位，如果发现不及时，就会导致宝宝骨骼畸形。

2. 限制胸部活动，影响宝宝呼吸

包裹得太紧，直接影响到宝宝的呼吸，同时还会影响宝宝肺部和胸部的发育，使得肺部抵抗力下降，从而导致肺部遭受感染的概率增加。

3. 压迫腹部，影响食欲

宝宝腹部受到挤压，导致胃和肠的正常蠕动受到影响而减缓，从而使得宝宝食欲下降，也会增加宝宝患便秘的概率。

4. 影响宝宝智力发育

宝宝踢腿、挥手的动作可直接反馈给大脑，大脑则会感受到这种"动

态",并促进其发育进程。因此让宝宝多动动手脚,无疑是对宝宝最早、最便宜的智力投资。

> **温馨提示** 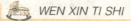 WEN XIN TI SHI
>
> 正确包裹宝宝的方法:将薄毛毯对折成三角形,顶端朝上平铺在床中间;将宝宝放在毯中间,脖子要对着毯顶端,然后将一侧对折包住宝宝身体,将多余的部分平塞在宝宝身体下面;再将另一侧以相反的方向对折并塞好;最后,再盖一层蓬松的小棉被,将被角塞到毯子下面。

"满月头"剃不得

民间流传着新生儿满月时要剃满月头的习惯,即用剃头刀刮净新生儿头上的胎发。人们认为这样可以使以后的头发增多、变粗。事实证明,这种说法是不科学的。

正常的情况下,孩子的胎发都会由日后长出的头发替换掉,不需要去剃除。而且,一个人的头发多少、是否黑亮与遗传和营养密切相关。不管是剃、刮、修剪,还是拔除,去除的只是已经角化了的、没有生命活力的那一部分毛发,影响不了它本身的生长。因此,与其用剃头的方法来希望孩子头发长得浓密一些,不如关注孩子的营养,让他们有足够的营养用于长头发。

如果需要为孩子理理发,让他舒服些,也应采取剪而非剃的方式。用剪刀剪去过长的头发既可以让孩子显得精神又不会对头皮造成损伤。而剃头则不然。现在宝宝皮肤娇嫩,处于功能尚不完善之时,作为人体的第一道防线,它尚不能很好地抵御病菌的入侵,若用剃刀,尤其是未经消毒的剃刀剃发,刀片会对婴儿的头皮造成许多肉眼看不到的损伤。婴儿头皮受伤后,由于对疾病抵抗力较低,皮肤黏膜的自卫能力较弱,解毒能力又不强,常使细菌侵入头皮,引起头皮发炎或毛囊炎。这会影响宝宝的头发生长,并使头发脱落。一些小儿所患的黄癣(俗称癞子头),有很多就是由理发传染的。还有更为严重的情况是,头皮被损伤后,如果处理不当或挤压,还可使细菌被挤进血管,经眼内静脉和上眼静脉,传播到颅内海绵静脉或脑静脉,引起严重的感染。因此,从预防感染的角度考虑,确实要给满月儿理发时,剪发要比剃发更合理、更安全。

宝宝衣物选择 3 大原则

为了迎接宝宝的到来，新爸爸妈妈一般会早点为新生宝宝准备一些衣物。一般情况下，宝宝衣物不用准备得太多，因为新生宝宝几乎是一天一变的，很快就会穿不上了。

新生宝宝的皮肤特别娇嫩，容易过敏，所以选择宝宝的衣物时一定要遵循安全、舒适和方便这 3 大原则。

1. 安全

选择正规厂家生产的童装，上面有明确的商标、合格证、产品质量等级等标志。

不要选择有金属、纽扣或小装饰挂件的衣服，因为如果这些东西不够牢固的话，可能会被宝宝扯掉而造成危险。

尽量选择颜色浅、色泽柔和、不含荧光成分的衣物。

2. 舒适

纯棉衣物手感柔软，能更好地调节体温。注意衣服的腋下和裆部是否柔软，这是会摩擦宝宝皮肤的关键部位，面料不好会让宝宝不舒服。

新衣服在穿之前一定要拆下商标，以免摩擦宝宝的皮肤。

要注意观察内衣的缝制方法，贴身的那面没有接头和线头的衣服是最适合新生宝宝的。

3. 方便

前开衫的衣服比套头的方便。

松紧带的裤子比系带子的方便，但是要注意别太紧了。

宝宝头上乳痂，小心处理

婴儿的脂溢性皮肤炎——乳痂，是一种好发于 0~4 个月婴儿的皮肤病。新生儿头皮的皮脂腺分泌很旺盛，如果不及时清洗，这些分泌物就会和头皮上的脏物积聚在一起，时间长了就形成厚厚的一层痂，有时甚至蔓延到脸上、耳后和脖子上。这在婴儿中非常普遍。乳痂的形成和护理工作不到位有着密切的关系。而新妈妈之所以会护理不好，通常是因为害怕碰伤宝宝的囟门，而迟迟不敢动手给宝宝洗头。虽然宝宝生了乳痂后，一般经过一段时间会自然痊愈，但新妈妈也应该做好护理，让宝宝感觉更清爽些。

新妈妈可以用植物油给宝宝处理乳痂。另外，一些以植物油成分为主的婴儿油或婴儿润肤霜也是帮助宝宝清洁乳痂的不错选择。

在为宝宝清洗头皮乳痂之前，为保证植物油的清洁，一般要先将植物油加热消毒，放凉，以备使用。正式清洁时，先将冷却的清洁植物油涂在头皮乳痂表面，不要将油立即洗掉，需滞留数小时，头皮乳痂就会变得松软，比较薄的头皮乳痂会自然脱落下来，比较厚的头皮乳痂松软没有脱落时，可用小梳子慢慢地轻轻梳一梳，厚的头皮乳痂就会脱落，然后再用婴儿皂和温水洗净头部的油污。

如果乳痂很厚，一次浸油可能去不掉，也可以每天涂 1~2 次植物油，直到乳痂浸透后再梳去。乳痂去掉后，要用温水将新生儿头皮清洗干净，然后用毛巾盖住小儿头部直到头发干透。值得注意的是，千万不可用手或梳子硬梳乳痂，以免头皮破损继发感染。

宝宝私处如何清洗

1. 男宝宝私处的清洗

清洁方法。

第 1 步：宝宝大便后首先要把肛门周围擦干净。先把柔软的小毛巾用温水沾湿，擦干净肛门周围的脏东西。

第 2 步：用手把阴茎扶直，轻轻擦拭根部和里面容易藏污纳垢的地方，但不要太用力。

第 3 步：阴囊表皮的皱褶里也是很容易积聚污垢的，新妈妈可以用手指轻轻地将皱褶展开后擦拭，等小鸡鸡完全晾干后再换上干净、透气的尿布。

清洗重点。

清洗的重点应该是最容易藏污纳垢之处。所以，要把小鸡鸡轻轻地抬起来，轻柔地擦洗根部，再有就是阴囊下边，也是一个"隐蔽"之所，包括腹股沟的附近，都是尿液和汗液常会积留的地方。

注意事项。

❶ 水温要适当。宝宝洗澡时的水温要控制在 38～40℃，这不仅能保护宝宝的皮肤不受热水烫伤，也能保护阴囊不受烫伤。爸爸妈妈会发现，当天气很热或者宝宝兜着潮热的纸尿裤时，宝宝的阴囊就会软趴趴的，像个气球皮儿，里面的小蛋蛋明显圆圆地鼓着，而如果遇冷，阴囊就会缩成一团。所以，在洗澡的时候，一定要控制好水温。同时，宝宝每次大便后也需要冲洗私处。

❷ 包皮和龟头清洗。宝宝周岁前都不必刻意清洗包皮，因为这时宝宝的包皮和龟头还长在一起，过早地翻动柔嫩的包皮会伤害宝宝的生殖器。1 岁以后，隔几天应该清洗 1 次，但要在宝宝情绪稳定的时候。清洗时，新妈妈用右手的拇指和食指轻轻捏着阴茎的中段，朝孩子腹壁方向轻柔地向后推包皮，让龟头和冠状沟完全露出来，再轻轻地用温水清洗。洗后要注意把包皮回复原位。

❸ 切莫挤压。宝宝的阴茎布满筋络和纤维组织，又暴露在体外，十分脆弱。在洗澡的时候，新手爸妈很容易因为紧张或者慌乱，手部无意中用力，挤压或者捏到宝宝的这些部位，因此需要特别注意。

2. 女宝宝私处的清洗

第 1 步：大便后用湿毛巾从前往后擦掉脏东西。也可以先用装入温水的喷雾器从前往后冲洗，这样脏东西就容易洗掉了，之后再用湿毛巾擦拭就会更方便。

第 2 步：用湿毛巾慢慢地将小阴唇周围的脏东西擦掉，即使是小便后也要擦干净。可以将毛巾叠成细长条，然后在小阴唇的沟里轻轻滑动擦拭。也可以用在超市里买的棉签，蘸水轻轻地擦拭。

第 3 步：大腿根部的夹缝里也很容易粘有污垢，新妈妈可以用一只手将夹缝拨开，然后用另一只手轻轻擦拭，等小屁股完全晾干后再换上新的尿布。

宝宝皮肤娇嫩，要小心呵护

宝宝刚生下来时皮肤结构尚未发育完全，不具备成人皮肤的许多功能，因此新妈妈在照料时一定要细心打理，以防稍有不慎惹出接连不断的麻烦。

1. 为宝宝慎重选用护肤用品

新生儿的皮肤面积与体重之比要比成人大得多，这意味着，每千克体重所吸收的洗护品要比成人多得多，同时，对过敏物质或毒性物的反应也强烈得多。因此，应为宝宝选择安全性更高的洗护用品，即经过严格医学测试证明品质纯正温和，成分完全符合婴幼儿皮肤特性的洗护用品。

2. 防止宝宝的皮肤因摩擦受损

婴儿的皮肤细薄，很容易被外物渗透和因摩擦受损。因此，宝宝的尿布及贴身衣物应是棉质的，且柔软吸水；每次用后都应用弱碱性婴儿皂清洗；沐浴后用细腻无杂质的婴儿爽身粉涂于全身，尤其是皱褶处。

3. 不可用碱性洗护品清洗

宝宝的皮肤控制酸碱能力差，仅靠皮肤表面的一层天然酸性保护膜来保护皮肤，以防细菌感染，并维持皮肤滋润细滑，因此保护好这层保护膜很重要。应选择pH值中性的洗护品，避免选择其中含皂质、酒精和刺激性成分的产品。

有些时候不宜亲吻宝宝

宝宝天真活泼的样子总是让人忍不住想要亲一亲他，但需要注意的是，有些特殊的情况下不宜亲吻宝宝。宝宝的免疫力还比较弱，如果大人携带病菌，很容易会通过亲吻传染给宝宝，让宝宝感染疾病。所以，新妈妈应了解出现哪些情况时，不宜亲吻宝宝。

1. 伤风感冒

不论是哪种类型的感冒，病人的鼻咽部都寄生有细菌或病毒，可通过亲吻传染。由于宝宝的抵抗力弱，稍不注意就可能被感冒病毒感染，甚而引发支气管炎、肺炎等症或合并脑炎等。因此，新妈妈在患有感冒的情况下不宜亲吻宝宝。

2. 感染疱疹

如果在面部、唇角、眼睛、手足等部位出现米粒大小的水疱，并且伴有发热或局部淋巴结肿大，就应警惕是否感染单纯疱疹病毒。这种病毒可通过亲吻等方式传播，对成人危害并不十分严重，但对宝宝可致命。出现疱疹性口炎等症状的新妈妈应在痊愈前避免接触宝宝，并切忌亲吻宝宝。

3. 患有口腔疾病

牙龈炎、牙髓炎、龋齿等均为常见的口腔病，大都因口腔不洁，病原微生物在口腔中繁殖导致，可以通过亲吻传染给宝宝。所以新妈妈在口腔疾病痊愈前不要亲吻宝宝。

4. 腹泻

腹泻虽然是肠道疾病，但致病的细菌是通过口腔进入肠道的，因此带菌者的口腔也是传染源。如果新妈妈最近感觉肠胃不太舒服，最好不要亲吻宝宝，以减少宝宝得痢疾的概率。

5. 携带具有传染性肝炎的病毒

病毒性肝炎或乙型肝炎表面抗原阳性患者的唾液或汗液等存在病毒，亲吻宝宝可使其受感染。携带肝炎病毒的新妈妈如果经过化验表明还具有一定的传染性，应采取其他方式来呵护宝宝。

读懂宝宝的各种"哭"

宝宝在出生头几天，除了吃奶，几乎都处在睡眠状态。随着一天天长大，宝宝开始变得调皮磨人，动不动就哭闹起来。其实，宝宝的哭声是有所区别的，细心的妈妈应根据宝宝不同的哭声来辨别出宝宝当时的需求，并给宝宝最合适的照顾。下面我们就分析一下宝宝哭闹的常见原因以及对策。

1. 不安

新妈妈上班后的分离、换了保姆、不喜欢陌生的环境和陌生人、单独待在房间里、父母情绪不好等。无论你的宝宝多小，都不要当着宝宝的面吵架。没有人会告诉我们宝宝在想什么，但是家人的吵架会给宝宝的性格和心理留下负面影响，甚至影响智力发育。

2. 睡前哭一哭

宝宝的哭声不太大,有规律,比较缠绵,甚至有些不安。稍大点儿的宝宝常常会用手揉眼睛、鼻子,或者哭哭停停,这就是人们常说的——闹瞌睡。临睡前留出 20 分钟让宝宝安静下来,加之慢慢延长忽视宝宝哭闹的时间,是纠正宝宝这一问题很有效的方法。

3. 尿湿了

有时候宝宝睡得好好的,突然大哭起来,好像很委屈,赶快打开包被,原来是尿湿了,换块干的,宝宝就安静了。

4. 饥饿时的哭闹

表现:哭声平缓而有节奏,并且边哭边做觅食状。

对策:把手指放在宝宝嘴边,轻轻戳一下,宝宝要是饿的话,就会张开嘴巴,有明显的觅食反射。这时就需要给宝宝喂奶。

5. 身体不舒服时的哭闹

表现:哭闹声忽缓忽急,看起来特别烦躁,四肢扭动、眉头紧皱。

对策:先要把宝宝的床铺检查一下,把衣服解开,看看是不是要换尿布。如果上面的办法还不见效的话,就要考虑宝宝可能是出现了肠绞痛,因为大约有 20% 的宝宝在出生后 2～4 周时出现肠绞痛症状,发作时宝宝会因疼痛难受而长时间啼哭。这种腹痛是功能性的,宝宝长大些自然会好。情况严重的,要及时看医生。

6. 对寒冷的反应

表现:哭声弱,皮肤发紫,严重时苍白干燥,全身蜷曲,动作减少。

对策:将宝宝抱在妈妈怀中或加盖小被子。

7. 对热的反应

表现:哭声响亮、有力,皮肤潮红,甚至额面部还会轻微出汗,四肢活动力度较大,严重者可出现轻度发热。

对策:需要将盖在宝宝身上的被子换成薄的,或者看看宝宝的衣服是不是穿得太多。

8. 边吃奶边哭

表现:边吃奶边哭,通常吸吮几口才吞咽一下,哭几声后再吃,反反复复。

对策：首先，爸爸妈妈要看看宝宝是不是有鼻塞的情况；其次，是不是母乳过多，让宝宝吞咽不过来，妈妈可用拇指和食指轻轻捏住乳房，使乳汁流得慢些。如果是人工喂养，就要检查一下奶瓶奶嘴的开口是不是太小或太大，宝宝吸奶太费力气，就需要您把奶嘴的开头开大，如果有呛奶就需要换一个开口小的奶嘴。

9. 受到惊吓时哭

表现：哭声高而尖，回声长而缓。

对策：抱一抱、哄一哄，让宝宝情绪安稳下来。比较有效的方法是，让宝宝的耳朵贴近妈妈的心脏，听一听妈妈那熟悉的心跳声对稳定宝宝的情绪有帮助。

10. 孤独时哭

表现：哭声断断续续，时不时四处张望。

对策：这说明宝宝心情比较烦或者有孤独感，需要妈妈或爸爸的陪伴和安抚，这时你一定不要"锻炼"宝宝的承受能力。正确的做法应该是，把宝宝抱起或者和宝宝说话，让宝宝有安全感和信任感。

宝宝的大小便学问大

都说女人当了母亲后会有很大的改变，这话真是没错。之前，许多女人不要说闻着屎臭吃饭了，就算是吃饭时听到有人说到"屎、尿"之类的字眼都会吃不下去。可是，生下宝宝后，新妈妈们甚至可以一边端着饭碗，一边研究宝宝的便便。这就是新生宝宝的魔力，他可以让你完全忽视大便的臭味，只关心宝宝的健康。

1. 宝宝大便的颜色

宝宝大便的颜色并不是一成不变的，随着宝宝的生长发育，便便的颜色在各个阶段均会有所不同，新手爸妈不必因此而感到奇怪。

新生儿胎便：墨绿色。刚生下来的宝宝，出生后 12 小时内会拉出胎便。胎便通常没有臭味、状态黏稠、颜色近墨绿色，主要由胎内吞入的羊水和胎儿脱落的分泌物等组成。

特别提示：早产儿排胎便的时间有时会有所推迟，主要和早产儿肠蠕动功能较差或宝宝进食延迟有关。

过渡期大便：黄绿色。 待排净胎便，向正常大便过渡时的大便呈黄绿色。多数新生儿在吃奶 2~3 天后大便呈现这一颜色，然后逐渐进入黄色的正常阶段。

特别提示：新生儿喂养开始的时间和摄入奶量会直接影响过渡便出现和持续的时间。若开奶延迟，过渡便出现的时间也会推迟。

吃辅食后的大便：颜色较暗。 宝宝从 6 个月开始添加辅食，随着宝宝辅食数量和种类的增多，宝宝的便性开始慢慢接近成人，变得颜色较暗。大便的颜色有时会与食物颜色有关，妈妈不必为之担心。

特别提示：吃较多蔬菜、水果的宝宝，大便会较蓬松。如果鱼、肉、奶、蛋类吃得较多，会因为蛋白质消化使然，大便比较臭。

2. 需要警惕的"坏臭臭"

通过观察宝宝便便可以初步判断宝宝的健康状况和营养状况。宝宝出现下列情况时，新妈妈一定要高度重视：

3. 新生儿 24 小时不排便

新生儿若 24 小时都没有排便，新妈妈们应尽快带宝宝去医院检查。

应对措施：请医生检查宝宝是否有消化道先天畸形。

4. 新生儿灰白便

宝宝从出生起拉的就是灰白色或陶土色大便，一直没有黄色，但小便呈黄色。

应对措施：赶紧去看医生，很有可能是先天性胆道梗阻所致。

5. 豆腐渣便

大便稀，呈黄绿色且带有黏液，有时呈豆腐渣样。

应对措施：可能是患有霉菌性肠炎，患此症的同时还会患有鹅口疮。如宝宝有上述症状，需到医院就诊。

6. 绿色稀便

大便次数多，量少，呈绿色或黄绿色，含有胆汁，带有透明丝状黏液。

应对措施：这是由喂养不足引起的，这时只要给足营养，大便就可以转为正常。

7. 油性大便

大便呈淡黄色，液状，量多，像油一样发亮，在尿布上或便盆中如油珠一样可以滑动。

应对措施：这表示食物中脂肪含量过多，多见于人工喂养的宝宝，需要适当增加糖分或暂时改喂低脂奶等。

8. 蛋花汤样大便

宝宝每天大便5～10次，含有较多未消化的奶块。

应对措施：如为母乳喂养则应继续，不必改变喂养方式，也不必减少奶量及次数；如为混合或人工喂养，需适当调整饮食结构，可在奶粉里多加一些水将奶液配稀些。

9. 臭鸡蛋便

大便闻起来像臭鸡蛋一样。

应对措施：表示宝宝蛋白质摄入过量，或者蛋白质消化不良。应该注意配奶浓度以及进食是否过量，可适当稀释奶液。

10. 水便分离

大便中水分增多，呈汤样，水与大便分离，而且排便的次数和量有所增多。

应对措施：这是病态的表现，多见于肠炎、秋季腹泻等疾病。应立即带宝宝到医院就诊，并应注意宝宝生活用具的消毒。

11. 不正常的大便

便秘：如果每次排便时，宝宝都很用力，而且大便干硬，就可能是便秘。可以用消毒棉棒刺激肠道出口，或是用开塞露帮助通便，也可以尝试给宝宝每天按摩腹部3次左右，或给宝宝做操。

带血的大便：宝宝偶尔会有很硬的大便，突然之间又会变成喷射状大便，会对直肠造成轻微的撕扯，称为直肠溃疡。如果你注意到宝宝尿布上有几点鲜红的血斑，或大便里有血，可能就是因为直肠溃疡；或是因为大便干燥导致的肛裂出血造成的。出血本身并不要紧，但还是要尽快找医生看一看，以便迅速治好便秘。大便里大量带血的现象很少见，但有可能是肠道畸形、严重腹泻或者肠套叠等疾病，最好马上送宝宝去医院检查。

腹泻：如果宝宝的大便原来是糊状的，后来变成了块状，有点稀散，而且排便次数也有了明显增加，那就可能是宝宝的消化有问题；如果宝宝的大便变得很稀，颜色发绿，排便次数频繁，大便的气味也发生了变化，几乎就可以断定：宝宝的肠道有炎症了。宝宝腹泻的时候，大便里会经常带有黏液，这就表示肠道有炎症。如果是母乳宝宝，那么妈妈要检视自己吃过的东西。

12. 小便的变化

头几周宝宝的尿是非常淡的，就像水一样。几周之后，尿液会变成琥珀黄色。头几周宝宝一天湿两三次尿布是正常的，之后宝宝一天至少湿四五个纸尿裤。

在头几周，看到尿布上有橙黄色或红色的斑点，可能会让你吓一跳，因为看上去很像血。这些红斑是由一种叫尿酸盐的物质引起的，是新生儿尿液中的正常物质，在尿布上看起来就是橙红色。

给宝宝穿、脱衣服的技巧

给宝宝穿衣时，动作一定要轻柔自然，以免伤害宝宝的关节。穿衣方法如下：

❶ 袖子是最难穿的部位。首先要将袖口收捏在一起，先穿右侧。

❷ 将宝宝的右手臂拉伸到衣袖中。

❸ 将穿好的一侧衣服拉平，然后左手托起宝宝，将衣服塞入到背部；右手拉住宝宝右手臂。

❹ 妈妈的左手拉着宝宝左手臂，使宝宝向右侧躺，然后依据穿右侧衣袖的方式穿左侧衣袖。

❺ 将宝宝的上衣拉平后，由上往下扣上衣的扣子。

❻ 接下来给宝宝穿裤子，先将宝宝右侧裤腿用手捏住。

❼ 一手抓住宝宝的右脚，一手将右侧裤腿对住宝宝的脚丫。

❽ 将宝宝的右腿脚套入裤腿中。换另一边，将左腿脚套入裤腿中。

❾ 妈妈两手分别抓住裤腰的两侧，将宝宝的裤子提到腰部。最后整理衣裤。

给宝宝脱衣服时，妈妈可以这样做：

❶ 先让宝宝平躺在一条铺好的浴巾上。

❷ 从上向下解开所有扣子。

❸ 先脱右边。妈妈一手握住宝宝的右臂肘关节，稍微弯曲后，一手拽住袖口。

❹ 拉出宝宝的右手臂，将宝宝的身体微侧，衣服塞入宝宝背后身体的一侧。

❺ 接下来脱左边。妈妈一手握住宝宝的左臂肘关节，稍微弯曲后，一手拽住袖口。

❻ 拉出宝宝的左手臂。

❼ 用左手托起宝宝，妈妈的手掌应放在宝宝颈部和背部之间，右手则将衣服从宝宝的背部下面拉出来，顺势将衣服完全脱下。

❽ 接下来，给宝宝脱裤子。首先将宝宝的双腿提起一点。

❾ 妈妈一只手握住宝宝的双脚，另一只手则拉住宝宝的裤腰。将宝宝的裤子轻轻拉下直至完全脱下即可。

给宝宝修剪指甲要谨慎

1. 正确的姿势

让宝宝平躺在床上，妈妈支靠在床边（用胳膊固定，保证手部稳固），握住宝宝靠近新妈妈这边的小手，要求最好能同方向、同角度（这样不容易剪得过深而伤到宝宝）。新妈妈坐着，把宝宝抱在身上，使其背靠新妈妈，然后也是同方向地握住宝宝的一只小手。

2. 握手的方式

分开宝宝的五指，重点捏住其中一个指头剪，剪好一个换一个。最好不要同时抓住一排指甲剪，以免宝宝突然一排手指一起动起来，力大不易控制，而且也容易让剪刀误伤其他指甲。

3. 修剪的顺序

先剪中间再修两头，因为这样会比较容易掌握修剪的长度，避免把边角剪得过深。

4. 修圆的工作

两次修剪过后可能会把指甲剪出尖角,务必要把这些尖角再修剪圆滑,避免此尖角长长后成为抓伤宝宝的"凶器"。

5. 检查

新妈妈可用自己的手指沿宝宝的小指甲边摸一圈,进行一次检查,发现尖角就及时清除。

6. 肉刺处理

要及时发现并处理宝宝指甲边出现的肉刺。千万不能直接用手拔除,以免拉扯过多,伤及周围皮肤组织。请仔细用剪刀将肉刺齐根剪断。

7. 清洁污垢

对于一些藏在指甲里的污垢,最好在修剪后用清洗的方式来清理,不宜使用坚硬物来挑。

8. 避免"嵌甲"

指甲两侧的角不能剪得太深,否则长出来的指甲容易嵌入软组织内,成为"嵌甲"。嵌甲会损伤指甲周围的皮肤,造成皮下组织的化脓性感染,引发甲沟炎或其他炎症。

抱新生儿需遵循4个原则

抱宝宝也是要讲究科学方法的,以下是抱新生儿的4项原则:

1. 第一时间抱抱新生儿

新生儿出生2小时之内感受妈妈温柔的拥抱和爱抚,这是母子建立终身依恋关系的第一步。妈妈把新生儿抱在怀里,让他听到妈妈心脏的跳动,闻到妈妈的体味,并伴以新妈妈对新生儿亲切的呼唤,足以让新生儿感到安全和放松。

2. 支撑新生儿的头

新生儿的小脖子并不是生下来就能立起来的,新妈妈在抱新生儿时一定要让他的头有所依靠。轻轻地把小脑袋放入肘窝里,小臂及手托住宝宝的背和腰,用另一只手掌托起小屁股,呈横抱或斜抱的姿势,使他的腰部和颈部在一个平面上。

3. 竖抱时间不可过长

新生儿越小，竖着抱的时间越要短。竖抱的正确方法是一只手托住他的臀部和腰背，另一只手护住宝宝的头颈部或让他依附在妈妈的肩膀上，最初控制在两三分钟之内，否则新生儿会不堪重负的。

4. 不要摇晃柔弱的新生儿

新生儿头部的髓磷脂还不能胜任保护大脑的工作，抱着新生儿用力摇晃会造成其头部毛细血管破裂，甚至死亡。所以即使摇新生儿也应十分温柔。

新生儿3种睡眠状态下的照护要点

新生儿的大脑皮层兴奋性低，外界的刺激对新生儿来说都是过强的，因此持续和重复的刺激易使其疲劳，致使皮层兴奋性更加低下而进入睡眠状态。所以在新生儿期，宝宝除饿了要吃奶而醒来，哭闹一会儿外，几乎所有的时间都在睡觉。睡眠可以使大脑皮层得到休息而恢复其功能，对宝宝健康是十分必要的。随着大脑皮层的发育，新生儿睡眠时间会逐渐缩短。

心理学家仔细观察、研究了新生儿的睡眠，按程度不同分为：活动睡眠（浅睡）状态、安静睡眠（深睡）状态和困倦状态。

1. 活动睡眠状态

宝宝虽然两眼闭着，但偶尔会把眼睛微睁开，手和脚会动一下，脸上还会做出一些表情，如皱眉、微笑、嘴巴吮吸等。如果呼吸逐渐不规则而且稍加快，这表明宝宝快醒了。

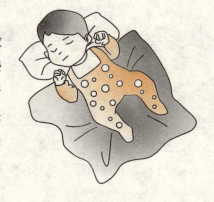

照料要点：不要误以为宝宝醒了，其实宝宝仍在睡眠中。如在这时给他换尿布、喂奶，宝宝会因没睡足而情绪很坏，哭闹不止。因此在这种睡眠状态时，妈妈最好不要叫醒宝宝。

2. 安静睡眠状态

宝宝身体及脸部松弛自如，除了偶尔惊跳一下或极轻微的嘴角动以外几乎没有什么活动；眼睛紧闭，呼吸均匀并变慢，完全没有任何反应。

照料要点：尽量让光线暗一些，让宝宝安静舒适地充分休息，即使已经到了喂奶时间，只要宝宝没有醒就不要把他叫醒，这样宝宝的大脑会比较放松，夜里也不易哭闹，同时还可促进脑垂体分泌生长激素，使宝宝长得更快。

3. 困倦状态

宝宝的大脑反应已处于不积极状态，眼睛半闭半睁，目光不灵活，有时眼皮出现闪动；脸上没什么表情，对平时反应积极的刺激表现出有些迟钝，身体运动减少，这种状态时常发生在刚醒或入睡前。

照料要点：这表明宝宝很累。进行任何刺激只会让宝宝的大脑更加疲乏，容易引起夜里啼哭，此时应该把宝宝放在一个舒适安静的地方。

给新生儿"颠倒黑白"

有些新生儿夜间哭闹不睡，白天反而熟睡不醒，这不仅妨碍父母休息，也使四邻不安，人们称这种小孩是"夜哭郎"。这是由于新生儿神经系统不完善，还没有建立起"白天短时间睡眠，夜间长时间睡眠"的条件反射。因为在母体内，孩子是不分昼夜的，出生后尚未适应外界环境，不会分辨白天黑夜。为了培养正常习惯，可以有意识地让孩子白天少睡觉。具体做法是：白天爱睡觉的宝宝要按时叫醒他，多和宝宝面对面交流说话，给予触听刺激或做被动体操、护理等，使宝宝白天少睡些。或多给孩子些刺激（捏耳垂、弹足底等），使孩子睡不踏实，让新生儿白天多醒几次、逗引玩，这样白天孩子疲倦了，夜晚自然就会睡得安稳。也可给孩子每晚服用少量镇静剂（要慎重），经过几天的适应过程，正常的睡眠规律就会慢慢形成。

温馨提示 WEN XIN TI SHI

如果发现新生儿夜间哭闹不睡觉，必须高度重视，及时纠正。因为儿童体内有一种生长激素，它的分泌呈昼夜规律，且夜间释放的生长激素要比白天多，因此，如果新生儿夜间哭闹不睡觉，会使生长发育迟缓，对成长不利。

给宝宝洗澡的方法和注意事项

给哺乳期的宝宝沐浴时，切不可使劲地擦，一定要轻轻地抚摸。为宝宝洗澡一般应在喂奶后的1～1.5小时后进行，水温为36～40℃，夏天可以略低些。洗澡时间以10分钟为宜，次数为每天1次，冬天可隔天洗1次，但新妈妈一定要注意不要忘了给宝宝洗小屁股。

宝宝应该有自己专门的洗澡工具，包括澡盆、纯棉小毛巾、大浴巾（或者直接用消毒纱布）、消毒棉棒、棉球、专用浴液、婴儿包被、衣服、尿片、婴儿专用爽身粉等。

1. 宝宝脐带未脱落时的洗澡法

先洗脸、洗头及颈部。用左肘部和腰部夹住宝宝的屁股，左手掌和左臂托住宝宝的头，用右手慢慢清洗。洗脸时可以用清洁纱布擦脸、擦眼睛，要自内眼角向外眼角轻轻擦拭。洗头时妈妈要注意按住宝宝两外耳道口，以免耳朵进水造成感染。有头垢（乳痂）时，妈妈可事前用适量的宝宝油擦在手心，轻柔地揉擦头垢处，使

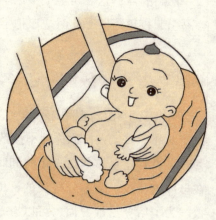

之软化，过一两个小时，再给宝宝正常清洗就可以了。宝宝的囟门还没有闭合，妈妈们千万不可用手抠除头垢，这对宝宝来说是非常危险的。

接着清洗宝宝的身体。因脐带未脱落，宜上下身分开洗，以免弄湿脐带，引起炎症。先洗上身，取洗头时同样的姿势，依次洗宝宝的颈、腋、前胸、后背、双臂和手。然后洗下身。将新生儿的头部靠在左肘窝，左手握住新生儿的左大腿，依次洗新生儿的阴部、臀部、大腿、小腿和脚。

洗澡结束后，新妈妈要以双手为支托并抓稳宝宝肩部，将宝宝抱离水中，用暖和过的、吸水好的大浴巾轻轻擦干宝宝的身体，让宝宝的小屁屁晾一会儿，有需要就再涂些防疹膏或润肤露等，以防"红屁股"的发生。

身体的皱褶及弯曲部位，应特别注意洗净擦干，可适量替宝宝抹些爽身粉，然后给宝宝围上尿片，穿上衣服。

2. 宝宝脐带已经脱落时的洗澡法

若宝宝的脐带已脱落,那么在洗净脸及头颈部之后,就可将宝宝颈部以下置入浴盆中,呈仰卧的姿态,由上而下洗完后,将宝宝改为伏靠的俯卧姿势,以洗背部及臀部肛门处。

3. 宝宝不适合洗澡或慎重洗澡的情况

宝宝打预防针后,宝宝频繁呕吐、腹泻时,宝宝发热或热退 48 小时以内,当宝宝发生皮肤损害时,刚给宝宝喂奶后,都不适合洗澡;低体重儿要慎重洗澡。

温馨提示 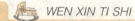 WEN XIN TI SHI

使用新生儿沐浴床或沐浴网,可以让宝宝洗澡的过程变得更轻松、更方便。另外,给宝宝洗澡时,新妈妈除了戴上防水围裙外,还可以在大腿上、胸前分别铺一块大而软的毛巾,这样给宝宝洗完澡搂抱宝宝的时候,他会感到温暖而舒适。

第一天就与宝宝建立亲密关系

不管是不是已经充分做好了当母亲的准备,每个初为人母的女人看到自己孩子的第一面总是难免惊讶之情:他看起来面目水肿,愁眉苦脸,四肢紧缩……并不是一副天使的模样啊!其实,不能与自己的宝宝一见钟情这件事情非常正常,你并不像很多人渲染的那样涌上蓬勃的母爱也很自然,你与宝宝之间的感情还有待更多的亲密接触来逐渐培养。所以,当产妇被推进病房后,医生都会把宝宝放进她的怀里,让宝宝依偎着妈妈的乳房;如果是剖宫产,医生也会在产妇清醒以后这么做。医生还会鼓励爸爸陪在旁边,再把其他的亲属拉开,给他们一家子独处的时间和空间。这样做是非常必要的。请记住以下这些建立亲密关系的要诀:

1. 保持接触

抱着宝宝,和宝宝躺在一起——尽可能多地和宝宝保持肌肤之亲,除非出于医疗原因不得不将母婴分开。

2. 吸吮母乳

虽然每个产妇都会分泌初乳，但是大部分产妇在分娩之后的很长一段时间里都没有乳房肿胀的感觉，很多人在第一天都无法泌乳或是量很少；小宝宝也并不是一开始就知道该怎么正确吮吸。医生给出的建议是，你不应被动等待，而应该主动去争取：在宝宝出生30分钟后，你就可以尝试哺乳了。宝宝的吮吸也能促进母亲体内产生催产素，催产素可以增强子宫收缩，减少产后出血；而越早吮吸就越能促进初乳的尽早排出。剖宫产的妈妈在第一天需要平躺休养，这时可以请家人帮忙抱着宝宝靠近乳房吮吸。

3. 抚摸宝宝

学会温柔地抚摸宝宝，抚摸他的全身。不止是妈妈，爸爸也要这么做。这不仅能给宝宝带来精神上的愉悦，还有很多生理的益处。皮肤是人体最大的器官，布满了神经末梢。当宝宝从子宫呼吸转换成空气呼吸时，最初的呼吸是无规则的，抚摸能刺激新生儿，使之呼吸尽快规律起来，这就是父母的抚摸给宝宝带来的疗效。

4. 凝视宝宝

刚出生的宝宝可以看到什么呢？《西尔斯亲密育儿百科》中提到："新生儿在离你大约20～25厘米时，能够非常清楚地看见你的眼睛，神奇的是，这个距离通常就是从你的乳头到你的眼睛的距离。"所以，给宝宝喂哺母乳的时候，他/她就能看见你。平时也要尽量让宝宝和你保持在这个距离之内，经常"四目相对"吧，伟大的母爱就是这样产生的。

5. 和宝宝说话

千万别小看宝宝的领悟力，如果你对他说话，他也会以自己的方式回应你，只要你细心观察就会理解他的语言。声音分析学的研究也表明，母亲声音中独特的节奏会给宝宝带来安抚镇定的效果。

6. 了解宝宝

如果你是一个对新生儿一无所知的母亲，难免心生疑惑和惶恐。所以请在之前就对相关的知识做一些了解，这样你就会知道自己所面对的情况是否正常。

Part 8 新生儿护理篇：给他最贴心的呵护

🌙 出院事宜巧安排

一般来说，顺产的妈妈和宝宝在第 4 天就可以出院了，剖宫产的则可能要等到第 7 天。出院当天医院还会安排以下事项，这些事项可以由一位家人来专门负责：

为新生儿完成全身的健康检查，给宝宝称量体重等。

确定黄疸值在可接受的范围内。

确认宝宝的新生儿代谢筛查工作已完成。

核对预防注射（卡介苗及乙型肝炎第一剂）是否完成。未接种者，应查明原因，并完成注射的预约。

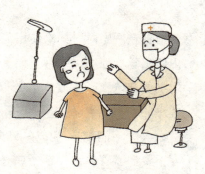

准备好出院前医院提供的物品，如健康手册、诊断证书、出生证、乙型肝炎手册、育婴手册、脐带护理包、临时挂号证、预约挂号单等。

除此以外，你也要学会多多利用医院资源，了解相关的医学知识，多向医生打听自己和宝宝的具体情况：如你在孕前有并发症，分娩后会有怎样的隐患？是否需要继续用药或定期检查？什么情况下需要找医生看病？如果有需要电话咨询的问题，打哪个电话号码？夜间和节假日打哪个电话号码？……总之，把你想问的都问清楚，并记下来。这里有一份关于新生儿出现异常需及时就医的列表供你参考：

活动力变差，哭声弱，突然不太哭闹、不爱活动。

昏昏欲睡显得特别累，不易叫醒，吵醒后又立即入睡。

食欲变差，奶量明显减少，若强迫吃奶即吐奶。

吃奶时变得很累、易喘，口鼻周围发紫，异常盗汗等。

体温 38℃以上。

喷射性吐奶。

严重的水泻。

肤色愈来愈黄。

耳朵有分泌物流出。

宝宝安全是大事

刚1个月的宝宝还不会主动做什么动作，万一发生什么事故，主要都是周围大人的责任。所以，照料宝宝时要特别小心，避免发生事故。万一发生事故也要掌握一些简单的技巧进行及时的救治。

1. 烫伤

给宝宝洗澡时，如果使用流动水，水温一定要控制在40℃左右。先用手肘内侧感觉不凉不烫才可。如果使用洗澡盆，放水时应该先放凉水后放热水，一定不要抱着孩子拿暖水壶，以免烫伤宝宝。一定要等调好了水温，再抱宝宝洗澡。

大人决不能把宝宝放在腿上喝热饮；也千万不要把盛着热饮的杯子放在桌边或床边，以免宝宝舞动手脚时把杯子打翻。

千万不要抱着孩子拿热水壶倒热水，一定要妥善安置好宝宝后再去倒水。

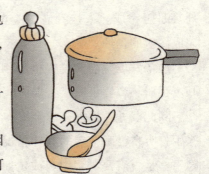

原则上，宝宝不必使用热水袋取暖，因为新生儿皮肤娇嫩，水温稍微掌握不好就可能发生烫伤。如果认为宝宝感到热就会哭那就错了，因为即使是达不到宝宝哭的那种热度，接触时间长了也会烫伤宝宝；同时热水袋的开关不严或出现破损则会严重烫伤宝宝。必须使用热水袋时，要灌入温水，而且要用毛巾将热水袋包起，避免蓄积的热度烫伤了宝宝。

烫伤如果只是变红，不用处置就会痊愈。如果有水肿，可以敷上消毒纱布轻轻包扎，基本可以消肿。

不要急于脱去烫伤部位的衣裤，首先应该立即用凉水冲，时间长短按当时烫伤情况定，轻微烫伤用凉水冲的时间短，重烫伤则用凉水冲的时间长。然后慢慢看清烫伤情况再轻缓地脱下衣裤，小心避免脱去衣裤时将烫伤的皮肤一并脱下，造成进一步的损伤。如果出现破损，不要涂油或者软膏，必须去医院处置。如果烫伤非常严重，不要自行处置，应该马上叫急救车送往医院。

2. 呛奶

呛奶是新生儿时期常见的生理现象，与新生儿消化道的生理特点有关。新生儿的胃呈水平状横位，与食道相接的口是贲门，贲门口括约肌发育比较差，下口发育比较好，入口松出口紧，因此乳汁容易发生反流引起吐奶，乳汁呛入气管就造成呛奶。

特别应该注意的是：喂奶的奶嘴开孔要适度，选择仿母乳奶嘴。一次喂奶量不宜过大，喂奶过程中奶瓶中的奶应该完全充满奶嘴，避免同时吃进空气。喂奶后不宜过多变动新生儿体位，以免发生吐奶。喂奶后注意拍嗝。

呛奶后宝宝表现出呼吸道不通畅，憋气，面色红紫，哭不出声。呛奶发生后不能等待，应进行紧急处理。此时应立即将宝宝面朝下俯卧于大人的腿上，大人取坐位。然后用一手抱宝宝，另一手空心掌叩击宝宝背部，以促使他/她将呛入的乳汁咳出。

宝宝的体位要保持头低脚高位，呼吸道要保持平直顺畅，以利于呛入的乳汁流出。紧急处理应该等待宝宝哭出声来，憋气情况明显缓解，才暂告一段落。

如果呛奶情况紧急，以上处理无效，则应该一边处理，一边紧急安排车辆送医院，但即使送医院，也一定同时继续上述紧急处理操作，决不能贻误了时机。

3. 窒息

宝宝和大人同睡，或者妈妈躺着喂奶的情况下，要防止大人睡着后压到宝宝，因为1~2个月大的宝宝被压到时还不会挣扎反抗。

经常吐奶的宝宝如果仰睡，容易被吐出来的奶块堵塞气管，所以当大人不在附近的时候，最好让宝宝侧睡。

如果家里养宠物，要小心它们会跳到宝宝的床上，因为以前就发生过猫趴在婴儿的脸上发生婴儿窒息的事故。

不要把塑料袋或包装纸一类物品放在宝宝的床上或宝宝的旁边，因为风一吹就有可能使得塑料袋盖在宝宝脸上，而这时候他/她还无法把塑料袋移开，因而会导致窒息。

宝宝的衣服和玩具上最好都不要有珠子或纽扣类的小配件，因为担心它们会滑落到宝宝的嘴里，造成气管堵塞。

如果在家庭中发生窒息，则应该按照窒息的紧急处理原则：一边紧急家庭处理，一边联系医院急救车急救。紧急家庭处理原则是：清理呼吸道的分泌物，可以采取弹足底的方法，也可以口对口地进行人工呼吸等。

4. 其他伤害及防范

如果宝宝是独自睡在婴儿床上的，一定要检查婴儿床的安全：看床栏间距会不会太大，防止宝宝把头卡在当中；有没有尖锐的突起、边角、凹洞或裂口，因为这样会造成宝宝的小指头被卡住弄伤；还有床板是否牢固，木头表面是否有毛刺等。

要小心老鼠会咬伤宝宝，所以最好的办法就是尽量不要把宝宝一个人留在室内。

过敏的宝宝容易鼻塞，所以不要在床上放置容易引起过敏的毛绒玩具。

婴儿床的上方悬挂的玩具必须特别小心，以免掉落到宝宝的身上造成伤害。

知识链接：不同季节出生的宝宝护理指南

1. 春季

对于春天出生的宝宝，爸爸妈妈护理时应注意室内温度变化，维持室温恒定。如果身处北方还要注意防风沙，以免引起新生儿过敏、气管痉挛等。春天空气湿度低，可以在室内使用加湿器，保持适宜湿度。

2. 夏季

对于夏天出生的宝宝，爸爸妈妈护理时要尤其注意卫生。母乳是宝宝安然度夏的最佳食物，如人工喂养宝宝，则应现吃现配。夏天水分消耗大，妈妈要及时给宝宝补充水分，并把室温维持在28℃左右，以免引起脱水热。如果宝宝眼屎多，应滴眼药水。出汗后给宝宝用温水洗澡。如果发现宝宝臀红，及时涂鞣酸软膏。同时注意宝宝腹部不能受凉，以防止腹泻。

3. 秋季

秋天是宝宝最不易患病的天气。如果宝宝在秋天出生，唯一易患的疾病是腹泻，要注意预防。另外秋天要及时给宝宝补充维生素D，宝宝出生后半个月就要开始补充。

4. 冬季

对于冬天出生的宝宝，应注意防寒保暖。在北方，冬天有暖气，宝宝不易受到寒冷损伤了，但室内空气质量差，湿度小，容易造成新生儿喂养局部环境不良；南方多用空调取暖，室内空气质量也不太好。以上这两类情况都应尽量避免。冬天阳光不多，所以只要太阳出来爸爸妈妈就要争取抱宝宝晒晒太阳。另外还应准备电暖气和暖水袋，以备急用。

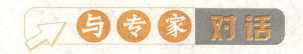

Q 宝宝衣物如何清洗？

A 宝宝的衣物最好不要用化学洗剂清洗，那样的话会对宝宝的皮肤产生强烈的刺激，也不要用洗衣机洗，洗衣机里一般会残留大人衣物上的细菌，对宝宝不好，而且洗衣机的大力搅动也容易将宝宝的衣服拉变形，使宝宝穿起来不舒服。建议手洗宝宝的衣物，用透明皂，搓洗比较干净，也不会有脏物残留。

Q 能给新生儿晒太阳吗？

A 可以让宝宝晒太阳，但是要保护宝宝的眼睛，不让阳光直射。在暖和的地方，可让宝宝侧睡，让太阳照着宝宝的头和屁股。如果不太冷也可以短时露出胳臂和腿。当阳光照射皮肤时，紫外线能帮助血液中间接胆红素形成并排出，使生理黄疸尽快消退；同时也能合成维生素D，预防佝偻病，真可谓一举两得。

Q 怎样应对宝宝的哭闹？

A 宝宝哭的时候要不要赶紧去哄他，家里人有不同的意见。外婆认为老是去抱的话，以后会养成抱的习惯，让宝宝变得很娇气。妈妈认为不去抱的话，宝宝会觉得孤独，不利于性情成长。爸爸则是个行动派，宝宝还没哭呢，嘴巴刚咧开他就忙不迭地把宝宝抱起来了。在宝宝幼小时，啼哭表示有所需要，应该及时得到照料，使宝宝的需要得到满足，从而有安全感，对大人产生信任。越小的婴儿，情感越需要及早给以关照，在宝宝无后顾之忧后，才有可能发生好奇和探究，对新鲜事物发生兴趣。宝宝7~8个月后，抑制中枢开始发育，大人就可以用"不许"、"不能拿"、"不能吃"等约束宝宝的行为，使他听话就范，也可以用表情来制止。如果那时仍然不管，就会惯坏孩子了。

Q 为什么宝宝总是哭着让爸爸抱？

A 宝宝老是要爸爸抱，尤其在睡觉之前。否则，他哭到嗓子哑了也不停。小婴儿经常被抱是否会对生理发育不利？该怎样从小培养他的独立性？婴儿特别喜欢爸爸抱，因为爸爸的心跳有力，使他重温在母腹中的感受。爸爸的低音是宝宝最喜欢的声音，在宝宝出生后的短暂的头3个月得到爸爸的照料，会使宝宝有安全感，也可使经历分娩劳累的妈妈得到休息和安慰，减少产后忧郁症的发生。2周后可以让宝宝逐渐形成定时入睡的条件反射，那时谁哄宝宝入睡都无所谓了。等宝宝到7~8个月后有了抑制能力，才有可能培养他的独立性。

Part 8 新生儿护理篇：给他最贴心的呵护

Q 怎样调整宝宝的睡姿？

A 在宝宝睡觉时，经常为宝宝翻身，变换体位，一般4小时调换1次；饮食后要侧位睡，不要仰卧睡；在成人与新生儿讲话、逗乐、看玩具、听音乐以及穿衣洗脸后都需要采取仰卧位；在新生儿吮奶前、空腹时，可以在成人照看下俯卧；左右侧卧时，要当心不要把宝宝耳轮压向前方，否则耳轮经常受折叠也易变形。

Q 宝宝便后清洁工作怎么做？

A 新生宝宝每次大便后要用温水洗净臀部，保持室温在 24～28℃；水温在 35～38℃；

步骤如下：

（1）先取下宝宝的旧尿布，留在臀部下面，再用柔湿巾将宝宝的粪便擦净；

（2）用第一盆温水，将残留的脏东西擦洗干净；

（3）换第二盆温水，采用淋洗的方法洗臀部。可以抱起新生宝宝，用盆水淋洗，顺序是：

男宝宝的外生殖器或女宝宝的会阴→一侧臀部→另一侧臀部→肛门。洗完后用干毛巾擦干，稍待片刻，此时妈妈可洗手并擦干，给宝宝换上干净的尿布。

Q 为什么宝宝睡觉时会发出"吱吱"的声音？

A 其实这种声响并不是总有，当宝宝哭、发怒时就严重些，安静时就很轻微。倘若宝宝啼哭的声音并不嘶哑，吃奶很好，精神也好，也不发热，就不必担心。出现这种声音是由于宝宝喉头生来很软，每当呼吸时喉头的一部分就变形，变形的喉头自然就会影响宝宝的发声。等到数日后宝宝柔软的喉头逐渐变硬，怪声就消失了。

Q 什么时候可以给宝宝练习俯卧抬头？

A 为了加强锻炼，从宝宝20天起，妈妈便试图让他俯卧，用自己的力量撑起小脑袋。但遭到了爸爸的反对。爸爸说宝宝太小，还没到时候。平时要仔细观察宝宝，如果宝宝能左右转动头部观看玩具，而不是只动眼睛，大约7~10天后能转动头部，就可以让宝宝俯卧了。大人可用左手摇动一个发声的玩具，用右手把宝宝的额头扶起。让他看到玩具，天天练习，到满月时，宝宝就可以在俯卧时自己把头抬起，用眼睛观看玩具，甚至有1~2秒钟连下巴都能抬起来。不经练习的宝宝就没有这种能力，俯卧抬头是锻炼颈部肌肉最好的方法，可为以后坐起、爬行做准备。

Q 让宝宝练习直立会伤着腿吗？

A 宝宝站立是先天的步行反射，每天可以让宝宝练习步行10步以内，如果让宝宝在硬的木板上练习效果就更好。步行反射会在56天左右消失。如果练习，就可以略微延长。大人扶着宝宝的双腋部，承担宝宝的体重，不会对他造成腰腿的伤害。

Part 9

新生儿保健篇
让宝宝远离不适

俗话说:"预防胜于治疗,防病重于治病。"新爸妈一定要时时关注宝宝的情况,若有异常,及时给予科学合理的护理,将"疾病"的苗头扑灭。新爸妈要了解相关知识,平时小心谨慎护理新生儿,才能保证宝宝少生病、甚至不生病。

新生儿日常保健要点

🌙 精细护理,预防新生儿感染

新生儿脱离母体后,由于他的胃肠道发育不完全,皮肤缺乏角蛋白,极易破损,细菌就会乘虚而入。加上此时他的免疫系统发育不够成熟,而且感染后不易局限,常扩散蔓延而发生败血症等,可造成严重后果。因此,为了预防新生儿出现感染,应将护理尽可能地做到周全、细致、到位。

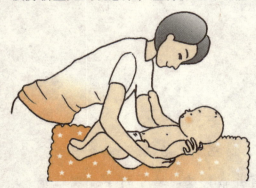

1. 预防医院内感染

小宝宝出生头几天往往都住在医院,因此,医院担负着最重要的责任。医务人员进入新生儿室必须穿洁净的工作服,戴口罩、换专用鞋;医务人员每接触一个新生儿前都要用皂液流动水认真洗手,探视人员也应如此;常用于新生儿治疗的磅秤、听诊器、导管、呼吸器、吸引管、氧气面罩等都要注意及时消毒;要保证室内环境无污染源、卫生死角;保洁工具要专用,并固定用专门的水池或桶清洗。

2. 家中的护理要做好

家人对宝宝进行护理也要尤其小心。新生儿居室必须有充足的阳光,容易通风,空气要新鲜,要温暖舒适;应尽量让亲戚、朋友少来探望新生儿,特别是患有感冒或各种传染病的人,更不应接触新生儿;奶瓶、奶嘴及装奶的用具要每日消毒，使用后用开水清洗，奶嘴不要用手抓摸，吃剩的奶最好不要再给新生儿吃；妈妈及其他接触新生儿的人一定要保持手部洁净，接触新生儿前及换尿布后，必须用肥皂及清水洗手；要避免面对新生儿谈笑、咳嗽，更不要去亲吻宝宝的面颊部，以防造成感染；新生儿期应接种卡介苗，以预防结核病。

3. 做到合理营养

新生儿每天摄取均衡的营养才能满足身体的需求及提高免疫力。蛋白质是构成免疫细胞和抗体的主要成分，维生素 C 能刺激身体制造干扰素，其他如胡萝卜素及营养素中的叶酸、维生素 B_{12}、烟碱酸、泛酸、铁、锌和酶等也都与免疫能力有关。

4. 坚持母乳喂养

母乳比代乳品含有更多的免疫活性物质，它可供给新生儿所需的全部营养物质及抗感染的活性白细胞、双歧因子、溶菌酶等，它们具有增强免疫功能、阻止有害菌的生长等作用，可减少宝宝感染的机会。

5. 做好预防接种

从母体来的免疫球蛋白虽然为新生儿提供了一些抗体，但对于许多传染病来说，新生儿仍是一个高度的易感者。预防接种是抵抗病菌的有效方法，可以通过早期有效的预防接种来防止对新生儿危害最大的传染病的发生，如结核病、乙型肝炎等。

6. 为新生儿按摩

按摩是通过新生儿皮肤感官温和的刺激，引起全身神经、内分泌及免疫等系统的一系列良性反应，可促进新生儿的肠胃消化能力的健全，并使宝宝的身体发育得更健壮。另外，皮肤刺激对增强免疫功能有直接和间接的影响，能提高宝宝抗感染的能力。

新生儿常见 6 种皮肤问题的应对

父母都希望宝宝的皮肤光亮有弹性，甚至不想宝宝的皮肤受到一点伤害，下面介绍一下针对新生儿常见的 6 种皮肤问题的护理方法，同时，需要注意的是，如果觉得宝宝皮肤问题过于严重的话，要记得早点去医院治疗，以免出现问题。

1. 尿疹

这种情况表现为宝宝屁股的大片红色皮疹，这是由于宝宝屁股长时间与尿液接触引起的。

2. 湿疹

湿疹是大片的既红又痒的皮疹。湿疹可能是由于宝宝的饮食、奶粉的更换或者排汗过多等引起的。要预防湿疹，就要使宝宝远离过高的温度或者任何会使皮肤产生湿疹的食物等。可以使用一些温和的滋润型肥皂给宝宝洗澡，用柔软的毛巾给宝宝擦干水分，然后涂上保湿霜和药膏等。如果情况没有任何改善甚至出现感染的话要立刻咨询医生。

3. 痱子

痱子是出现在宝宝皮肤上的一些细小清晰的红点，通常都是由于炎热潮湿的天气和宝宝穿衣过多造成的。痱子一般都能够自行消退，如果尽快将宝宝带到凉快通风的地方的话能够有利于减缓病况。在炎热的天气下要防止宝宝出现痱子，就要尽量给宝宝穿一些通风和较轻的衣服，开空调也有一定的帮助。

4. 婴儿性粉刺

婴儿性粉刺是指一些长在宝宝的前额或脸颊上的红色或白色的小点。这种皮疹在宝宝哭闹的时候看起来会更严重。通常这种皮疹会在宝宝出生后的第1个月出现，这是由于接触到母体的激素引起的。但这种皮疹很快就会消除，可以用温水给宝宝洗脸，然后轻轻拍干，也可以每隔几天使用温和的滋润性肥皂给宝宝洗脸，不需要使用任何沐浴露。

5. 乳痂

乳痂是一种在头皮出现的鳞状会剥落的屑状皮疹。这种皮疹可能比较硬厚或会出油，通常会出现在婴儿的身上。在宝宝出生后的几个月内就能痊愈。在给宝宝用温和的洗发水洗头的同时可以用一些小的软毛刷子软化这些屑状的东西。如果还有其他特殊情况的话就要立刻咨询医生。

6. 粟粒疹

粟粒疹是一种出现在宝宝鼻子、下巴或者面颊上的白色粒状皮疹。许多宝宝出生的时候就出现粟粒疹，这是由于宝宝皮肤的一些屑末积在皮肤的纹路中而形成的。大部分的粟粒疹都会在几周后自行消失。

谨慎护理新生儿的五官

1. 新生儿眼睛的护理

如果宝宝刚睡醒，发现他的眼睛上有眼屎，可以用纱布蘸温水轻轻擦拭。千万不能用手指或手指甲直接擦，以免感染新生儿的眼睛。

如果眼睑上有硬皮，或者眼睛的分泌物总是擦拭不净，则要怀疑是不是结膜炎，需要带宝宝去看医生。

在给宝宝滴眼药水的时候，要记得滴在宝宝内侧的眼角处。

记得每次给宝宝清洁完眼睛后，要及时洗手，以防感染其他的部位。

要给宝宝用单独的毛巾、洗脸盆等，并且与家里其他人的用具要隔离开，还要定时清洗。

2. 新生儿口腔的护理

新生儿口腔黏膜又薄又嫩，不要试图去擦拭它。要保护宝宝口腔的清洁，可以在给他喂奶之后喝些白开水。

要是发现宝宝的口腔黏膜有白色的奶样物，喝温水也冲不下去，而且用棉签轻轻擦拭也不易脱落，并有点出血的时候，有可能是念珠菌感染了，也就是鹅口疮。健康的宝宝一般情况下15～30天就会好。如果是因为使用抗生素不当造成口腔内菌群失调而导致发病的，就要注意宝宝奶瓶和奶嘴的消毒，而且需要去看医生。

3. 新生儿鼻腔的护理

如果鼻痂或鼻涕堵塞了宝宝的鼻孔，可用细棉签或小毛巾角蘸水后湿润鼻腔，再轻轻按压鼻根，一般情况下鼻涕会自动消失。不过，如果鼻子被过多的鼻涕堵塞，宝宝呼吸会变得困难，这时可以用吸鼻器把鼻涕清理干净，方法如下：

让宝宝仰卧，往他的鼻腔里滴1滴盐水溶液。

把吸鼻器插入一个鼻孔，把鼻涕吸出来，再吸另一个鼻孔的鼻涕。动作一定要轻柔，以免伤害宝宝的鼻腔。

4. 新生儿耳朵的护理

用棉签蘸些温水拭干宝宝外耳道及外耳。

用一块柔软的棉布在温水中浸湿，然后轻轻擦拭宝宝外耳的褶皱和隐蔽的部分。

一定要注意耳朵背后的清洁，有时会发生湿疹及皲裂，可涂些食用植物油，如果发生耳后湿疹可涂湿疹膏。

小心护理宝宝的小肚脐

一般情况下，宝宝的脐带会慢慢变黑、变硬，并于出生后 1～2 周脱落。新妈妈要做好脐带的护理，避免脐带感染，防止脐带红肿、化脓或大量液体从脐窝中渗出的情况。

1. 注意清洁

刚出生的小宝宝肚脐还没长好，应每天清洁。爸爸妈妈可以用棉签蘸上 75% 的酒精，一只手轻轻提起脐带的结扎线，另一只手用酒精棉签仔细在脐窝和脐带根部轻轻擦拭，使脐带不再与脐窝粘连。随后，再用新的酒精棉签从脐窝中心向外转圈擦拭。清洁后别忘记把提过的结扎线也用酒精消消毒。

2. 保持肚脐干爽

宝宝肚脐上即将脱落的脐带是一种坏死组织，很容易感染上细菌。所以，宝宝的脐带一旦被水或被尿液浸湿，爸爸妈妈要马上用干棉球或干净柔软的纱布擦干，然后用酒精棉签消毒。脐带脱落之前，不能让宝宝泡在浴盆里洗澡。可以让妈妈抱着宝宝，先洗上半身，擦干后再洗下半身。

3. 切忌过度摩擦

护理刚出生的宝宝，除了要每天清洁肚脐和保持肚脐干爽，爸爸妈妈还要避免衣服和尿布对宝宝脐部的刺激。您可以将尿布前面的上端往下翻一些，以减少纸尿裤对脐带残端的摩擦。

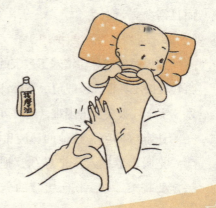

宝宝突然不爱吃奶有原因

正常新生儿都有良好的食欲，表现为能按时喝奶，食量正常。与婴幼儿不同，一旦新生儿食欲明显低下时，常常为疾病所致，应引起父母高度的重视。当宝宝出现不想吃饭、恶心及呕吐等症状，或吃奶时表现出吸吮无力或闭嘴摇头，这个时候，新妈妈就要注意了。引起新生儿食欲低下的原因很多，主要有以下几种情况：

1. 胃肠道疾病

如果宝宝不肯好好吃饭，不断打嗝或放屁，且散发浓烈的酸臭味，那么应该是因为食物积滞导致的消化不良。其他的消化道疾病，如便秘、腹泻等也会引起宝宝食欲不振。妈妈最好结合宝宝的大便来判断。

2. 口腔感染

如果宝宝不肯吃奶，或者吃奶以后就不断哭泣，并且伴有流口水。妈妈就要注意观察宝宝的嘴巴里面，是不是有破损或口腔感染。比较常见的原因是宝宝得了鹅口疮。

3. 全身感染

如上呼吸道感染、全身性感染等都会引起宝宝食欲下降，通常还会伴有全身性的症状，如咳嗽、精神不振等。

4. 鼻塞、红臀

如果宝宝不肯吃饭，还大声地哭闹、张着嘴巴呼吸。就可能是因为鼻腔里面有污物堵住，没办法顺畅地呼吸。妈妈可以检查一下宝宝的鼻子，把里面的脏东西清理出来。宝宝得了红屁股，也可因为觉得难受而不想吃饭。

5. 发热

如果宝宝吃奶次数减少，甚至不想吃奶，并且精神萎靡，妈妈要量一下体温，看看宝宝有没有发热的现象。

宝宝吐奶、溢奶要分情况对待

有很多新生宝宝会经常吐奶，男宝宝的情况更严重些。溢奶、吐奶是一个令爸爸妈妈非常头痛的问题。

1. 非病理原因及对策

原因1：喝母乳时，宝宝的嘴与乳房没有紧贴，造成过多的空气吸入。

对策：宝宝喝完奶后帮宝宝打嗝，吐出胃中多余的空气。

原因2：以奶瓶喂食时，奶嘴的洞口过大，造成奶汁流出过快，来不及吞咽。

对策：更换奶嘴。宝宝喝完奶后帮宝宝打嗝，吐出胃中多余的空气。

原因3：奶量过多或两餐间隔时间太短。

对策：少量多餐。

原因4：刚喝完奶后哭、咳嗽、动得太厉害。

对策：刚喝完奶，不要跟宝宝过度嬉戏、运动。

原因5：刚喝完奶就马上躺下。

对策：喂完奶，躺下时稍微抬高头部30度左右，维持30分钟。

2. 病理性情况及对策

幽门狭窄。人的消化道从嘴巴、食道、胃、十二指肠、小肠、大肠到肛门，如果当中有某一段阻塞了，那么从阻塞的那一段开始，就会慢慢累积食物，累积到一定分量，人体已无法承受，就会吐出来。

对策：目前唯一的解决方式，就是尽早借助腹部超声波诊断，并施行幽门整形根治手术。幽门狭窄的患儿，他们幽门的厚度要比正常宝宝的厚一些，致使食物无法顺利地通过，所以，必须用手术的方式来进行治疗。手术时，只要将幽门过厚的肌肉划一刀，压力就会使空间膨出，然后食物就可以顺利通过了。而且通常手术4~6小时后，就可以给宝宝喂食了，所以爸爸妈妈不用太担心手术的危险性。手术后，爸爸妈妈会慢慢地发现，宝宝能顺利地喝奶了，并且开始变得白胖起来。

感冒。宝宝感冒时，尤其是病毒性呼吸道感染时，包括呼吸道合胞病毒、鼻病毒或是感冒病毒，由于咳嗽的缘故，会使得腹压升高，也常常合并呕吐的症状。

对策：此时喂食应特别小心。感冒咳嗽会致使呼吸频率加快，进而导致吐奶、溢奶现象，所以要注意呼吸和喂奶吞咽时的协调，并尽量少食多餐。

Part 9 新生儿保健篇：让宝宝远离不适

> **温馨提示**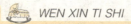
>
> 宝宝呕吐会丢失大量水分，因此宝宝呕吐后，应该及时给宝宝补充适量水分。在宝宝呕吐过后30分钟左右再喂水，量不要多，水以凉开水或者温开水为宜。呕吐后的宝宝可以停止进食，待呕吐程度缓和后，再恢复进食。一定要在医生指导下服用药物，如呕吐持续，应及时就医。

新生儿打嗝巧护理

喂完奶后，新妈妈发现宝宝不停地打嗝，新妈妈有些着急，想起从前有次自己打嗝不止，好友吓了一下她，她就立刻止住了。不过，新生儿可不能用这种方法止嗝。那么，当宝宝打嗝时要怎么做呢？宝宝打嗝时会痛苦吗？怎样做才能预防打嗝？其实新生儿打嗝是一种常见的现象，并不是病。打嗝会造成妈妈的不安，但对新生儿不会有不良影响，下面介绍几种处理方法，妈妈可以尝试。

1. 新生儿为什么打嗝

新生儿容易打嗝的原因还不是很清楚，目前认为有以下几个原因：

由于小儿神经系统发育不完善，导致膈肌痉挛，所以打嗝的次数会比成年人多。

护理不当而导致小宝宝外感风寒，寒热之气逆而不顺，俗话说是"喝了冷风"而诱发打嗝。

小宝宝乳食不节制，或吃了生冷奶水或过服寒凉药物而气滞不行，脾胃功能减弱、胃气上逆动膈而诱发打嗝。

吃得过快或者惊哭后吃奶，在这种不恰当的时候哺乳，会造成小宝宝哽咽而诱发打嗝。

宝宝打嗝时，妈妈可以这样做：

如果平时小宝宝没有其他疾病而突然打嗝，嗝声高亢有力而连续，一般是受寒凉所致，可给他喝点热水，同时胸腹部覆盖棉衣被，冬季还可以在衣被外放置一个热水袋保温，有时即可不治而愈。

如果宝宝因吃奶后腹部胀气，放下平躺时会打嗝。这是因为奶瓶开口小，宝宝在吸奶的时候，因用力吸而吞入太多的空气，造成了胀气现象，因此妈妈在宝宝喝完奶之后，多抱一会儿，轻轻拍宝宝背部，或是轻柔按摩腹部来帮助排气，可以预防宝宝打嗝及溢奶。

试着少量多餐的喂食法，或喂食后抱起宝宝拍背以加强排气。

喂一点儿温开水或以有趣的活动来转移宝宝的注意力，也可以改善宝宝打嗝症状。

不过如果宝宝频繁地打嗝，同时食欲变差、体重减轻或频繁呕吐，就应该带宝宝到医院做详细检查。

2.6招防治宝宝打嗝

由于刚出生的宝宝神经发育还不太成熟，所以才会经常打嗝，绝大多数不是病，无须过于担心、惊慌及治疗，通常等宝宝长大后就会自然好转，一般不会造成影响和后遗症，但也要做好预防。

平时喂食宝宝要在安静的状态与环境下，千万不可在宝宝过度饥饿及哭得很凶的时候喂奶。

喂奶姿势要正确，进食时要避免太急、太快、过冷、过烫。

如果是"胃食道逆流"造成的打嗝及溢奶，可在喂奶后让宝宝直立靠在大人的肩上排气，且半小时内勿让其平躺，4个月大后可添加米粉或麦粉以增加奶的黏稠度，防止打嗝。

如果宝宝打嗝是因为对牛奶蛋白过敏，可依医师指示使用特殊配方奶粉。

在宝宝打嗝时可用玩具或轻柔的音乐来转移、吸引宝宝的注意力，以减少打嗝的频率。

大点的宝宝，可以让其在喝奶的中间休息一下，让宝宝直立站在你腿上，轻轻地拍他的背排气，可避免连续打嗝。

新生儿夜哭不止怎么办

1. 宝宝夜哭的原因

一般而言，小宝宝隔2~3个小时就可能要吃奶，有些妈妈却喜欢按时哺喂宝宝，对无法忍耐饥饿的宝宝而言，这种方式十分痛苦，因此往往哭闹不止；还有的新妈妈给宝宝规定了吃奶量，宝宝即使不想吃了，新妈妈还在哺喂，导致宝宝吃得过饱，也会引起宝宝哭闹。

哺喂母乳的妈妈吃了口味比较重的食物，比如辣椒、洋葱、咖喱等，使宝宝受到影响而哭闹。

很多宝宝夜里忽然哭起来，是因为尿布湿了，觉得不舒服。

当宝宝自己睡时，醒来妈妈不在身边，想妈妈了，或者害怕了，也会哭起来。

太多嘈杂的声音、震动或视觉刺激，也会让宝宝变得不安，爱哭闹。

小宝宝调节体温的能力还不够强，环境温度过热或过冷都会让宝宝感到焦躁或不舒服，因而哭闹。

宝宝发生了肠绞痛。

2. 宝宝夜哭的应对措施

宝宝夜哭不止，让新爸妈很是苦恼，也十分辛苦。那么宝宝为什么总爱夜哭呢？新爸妈只要找到原因，宝宝夜哭不止的问题就会迎刃而解。

新妈妈应该依宝宝的具体情况按需哺喂宝宝，宝宝饿了，就及时给宝宝哺乳；宝宝吃饱了，就别强制宝宝吃到规定的量。这可以有效地减少宝宝的夜哭。

哺喂母乳的妈妈尽量避免食用刺激性或含咖啡因、酒精的食物与饮品，以免影响到宝宝的情绪反应。

夜晚及时给宝宝换上干爽的尿布或纸尿裤。

给宝宝创造一个相对安静、想妈妈时就能找到妈妈的睡眠环境。

宝宝所在居室要维持舒适的温度，特别是晚上，不要冷也不要热，保持宝宝身体的舒适。

如果宝宝夜哭，是因为发生了肠绞痛，妈妈不要过于紧张，可以抱起宝宝，有规律地、轻轻地摇一摇，在宝宝小肚子上擦一些消胀气的药膏并按摩一下，或用温毛巾放在宝宝胃部、唱唱歌、洗个温水澡等，都可以有效舒缓宝宝的不适感。

如果不能奏效，新妈妈要尽快到医院做进一步诊断，在医师指导下使用一些抗组织胺、镇静剂等药物。一般情况下，等宝宝到了3个月大左右时，肠绞痛的发生率将大大降低。

宝宝睡眠状况与健康密切相关

睡眠对宝宝的成长有很大的意义，新妈妈一定要注意观察宝宝睡觉时的状况，这有助于发现宝宝的身体是否存在问题。

1. 睡觉时突然手脚抽搐

一些宝宝睡觉时会有惊厥的情况，需要向各位新妈妈说明的是，医学上的惊厥与我们常说的惊醒、惊吓是不一样的，如果你的宝宝在睡觉时突然手脚抽搐，可能就是惊厥的表现。小儿惊厥常见的有两种，一种是发热惊厥，这类惊厥一般出现时间较短，在1分钟左右，它的出现都是由发热引起的，这时宝宝的体温一般在38.5℃以上，3岁前的儿童都很常见。一种是无热惊厥，宝宝可见颅内出血、窒息、低血糖等。

2. 睡眠时间特别少，可能是缺钙

除了睡觉时的表现，睡眠的时间长短也是有讲究的。新生儿每天要睡18个小时左右，2~3个月的宝宝每天睡16个小时左右，4~6个月的宝宝每天睡14个小时左右，7个月~1岁的宝宝每天睡12个小时左右，1~3岁的儿童每天睡10~12个小时。但我们不能教条地计算宝宝的睡眠时间，因为睡眠时间的长短也有个体差异。上面提到的时间，只是一个基本的参考数据，多一点儿、少一点儿都没有关系，但是如果宝宝的睡眠时间和这个参考数据的差距大于2个小时，就要引起注意了，一些宝宝睡得明显过少，这有可能是缺钙的表现。

3. 嗜睡不爱动，或将影响宝宝智力

一些宝宝明显睡得很多，动得少、吃得少，大便也比较少，有明显的黄疸，这可能是甲状腺功能低下的表现，一定要及时就医。如果是先天性的，3个月前不及时治疗，可能会影响到宝宝的智力。如果嗜睡、不爱动的同时伴随着发热的症状，则有可能是脑炎，也要及时就医。

要提醒新妈妈们的是，宝宝如果只是在一些特定时间，比如在生病的恢复期嗜睡，病好后恢复正常睡眠，便可不必担心。

4. 醒后啼哭超过半小时，妈妈要留心

如果宝宝惊醒后啼哭超过半个小时，妈妈怎么哄都没用，可能就是宝宝

不舒服了。宝宝因为做梦被惊醒而哭泣的时间一般都不会很长，只要大人哄一哄、逗一逗就没事了，但如果怎么哄都没用，并且长时间哭泣，可能是宝宝有肠绞痛的症状（由于宝宝的小肠比较长，所以容易有肠绞痛、肠痉挛等情况发生），不及时治疗可能会引起肠坏死。

5. 宝宝睡觉时老哼哼不是病

宝宝有时在睡觉时扭动身体，并且发出哼哼声，好像身体不舒服，可睡醒后又一切如常，这不是病。正常宝宝在浅睡眠（活动睡眠）状态下都会有以上表现，不是病态。宝宝睡觉哼哼，可能是因为：

宝宝的情感世界很丰富，他也可能是在做梦。

宝宝对湿尿布的刺激感到不舒服。

厌烦某一种睡姿，于是宝宝就会扭动身体，发出哼哼声，乃至以哭泣来表达。

对睡眠环境不满意，如噪声、室温、空气不新鲜等。

胃肠道不舒服，比如饥饿、胀气等。

宝宝睡觉哼哼，妈妈该怎么办呢？不必惊慌，也不必不停地摇晃宝宝，可以让宝宝换个体位睡，如侧卧位、俯卧（俯卧位时妈妈一定要陪在宝宝身边，以防发生窒息等意外），并轻轻抚摩背部，使宝宝感到安全和踏实。

如果宝宝睡觉时总是扭动身体，并且鼻尖上有汗珠，身上潮乎乎的，应注意室内温度是否过高，或是否包裹得太多、太紧。宝宝会因为太热而睡不安稳，这时应降低室温，减少或松开包被，解除宝宝过热感。

如果宝宝小脚发凉，则表示是由于保温不足而睡不安稳，可厚加盖被或用热水袋在包被外面保温。

尿布湿了也会影响睡眠，应当及时更换尿布，用温水洗净臀部。

在宝宝吃饱后轻拍其背部，让他嗝出随吃奶而进入胃内的空气，这样宝宝会满足地入睡。

辨别新生儿生病的信号

一般来说，妈妈和家人可以从观察新生儿的面色、哭声、吃奶、大小便情况与精神状态等几方面来判断宝宝是否生病，吃奶情况和哭声最为重要。

新生儿吃奶减少、吸吮无力，或拒绝吃奶，都可能是生病的早期表现。

要注意区别新生儿的哭声。新生儿正常的哭声，洪亮有力，且边哭边四肢伸动，一般是因饥饿引起，吃饱奶后即不再啼哭，安然入睡。如果新生儿哭的时候两眼发直，哭声突然、短促而直嗓，或有高声尖叫，常是生病的表现，要及早就诊。

如果当触及新生儿某一部位时哭声加剧，应将新生儿衣服及尿布等全部取掉，仔细检查全身各部位是否有异常，或衣服、包被、尿布上有无异物，如果四肢有骨折，则骨折部位会有肿胀，且碰一下会哭得更厉害。如果新生儿腹部、背部有严重感染，则局部会出现红肿，抱起来或换尿布时，常常哭声加剧。

新生儿处于一个特殊的生理发育阶段，所以生病后常常症状不明显、不典型，不易被人察觉。另外，新生儿生病后的表现与成人不同，并且病情变化和进展迅速，短期内即可恶化，如不能及时发现，常会引起不良后果。所以哺乳母亲及家人应了解一些基本知识，提高警惕，以便及时发现新生儿的病状。

新生儿黄疸怎么防治

很多宝宝出生后几天内会出现生理性黄疸。新妈妈看到宝宝皮肤变成了黄色，就很慌张，以为宝宝的黄疸症状很严重，有的甚至以为宝宝得了肝炎，然后急忙去医院。

其实宝宝所患的黄疸大部分都属于生理性黄疸，不需要治疗便会自行消退，而母乳性黄疸虽然持续时间可能会较长，但是对于宝宝的生长发育并没有很大影响，大部分也不需要治疗，只要注意家庭护理就会自愈，所以不必过于担心。

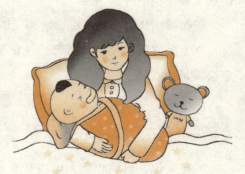

1. 判断宝宝得的是哪种类型的黄疸

新生儿出生后，由于胆红素代谢过高而引起皮肤、黏膜及巩膜出现黄染的症状，这就是黄疸。黄疸又称"胎黄"或"胎疸"，一般分为生理性黄疸、病理性黄疸和母乳性黄疸。

生理性黄疸。 生理性黄疸是指一些小宝宝在出生 2~3 天后，全身皮肤、眼睛、小便都会出现发黄症状，出生后 5~6 天时，发黄最为明显。生理性黄疸一般较为轻微，通常 7 天以后就开始消退，混合喂养或人工喂养的宝宝 10~14 天完全消退，纯母乳喂养的小宝宝需要的时间较长一些。

病理性黄疸。 如果新生儿黄疸出现的时间很早，如出生后 24 小时内出现，黄疸的程度很严重，或者在新生儿黄疸减退后又重新出现且颜色逐渐加深，还伴有其他症状，那么宝宝所患的可能是病理性黄疸。病理性黄疸可由败血症、肝炎等疾病引起，需要及早到医院治疗。

母乳性黄疸。 母乳性黄疸是指完全由母乳喂养的新生儿在母乳葡萄糖醛酸苷酶的作用下，使小肠中重复吸收胆红素引起的黄疸。母乳性黄疸持续时间比较长，最长可达 2~3 个月。但是黄疸程度不会加重，并随着月龄增长而逐渐消退。此类黄疸大部分不需要治疗。

2. 新妈妈照顾黄疸宝宝有诀窍

当宝宝出院后，妈妈应该这样照顾黄疸宝宝：

仔细观察黄疸变化。 黄疸是从头部开始黄，从脚部开始退，其中眼睛是最早黄、最晚退的，所以可以先从眼睛观察。如果不知如何看，专家建议可以按压宝宝身体任何部位，只要按压的皮肤处呈现白色就没有关系，是黄色就要注意了。

观察宝宝日常生活。 如果宝宝的肤色看起来越来越黄，精神及胃口都不好，或者体温不稳、嗜睡、容易尖声哭闹等，都要去医院检查。

注意宝宝大便的颜色。 如果是肝脏胆道发生问题，大便会变白，但不是突然变白，而是越来越淡，若同时身体黄起来，就必须去看医生。

家里不要太暗。 宝宝出院回家之后，尽量不要让家里太暗，窗帘不要拉得太严实，白天使宝宝接近窗户旁边的自然光，至于电灯开不开都没关系，不会有什么影响。如果在医院时，宝宝黄疸指数超过 15 毫克/分升，医院会照光，让胆红素由于光化反应而发生结构改变，变成不会伤害到脑部的结构并代谢（要有固定的波长才有效）。回家后继续照自然光的原因是自然光里任何波长都有，照光对改善黄疸症状或多或少会有些帮助。

勤喂母乳。如果证明是因为喂食不足所产生的黄疸，妈妈必须要勤喂母乳，千万不要认为宝宝吃不够或因持续黄疸，就用水或糖水补充。不知道宝宝吃得够不够的妈妈，可以观察宝宝尿尿的次数，一天尿6次以上以及宝宝体重持续增加，就表示吃的分量足够。但还是要观察宝宝之后的变化，如果黄疸退了又升高就表示有问题，一定要及时去医院检查。

宝宝便秘如何护理

出生半个月以后，很多宝宝的排便次数明显减少了，到满月时，他们的排便次数还会减少，很多妈妈怀疑这是便秘，但其实大多是正常的现象，不用太担心。每个宝宝的大便情况都有不同，有的宝宝每天拉两三次大便，有的宝宝却两三天才拉一次大便，这都是各自的特点，不要拿别人的表现来对比自己的宝宝。只要宝宝排便比较容易，没有太多不舒服，就不是便秘。其实便秘并非仅指排便次数减少，而主要特指大便变硬变干燥，而导致难以排出的现象。便秘经常陷入恶性循环，大便太硬不好拉，宝宝就想憋着；憋得越久，大便就越硬，排便就越疼。到后来，甚至会出现直肠撕裂的情况，导致大便中出现血丝。要想根治便秘，首先需要找到导致便秘的原因。

母乳喂养的婴儿，有可能是因母乳不足引起便秘。这可以通过观察体重的增加情况来简单判定。如果在发生便秘之前每5天增加150克的体重，现在却变成了增加不到100克，就可以考虑为母乳不足。

吃奶粉的宝宝的便秘现象更多见，因为以奶制品为主食的宝宝，蛋白质含量过高，但缺乏粗纤维，饮食中含大量钙化酪蛋白，均可引起便秘。如奶粉中含钙较母乳多，因此奶粉喂养的宝宝较母乳喂养的宝宝发生便秘的机会更多，这也是人们认为喂食奶粉易上火的原因。

也有的宝宝作息无规律，并缺乏按时大便的习惯，久而久之未形成排便的条件反射，最终会导致肠肌松弛而便秘。另外，如果宝宝患有某种慢性病，不但会影响生长发育，更易导致营养不良，肠壁肌肉乏力，从而出现便秘。

1. 生理因素

如宝宝患有肛裂症状，那么排便时的疼痛则会使宝宝更不愿用力排便。其他相关疾病，比如先天性肛门狭窄、先天性巨结肠等疾病也会导致便秘。此外，宝宝便秘还与遗传和体质因素有关。

2. 精神因素

宝宝的生活环境、气候环境、作息习惯等相关因素的改变，以及忽然受到精神刺激等也易导致便秘的出现。

至于解决的办法可以有以下几种方案：

对于奶粉喂养的宝宝，可以更换几种奶粉品牌，直到找到合适的那一种；另外也要注意给奶粉喂养的宝宝补充水分。

母乳喂养的妈妈则应该注意饮食均衡，不宜多食高蛋白食物，如鸡蛋、牛肉、虾、蟹等，应尽可能多吃青菜和水果。

对营养不良造成便秘的宝宝应加强营养摄入，增强体力，使肠壁增厚、张力增加，从而改善便秘。

父母可依顺时针方向给宝宝按摩腹部，每天3次。具体方法为：宝宝仰卧，父母站在宝宝的右侧，用右手掌对宝宝腹部进行顺时针方向的轻柔按摩，也可稍用力气，刺激宝宝的肠蠕动，达到排便的目的。

刺激肛门口的方法对有些宝宝很适用。比如拿肥皂头润滑肛门口，或是用干净的药棉轻轻捻转；还可以尝试用温水焐热宝宝的屁股，等等。婴幼儿专用开塞露非常有效，但不宜频繁使用。

如宝宝病情严重，可以在医生指导下适当服用中药，帮助宝宝改善便秘情况的同时，调理宝宝的肠道。

新生儿腹泻如何护理

由于新生儿胃肠道发育不够成熟，消化能力差，免疫功能比成人低；再加上他们生长发育迅速，营养的需求相对较多，胃肠道的负担很重，因而容易发生腹泻。腹泻的诱发因素很多，最常见的原因是喂养不当，如人工喂养儿，奶量增加太多或突然由母乳改为人工喂养，牛奶内加糖过多或不定时喂养。环境过热或过冷也可引起肠道功能紊乱。少数患儿腹泻是对奶制品过敏引起的。感染也可致腹泻，如母亲喂奶前不洗手，不注意个人卫生和奶头清洗。

1. 应对新生儿腹泻主要在于预防

母乳清洁且含有很多抗体，通过母乳喂养可以减少腹泻发生。人工喂养时注意喂养方法及做好奶具清洁和消毒工作，是预防新生儿腹泻的根本措施。

2. 腹泻轻重大不同

轻症患儿可仅表现单纯的胃肠道的症状，每日腹泻5~6次甚至10余次；重症腹泻同时还出现低热、吃奶差、呕吐、精神弱、轻度腹胀、哭闹、唇干、前囟门凹陷，严重时大便呈稀水样，腹泻次数可增加达到每天10~20次。

新妈妈应根据症状做恰当护理，否则会使病情迁延过久。如宝宝腹泻不重，由喂养不当所致，应及时调整奶量，1~2天内减少奶量或把奶稀释为1/2~1/3，但不要长时间稀释，以免婴儿营养不良。对于重症腹泻，如果是水样大便的腹泻，多为病毒或非侵袭性细菌所致，不必服用抗生素，可选用双歧杆菌制剂、乳酸菌素片、思密达等；黏液脓血便多为侵袭性细菌所致。应针对病原选用抗生素。当然，最简单的就是及时带上宝宝到医院化验检查大便，明确是什么原因引起的腹泻，从而正确用药。

新生儿脐疝怎么预防

快满1个月时，有的宝宝会发生脐疝。这是因为宝宝用力或者哭泣使腹压增加之后，一部分肠管从肚脐突出来的缘故。按压时会发出"咕噜咕噜"的声音，这是肠管中的气体和消化物混合在一起而发出的声音。

肚脐关闭不严以早产儿多见，所以脐疝的发生率以早产儿为高。突肚脐只要范围不是很大（直径5厘米以下），就能够自然还纳，多在婴儿2~3个月时痊愈，也有的需要1年的时间。因为脐疝不用处置也没有危险，而且能够自然痊愈，所以不用手术。即使有的脐疝1年之后还没有痊愈，到上学之前也会自愈。

原本是由于腹压增加而出现了脐疝，所以必须要消除致病的原因。对稍不如意就哭、性格急躁的宝宝，应对的办法就是尽量多抱一抱他/她。如果是因为大便干硬，排便困难造成脐疝的宝宝，就要多喂水或多喂母乳，以增加水分，使大便变软。另外晒太阳少的话，宝宝就会得佝偻病。得佝偻病之后，肌肉的收缩变弱，也容易引起脐疝。所以冬天出生的婴儿，满月后应该经常接触室外的空气和阳光。只要腹压增加的情况得到控制，肚脐就不会突出了，脐疝也就自然痊愈了。

宝宝肠绞痛如何护理

约有20%的宝宝在出生后2～4周时会出现肠绞痛症状。新生儿肠绞痛常见的症状是，在晚上出现突发性尖叫，有时会呈现声嘶力竭的大哭，甚至哭到脸红脖子粗。有些新生儿还会有头部摇晃、全身拱直、呼吸略显急促的现象；同时腹部往往会有些鼓胀，两手掌会握拳，两脚则会伸直或弯曲，四肢末端则常会呈现冰冷。这些表现在任何时间都可能发生，并可持续数十分钟至数小时之久。其间无论父母如何摇、抱、哄，往往都不太有用，直到宝宝精疲力竭方才罢休，有时在排便或放屁后会稍有改善。

新妈妈发现宝宝出现这种情况时，大可不必太紧张。肠绞痛常发生于3个月内的婴儿，随着神经生理发育的逐渐成熟，肠绞痛的情形自然就会逐渐改善。不过约有10%的小新生儿发病期会延长至4～5个月以上。当新生儿因肠绞痛发作而哭闹不安时，妈妈可将新生儿抱直，或让其俯卧在热水袋上（注意用衣物等将热水带裹好，以免烫伤宝宝）以缓解疼痛的症状。在肚子上涂抹薄荷等挥发物可促进肠子排气，或给予通便灌肠，有时也会有效。若是仍无法改善，或连续几个晚上都会发作，就必须找医生给宝宝做详细检查。

新妈妈也可以通过一定的措施来作预防。如改善喂食技巧，每次喂奶后注意轻拍排气，并给予新生儿稳定的情绪环境。这些都可以减少发作的频率。若尝试了各种方法均无效的话，可以改喂低过敏的新生儿奶粉，有时也可以得到良好的效果。值得注意的是，在诊断新生儿肠绞痛前，必须先排除胃肠道其他病态性的疾病，如胃食道逆流、幽门阻塞、先天性巨结肠症等。如果确定没有任何病理性因素存在，那么家长们就需耐心对待自己的小宝宝，度过3个月的"阵痛期"。

新生儿鼻塞怎么护理

出生后第2天，贝贝妈感觉贝贝呼吸时鼻音很重，"呼哧呼哧"好像大人感冒鼻塞一样，到了晚上夜深人静的时候尤其明显，贝贝妈听着心里既紧张又难受。第2天医生来查房，说这是新生儿鼻黏膜水肿，刮宫产的宝宝因为没有经过产道挤压，出现这种症状是正常现象，三四天后会自己康复的。果然症状慢慢减轻，三四天后就康复了。

1. 鼻塞就是感冒吗

鼻塞不一定就是感冒了，这一条"定律"特别针对新生儿。新生儿的鼻腔狭小，在鼻黏膜水肿或者有分泌物阻塞时易发生鼻塞。如果房间的温度太低，宝宝鼻塞的症状会更加明显。

对于大多数宝宝来说，这些鼻塞的情况是由于生理结构引起的，并不是病。有的宝宝还常流出少量的鼻涕，干燥后凝结成鼻屎，颜色呈淡黄色，这也属于正常现象。

2. 鼻子不通巧护理

当新生儿鼻子不通时，如需清理宝宝鼻子里的分泌物，妈妈可以采取以下方法：

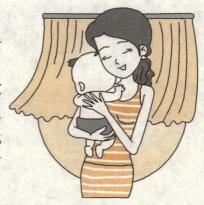

方法一：棉签蘸水，软化鼻屎。如果宝宝的鼻屎很干，可以拿棉签蘸清水在鼻孔里各滴1滴，这样会软化鼻屎。当分泌物软化后，可以用棉丝线轻轻刺激鼻腔，让宝宝打个喷嚏，把脏物排出。

方法二：布捻子通鼻。用软布做成捻子，轻轻捻动带出宝宝鼻内分泌物。千万不要用镊子等硬物来为宝宝清理鼻腔，这样容易导致鼻腔损伤，严重的还会造成出血。

新生儿发热如何应对

宝宝体温往往下午和夜里偏热，流汗时也偏热。宝宝上午正常状态下一般测量腋温为36～37℃，如果超过40℃，则可能引起惊厥发作，甚至造成脑损伤，新爸妈应该高度重视。

新生宝宝发热后，体温在38℃以下时一般不用处理，多喝些水就可以。可如果体温超过38.5℃，就要立即看医生了。在使用药物降温的同时，也要配合物理降温，每过1个小时要测量一次宝宝的体温。

1. 新生儿发热降温法——物理降温

物理降温是给发热的新生儿降温的最有效的方法。

2. 多喝温开水

给宝宝多喝温开水，补充体液，非常有效实用。但禁忌喝冷水，因为会加重病情。

3. 温水擦浴

用温水擦拭宝宝的全身，这个方法适合所有发热的宝宝，水的温度在32～34℃比较适宜，每次擦拭的时间在10分钟以上。擦拭的重点部位在皮肤皱褶的地方，如颈部、腋下、肘部、腹股沟处等。

4. 自然降温

这种方法适用于1个月以下的宝宝，特别是夏天，只要把宝宝的衣服敞开，放在阴凉的地方，宝宝的体温就会慢慢下降。

5. 空调降温

也可以通过调节空调的温度，来给宝宝降温。如果宝宝发热时伴随有畏寒、寒战，就不能使用空调降温。

新生儿发热增减衣服须知：

宝宝发热，穿衣就要多加注意，增减衣服要配合宝宝发热的过程。当体温开始上升，宝宝会觉得冷，此时应添加长袖透气的薄衫，同时可以给予退热药；服药半小时之后，药效开始发挥作用，身体开始出现散热反应，宝宝会冒汗，感觉到热，此时就应减少衣物。

宝宝发热的分度标准尚不统一，目前大多数都采用以下标准：

6. 以腋下温度为准

37.5～38℃　低热

38.1～39℃　中度发热

39.1～40.4℃　高热

宝宝发热后，体温升高幅度较大，变化速度较快。白天的体温是37.5～38℃，晚上就可能热到39℃，甚至更高。

38.5℃是药物降温的分水岭。宝宝发热时，体温未达到38.5℃，不要使用退热药，更不要滥用激素退热。但如果发至高热，就可能影响大脑功能，还可能引发高热惊厥，所以为了避免宝宝体温升到39℃，通常要在宝宝体温达到38.5℃时就给宝宝喂药。另外，需要注意的是，新生宝宝还太小，不建议吃退烧药。因为宝宝体温调节中枢系统尚未发育完善，汗腺尚不发达，退热药起不到多大作用，有时反而会引起虚脱。因此，3个月以内的宝宝都不宜服用退热药。如果宝宝发高热，就要及时去医院。

温馨提示　WEN XIN TI SHI

千万不要用酒精擦洗法来给宝宝降温。用酒精擦拭宝宝的身体，会造成宝宝皮肤快速舒张及收缩，对宝宝刺激大，另外还有可能造成宝宝酒精中毒。

新妈妈平时要留心宝宝的正常体温，经常摸摸宝宝的小手、额头、颈后皮肤，如果忽然感觉发热甚至发烫，那就一定是发热了。如果宝宝还伴随精神不佳、嗜睡、呼吸困难、高热惊厥或者有其他感染征象，则需立即就医。

宝宝头形不正是怎么回事

宝宝到1个月左右，放他/她到床上躺着时，有的宝宝的脸只朝向一个方向。仔细观察，才发现他是头形不正。

婴儿的头在出生后1个月左右，生长速度比人生的任何时期都快，头围可扩大 3 厘米。头骨的急剧生长，不一定会左右对称。左右不同，并不是因为外界压迫，而是因为内部的力量所致。左右不对称，发展到一定程度，婴儿的头部就会一侧扁平。过 2 个月时，婴儿能够自由活动头部，纠正起来就更难了。所以，要想使婴儿头部左右对称，出生后 1 个月内就应该经常观察婴儿头部，如果稍有不平，就马上把这一侧垫起来，使这一侧不承受重力。但实际做起来是很难的。

有的婴儿无论如何注意头部，都会出现左右不同。对头部的形状不要太费心思，哪一个婴儿头部都多少有些偏斜，即使是相当偏斜的头在过周岁生日时，也会变得不明显了。但如果宝宝的头部不偏，却只朝向一个方向，这种时候，就应该考虑斜颈了。

如何预防新生儿佝偻病

维生素 D 缺乏性佝偻病是婴儿常见的疾病之一，是由维生素 D 不足引起的全身性的钙、磷代谢不平衡而造成的骨骼病变。佝偻病虽然不直接危及生命，但会导致机体抵抗力降低，一旦发生骨骼病变，如鸡胸、"X"形或"O"形腿，则会给婴儿身体、心理及精神上都带来严重痛苦。

新生儿出生时，肝脏内储存的维生素 D 的数量很少，而其最低需要量是每日 80~130 国际单位（最适宜的量是每日 400~600 国际单位）。但一般母乳及人工喂养的食品均不能满足其需要，因为每 100 毫升母乳中仅含有维生素 D 0.4~10.0 国际单位，每 100 毫升牛乳中仅含有 0.3~4.0 国际单位的维生素 D。因此，不论是母乳喂养的，还是人工喂养的新生儿，特别是双胎儿、早产儿，都应在出生后 2 周加强补充维生素 D。

温馨提示 WEN XIN TI SHI

要预防新生儿患佝偻病，除补充维生素 D 外，还应补充钙和磷，因为母乳中钙和磷均不足。牛乳中钙和磷虽多，但因不成比例，不易吸收。

宝宝尿布疹如何护理

尿布疹俗称"红臀",主要是因为宝宝臀部的皮肤长时间在潮湿、闷热的环境中不透气而形成的。粪便及尿液中的刺激物质以及一些含有刺激成分的清洁液也会使小屁股发红。宝宝常因此而烦躁哭闹、睡卧不安。有的孩子红臀的原因是母乳性腹泻,即是由小儿对乳糖不耐受引起的。夏季是引起尿布疹的高危季节,但是如果不用尿不湿或尿布,宝宝皮肤的隐蔽处则容易受到细菌的感染,因此妈妈要特别注意宝宝小屁屁的护理。治疗宝宝红臀,要具体问题具体分析。下面是一些护理方法,供您参考:

给宝宝勤换尿布,用护肤柔湿巾擦拭。

尽量选择柔软舒适的旧棉布做尿片。

进行排尿训练,培养宝宝良好的大小便习惯。

臀部轻微发红时,可使用护臀膏,严重时应带宝宝去医院诊治。

每次清洗小屁屁后要将宝宝的臀部暴露于空气或阳光下,使局部皮肤干燥。

宝宝拉尿、拉屎后必须将小屁股上的尿、粪擦拭干净。女宝宝还要注意,擦屁股时要从前面往后擦,因为女宝宝尿道短,容易感染细菌,引起尿路感染。

带宝宝外出时,随身带上一包柔湿巾,解决宝宝在外洗屁股的大难题。

对于母乳性腹泻这种原因引起的红臀,可以搽芝麻油或是菜油;由尿布疹导致的红臀,则可使用爽身粉和护臀霜。

宝宝湿疹如何防治

1. 区分湿疹和痱子

湿疹和痱子的症状有些相似,如果妈妈观察得不仔细,很有可能将其当成痱子处理,结果会使病情越来越严重。那么如何区分痱子和湿疹呢?

夏季是痱子的多发季节,气温过高会使宝宝身上长痱子。痱子多出现在宝宝的额头、前胸、后背,表现为针尖大小的红色或白色小斑点,勤用清水洗可减轻。随着天气逐渐变冷或气温降低，痱子很快就可以消失。而湿疹一年四季都有可能发病，多出现在宝宝的脸部、胸部及臀部，是极小的红色斑点或小痘痘，多成片出现，并且容易反复，如果遇水或出汗会更加严重。所以，宝宝大哭或者喝完奶后，发病部位会出现红肿的趋势。

2. 宝宝为什么会出湿疹呢

婴幼儿时期的宝宝皮肤发育尚不健全，最外层表皮的角质层很薄，毛细血管丰富，内皮含水及氯化物也很丰富，如果妈妈对宝宝的皮肤护理不当就很易引发湿疹。

如果宝宝属于过敏体质，哺乳妈妈食用了可能引发过敏症的食物，就会使宝宝体内发生变态反应，从而引起湿疹。还有动物皮毛、花粉、灰尘、肥皂、药物、化妆品、化纤织物、染料、紫外线等外物因素也会引发过敏症状，导致宝宝患上湿疹。

妈妈给宝宝喂食过多，导致消化不良也会使宝宝患上湿疹。

另外，宝宝摄入太多的糖分，肠道有寄生虫，受到强光的照射或家族性遗传等因素都会引发湿疹。

3. 湿疹的日常护理

首先要找到病因，治疗和护理才能够有的放矢。一定要注意观察宝宝是否食用了致过敏食物，如配方奶、植物蛋白等。如果宝宝在开始添加辅食后出现湿疹，那么吃过每一种食物后都要注意观察宝宝的病情有没有加重；如果宝宝对母乳过敏，就改用配方奶；如果宝宝对配方奶过敏，就应使用特殊的配方粉，如氨基酸或短肽配方粉。

给宝宝穿的衣服要柔软、光滑，尽量宽松，以免刺激到宝宝的皮肤。

妈妈应尽量少给宝宝使用护肤品。

室温不能过高，穿的衣服和盖的被子也不能过厚，宝宝过热或出汗会使病情加重。

不要用过热的水给宝宝洗澡。

宝宝的尿布要勤洗勤换。

还要提醒妈妈的是，如果宝宝将患处抓伤，则有可能引发皮肤感染甚至败血症，所以妈妈一定要做好宝宝的日常护理。宝宝白天在睡觉的时候需要有专人看护，湿疹可能会引起瘙痒，宝宝会下意识地去挠痒痒，不要让宝宝的小手到处乱抓而碰到患处；夜间可以给宝宝戴上小手套，手套的质地一定要柔软，或将宝宝的胳膊稍稍束缚一下。

4. 湿疹的治疗

宝宝患有湿疹轻症可以外用儿童霜，效果不错，或外用15%的氧化锌油、炉甘石洗剂或氧化锌软膏，每天2~3次。也可以用一些含有皮质类固醇激素的湿疹膏，此类药物能够很快控制症状，但是停药后易反复，不能根治。用此类药物不能超过1个月，以免引起依赖或不良反应。如果是合并感染的湿疹，是禁忌使用激素的。所以在用药前，一定要看好说明书，争取用得恰到好处。一般强效的激素类药物不建议用在面部。

口服药可以止痒和抗过敏，如扑尔敏、非那根、息斯敏等，但是它们都有不同程度的镇静作用。

> **温馨提示** WEN XIN TI SHI
>
> 城市水质容易受到二次污染，很容易刺激宝宝娇嫩的肌肤，从而引发过敏和湿疹。如果家里的自来水有比较浓重的漂白粉味，或水质偏黄，建议在沐浴软管的末端安装婴幼儿沐浴净化器，将自来水进行过滤，让宝宝用上干净的自来水，从而降低患湿疹的概率。

男宝宝阴囊水肿怎么治疗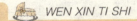

男孩出生的时候很正常，过半个月或者1个月时，母亲发现一侧的"睾丸"肿大，表面皮肤的颜色没有变化，没有触痛。稍微大一点之后，1个月或者1个半月时，多数能达到另一侧睾丸的2倍或者3倍大。到医院就医会被诊断为阴囊水肿，并且说明是睾丸中积存了水液。如果是疝气，按摩肠管会返回腹腔，睾丸会恢复正常大小。如果是阴囊水肿，即使是按压睾丸也不会变小。阴囊水肿时，医生用手电照阴囊，我们会看到光线能够透过，因为只是睾丸外侧积存了水，所以睾丸本身并没有问题。

阴囊水肿是常见疾病，不处置的话，婴儿长到2~3个月时症状会消失，不留痕迹。即使恢复得很慢，也没有超过1年的情况。最不提倡的是用针抽出其中的水，在半个月到 1 个月期间即使把水抽出来了，也会再积存。在反复抽吸的过程中，如果因为消毒不善，导致化脓就麻烦了。即使是没发生化脓，出血也容易使睾丸发生粘连。粘连之后，就可能需要手术治疗，这样就容易损伤睾丸。如果等了 1 年，水肿却怎么也不消退，那时再考虑手术也不迟。在阴囊水肿的同时，有时会发生同侧的腹股沟疝，如果腹股沟疝无论如何也不能还纳时，就要手术治疗，同时也可以治疗阴囊水肿。

如何防治新生儿鹅口疮

1. 鹅口疮是由什么引起的

鹅口疮又名"雪口"，是一种由白色念珠菌感染引起的口腔疾病。鹅口疮通常出现在宝宝的双颊两侧，有时也会出现在舌头、上腭、牙龈等位置，其表面是层叠白斑，看上去很像凝固的牛奶。

一般来说，鹅口疮是由以下几个原因引起的：

接触了含有白色念珠菌的食物或衣物而感染。

因乳具消毒不严、乳母乳头不洁或喂奶者手指污染所致。

在出生时经产道感染，或见于腹泻、使用广谱抗生素或肾上腺皮质激素的患儿。

2. 得了鹅口疮要怎样护理

宝宝患了鹅口疮后，爸爸妈妈可以这样护理：

局部使用制霉菌素。宝宝患了鹅口疮之后，爸爸妈妈可以将霉菌素研成末与鱼肝油滴剂调匀，涂擦在宝宝患病部位，每 4 小时用一次药，待白色斑块消失后即可停药。

使用 2.5% 的碳酸氢钠溶液。爸爸妈妈可以使用 2.5% 的碳酸氢钠（小苏打）溶液，在哺乳前后对宝宝的口腔加以清洗。一般来说，连续使用 2~3 天病症即可消失，但痊愈后仍需继续用药数日方可有效防止复发。

注意饮食。喂哺宝宝时，要鼓励宝宝多饮水。另外，宝宝的食具一定要单独清洗，煮沸消毒。切忌用粗布强行擦拭或挑刺宝宝的口腔黏膜，这样会引起局部损伤，加重感染。

清洗乳房。鹅口疮主要是通过真菌传播的，因此新妈妈在喂奶前应用温开水洗乳头，保持乳头卫生。

缩短喂奶时间。宝宝患鹅口疮时，新妈妈要控制自己的喂奶时间，每次喂食时间都不要超过20分钟，同时避免使用安抚奶嘴。

最后需提醒爸爸妈妈的是，如在家中用上述方法治疗5~7天后，宝宝的病情仍未得到改善，或是情况越来越严重，爸爸妈妈就应带宝宝及时到医院就医，以免耽误治疗。

当心宝宝呼吸道感染

新生儿呼吸道感染的病因可分两种：其一为出生后不久发病，大多是宫内感染或产道感染。其二为出生后1周以上或更长时期发病，大多是出生后与呼吸道感染的人接触传染所致。新生儿呼吸道感染以及严重时导致的新生儿肺炎的临床表现大多不典型，不像大孩子呼吸道感染时表现出来典型的较重咳嗽和发热，而是低热或者不热，甚至体温低于正常。因此应对呼吸道感染的不典型症状有所了解，以免贻误病情。

新生儿呼吸道感染主要表现为吃奶不好，精神不好。较重的表现为呼吸急促，口周发青。如有这些症状时应该及时到医院就诊。

分娩前孕妇就要避免呼吸道感染，分娩后也要多注意补充维生素C，以增强抵抗力。宝宝出生后应该注意卧室的通风换气，新生儿和产妇的房间不宜让过多的人进入，特别是患有呼吸道感染的人要注意与新生儿和产妇的隔离。

女宝宝外阴2种常见疾病及防治

1. 外阴部阴道炎

这种病是由于大便等沾到外阴部的皮肤或阴道的黏膜上，葡萄球菌或大肠杆菌大量繁殖而引起的炎症。症状是外生殖器会出现红肿疼痛，此时宝宝经常有些异常的举动，比如好像外阴部很痒的样子，或者小便时会哭等。随着炎症的恶化，宝宝的外阴部还会流出黄色的脓液，发出异味。

治疗方法：

如果外阴部只是有一点红肿，在换尿布或洗澡时给她洗干净，通常会自愈。如果出现了分泌物或很不舒服，就需要在医生的指导下使用一些带有抗生素的软膏或内服药。

2. 皮肤念珠菌病

念珠菌属于霉菌的一种。皮肤念珠菌病就是感染了念珠菌，一直扩散到皮肤的夹缝或缝隙中导致皮肤出现炎症。感染念珠菌后宝宝皮肤会变红，起很多小疙瘩，并且还会脱皮，甚至红肿腐烂伴有小的水疱或脓包。如果误以为是尿布疹，涂抹了类固醇药物，症状还会进一步恶化。所以，不要随意给宝宝用药，而是要先让医生确诊。

治疗方法：

如果外阴只是变红，没有肿胀，则只要保持发红处皮肤的清洁，自然就会治愈了。但如果红肿得厉害就要在医生的指导下涂抹抗真菌的软膏，通常1~2天差不多就好了。

新生宝宝用药需谨慎

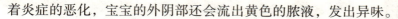

新生宝宝的肝、肾等功能发育尚不完全，酶系统活力欠佳，药物在其体内的吸收、分解、代谢、排泄与成人不同，如果用药不谨慎，可能会危害新生宝宝的健康，甚至生命安全。所以，想要做到安全、有效、经济、合理地用药，新妈妈需要了解一些问题。

1. 新生宝宝用药的注意事项

应及早用药。新生宝宝抗病力弱，往往起病较急，病情变化较快，因此必须善于观察病情，及早诊断，及时正确用药。如常见的宝宝败血症，没有发热及白细胞升高等表现，而仅表现出神情呆滞、吃奶不香，如不能及时治疗，正确用药，就会延误病情。

应慎重用药。用药时如不仔细斟酌，精确计算，常会引起严重的中毒反应。如用氯霉素后可引起灰婴综合征；过量磺胺类药及大量维生素K等，可引起宝宝高胆红素血症，甚至核黄疸；过量冬眠灵可引起高铁血红蛋白血症；大剂量使用链霉素，不仅可使听觉神经受到损害，而且还会引起昏迷，导致死亡。

外用药物应警惕中毒反应。普普通通的鼻眼净（萘唑啉）、糖皮质激素软膏、新霉素软膏等，都可引起严重不良反应。鼻眼净如果用于婴幼儿，则可能引起昏迷、呼吸暂停、肌张力减低等；治疗皮肤病用的糖皮质激素软膏对宝宝大面积使用，会引起全身性水肿。引起上述不良反应的原因主要是由于宝宝皮肤薄嫩，皮肤黏膜表面积相对较大，有很强的呼吸作用，因此当有炎症或破损时，对药物的吸收作用即会更强更快。所以，不能把成人用的外用药随便用于婴幼儿。

2. 新生宝宝用药的方式及次数

新生宝宝不宜服用丸、片剂型药物。因此，丸、片剂型药物均应研成粉或调配成液体，用滴管慢慢喂服，或下胃管鼻饲，病情重者尽可能静脉点滴给药。因为宝宝新陈代谢旺盛，对药物的吸收快，排泄亦快。所以给药时应根据病情，按体重或体表面积计算出每日应给药物的总量（医生会帮助计算好），把总量分为3～4次给予。尤其是抗生素类药物，为了使血液内维持一定浓度，常需把每日总量分为4～6次给予。另外，应注意药物配伍及不良反应，待病愈后，再用药1～2天，以巩固疗效。

给新生宝宝喂药的禁忌

新妈妈给新生宝宝喂药时应注意以下禁忌，以避免降低药物的治疗作用，甚至影响宝宝的食欲。

1. 不能用牛奶送服药物

牛奶含蛋白质和脂肪较多，在药片粉末周围可形成一层薄膜，包裹药物，使药物在胃中不易被吸收。另外，牛奶等乳制品中含有许多钙、磷酸盐、铁等物质，这些物质和某些药物能生成稳定的络合物或难溶解的盐，使药物难以被胃肠道吸收。牛奶中的磷酸盐可与补血药中的铁成分发生反应，使铁沉淀而影响其吸收。

2. 不能用果汁送服药物

橘汁等果汁含有许多酸性物质，可使许多药物提前分解或使糖衣提前溶化，不利于药物在小肠的吸收，影响药效。

有的药在酸性环境中还会增加不良反应。同时，还可使药物在进入小肠之前被胃酸破坏，使药物经小肠吸收减少，降低药物在血液中的浓度，达不到治疗效果。

许多碱性药物也不宜用果汁送服，因为与果汁同服后可被酸性物质中和而减低药效。因此，给新生宝宝喂药时，新妈妈不要用果汁或其他酸性饮料送服。

3. 不能用茶水送服药物

茶叶中含有咖啡因、茶碱、鞣酸、儿茶酸等酸碱性成分，可与某些药物成分发生作用，破坏药性，影响疗效。例如，鞣酸遇到铁剂时，会生成沉淀物"鞣酸铁"，使药物失效。因此，患有贫血的宝宝服用硫酸亚铁、铁维隆等铁剂时不宜用茶水送服。再如，胃酶合剂、脾康糖浆等含有蛋白质类的药物，也会与鞣酸作用形成沉淀而使药物失效。

了解宝宝疫苗接种情况

一般宝宝降生24小时内就需要进行疫苗接种。卡介苗和乙型肝炎疫苗就是新生宝宝必须接种的两种疫苗，是预防结核病和乙肝疾病的天然保护伞。

1. 卡介苗

卡介苗是强有力的抵抗结核病的武器。结核病是一种慢性传染病，至今在我国仍然流行，往往以很隐蔽的形式传播，不少新生宝宝在不知不觉中被传染上，并发展成为很严重的症状，所以一定要给新生宝宝接种卡介苗。

宝宝在出生24小时之内就要接种疫苗，第1针为皮内注射，在上臂三角肌中央。在医院出生的宝宝一般在医院即接种了卡介苗，在家出生的宝宝也应到保健门诊接种新生儿卡介苗。

接种后，一般不会出现发热等全身性反应，但会出现局部红肿、化脓、结痂，一般不需要处理，严重的则需治疗。痂皮脱落后会留下疤痕，也属正常现象。

接种后宜做好护理。 卡介苗是皮内接种，出现的反应较重，而且持续时间也较长，需做好细心护理。

接种后做好母乳喂养。 接种卡介苗后的局部红肿，需经过2~3个月才能消失。在这个过程中，应做到母乳喂养，以增强宝宝自身的抵抗力，并保持室内空气新鲜。如果不能满足母乳喂养，也要做好人工喂养。

洗澡时要做好防护。 卡介苗一般接种在左上臂外侧，接种后2~3天内，注射部位可见有针尖大小、略显红肿的针眼，但很快就会消失，恢复为正常肤色。在此期间给宝宝洗澡时，应避免洗澡水弄湿注射部位，可用干净的手帕或纱布包扎。不要经常用手去触摸，以保持清洁，避免细菌感染。

适当的时间补种。 在宝宝出院时，应主动向医院工作人员询问是否已经给宝宝接种了卡介苗，如未接种，了解原因并在适当的时间补种。接种后3个月，还应到指定的单位做结核菌素试验，以观察卡介苗接种是否有效。

以下几种情况，新生宝宝可暂缓接种卡介苗：

体温超过37.5℃的新生宝宝。

早产儿及难产儿。

具有先天畸形、皮肤病（脓疱病、全身湿疹）等的新生宝宝禁止接种。

这些新生宝宝可由医生确定补种卡介苗的时间。

2. 乙型肝炎疫苗

经过科学实验及大量临床实践证实：若新妈妈在妊娠后期患乙型肝炎或新妈妈是乙型肝炎病毒携带者，血液中的病毒会通过胎盘这一维持母体与胎儿联系的纽带而进入胎儿体内，或者是分娩时在产道中使胎儿皮肤、黏膜因受母血感染而致病，以及生后哺乳时病毒通过乳汁进入宝宝体内等，均可能引起感染，导致肝炎发生，医学上把这种传播途径称为"母婴传播途径"。因此，接种乙型肝炎疫苗十分必要。宝宝出生后24小时之内，应注射乙肝疫苗第1针，满月后注射第2针，满6个月时注射第3针，均为皮下注射。全部免疫疗程结束后，有效率可达90%~95%，免疫力达3~5年之久。

但如果新生宝宝先天畸形及有严重内脏功能障碍，出现窒息、呼吸困难、严重黄疸、昏迷等严重病情时，新妈妈不可为宝宝接种。早产儿1个月以后方可接种。

Part 9
新生儿保健篇：让宝宝远离不适

给宝宝喂药的技巧

现在，药品种类繁多，各有不同的使用方法。而通常情况下，宝宝对药物会比较抗拒。因此，新妈妈需要掌握给宝宝使用不同类型药物的方法，这样给宝宝用药就不会为难了。

1. 粉类药物

把药粉倒在小容器内，加入2~3滴常温水（不要超过37℃），然后搅拌均匀。可加入少许调味剂，比如使用糖水，以甜味掩盖苦涩的味道。用小匙分次喂食。汤匙大小要适中，注意不要呛到宝宝。如果宝宝年龄实在太小，也可以使用手指或喂药器喂食。宝宝吃完药后，最好再给宝宝喝点白开水，用来冲刷、稀释口腔内的药物。

2. 液体类药物

使用前最好先摇晃几下，因为有些药物成分容易沉淀在药液下方。用喂药器或小汤匙喂食，切记应将药水直接喂入口中，尽量避免在宝宝大哭时强行灌入，以免呛到气管。喝完药水后，再以白开水稀释口腔内的药物。

3. 眼药水

如果是放进冰箱冷藏的眼药水，应先以手掌握住，让其回温后再使用。宝宝不喜欢被人碰触脸部，如果强行给宝宝点眼药水，会因为哭闹而让药水被泪水稀释，导致药效下降。宝宝的眼睛最多只能容纳1滴的量，多余的药水都会溢出，因此不要过量滴用。何况眼睛和鼻泪管是相通的，药液过多，还容易流入鼻腔产生异味，让宝宝更不舒服。

4. 栓剂类药物

栓剂通常是让宝宝退热、止吐的，主要是利用肛门黏膜吸收药效，适合不容易喂药的宝宝。但是，栓剂不宜过度使用，宝宝一旦发热，最好先采用物理降温法。只有不见效,体温又持续超过39℃,才可考虑使用栓剂。把握好用量,有时不需要用一整颗,一定要依照医嘱使用正确的剂量。栓剂接触手部的温度后容易软掉,可以先放入冰箱或以冰水冲洗,让其变硬后再使用。撕开外包装,将椭圆形的尖头用指头塞入肛门即可。如果栓剂总是塞不进去或刚进去又被排出来,在塞入后要用双手压住宝宝屁股。夹紧约1分钟。

药膏:给宝宝涂抹药膏最好是在宝宝睡觉前或洗澡后,在皮肤较软、较干净的情况下才能取得很好的药效。因此,首先应清洁宝宝皮肤患部,然后将双手洗净,挤出适当使用量。必须接触新生宝宝皮肤的药品,要遵从医嘱或擦上薄薄的一层即可。

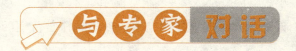

与专家对话

Q 新生儿脐带不脱落怎么办?

A 一般情况下,宝宝的脐带会慢慢变黑、变硬,3~7天脱落。假如宝宝的脐带2周后仍未脱落,要仔细观察脐带的情况,只要没有感染迹象,如没有红肿或化脓,没有大量液体从脐窝中渗出,就不用担心。另外,可以用酒精给宝宝擦拭脐窝,使脐带残端保持干燥,以加速脐带残端的脱落和肚脐愈合。

Q 新生儿脐带有分泌物怎么办?

A 愈合中的脐带残端经常会渗出一些清亮的或淡黄色黏稠的液体,此属于正常现象,爸爸妈妈不必过于担心。

脐带自然脱落后,脐窝会有些潮湿,并有少许米汤样液体渗出,这是由于脐带脱落的表面还没有完全长好,肉芽组织里的液体渗出所致,用75%的酒精轻轻擦干净即可。一般一天擦拭1~2次,2~3天后脐窝就会干燥。

假如肚脐中渗出的液体像脓水或有恶臭味，则说明脐部可能出现了感染，要立即带宝宝去医院检查。

Q 宝宝有"马牙"和"螳螂嘴"怎么办？

A 新生儿的上颚中线和齿龈切缘上常有黄白色小斑点，俗称"马牙"或"板牙"，系上皮细胞堆积或黏液腺分泌物堆积所致。于宝宝出生后数周至数月自行消失，不可胡乱用针去挑或用毛巾去擦，以防引起感染。

在新生儿口腔两边颊黏膜处较明显地鼓起如药丸大小的东西，也被称为"螳螂嘴"，其实它是颊黏膜下的脂肪垫。这层脂肪垫是每个正常新生儿都具有的，它不仅不会妨碍新生儿吸奶，反而有助于新生儿吸吮，属于新生儿的正常生理现象，千万不能用针挑或用粗布擦拭。因为在新生儿时期，唾液腺的功能尚未发育成熟，且口腔黏膜极为柔嫩，比较干燥，易受破损，加之口腔黏膜血管丰富，所以细菌极易由损伤的黏膜处侵入，发生感染。轻者局部出血或发生口腔炎，重者可引起败血症，危及新生儿的生命。

Q 宝宝像蛇一样脱皮，正常吗？

A 几乎所有的新生儿都会有脱皮的现象，有的是轻微的皮屑，有的是像蛇一样的脱皮，对此家人不必担心。只要宝宝饮食、睡眠都没有问题就是正常现象。脱皮是因为新生儿皮肤最上层的角质层发育不完全引起脱落。此外，新生儿连接表皮和真皮的基底膜并不发达，使表皮和真皮的连接不够紧密，造成表皮脱落。这种脱皮现象全身各部位都有可能出现，但以四肢、耳后较为明显，只要于洗澡时使其自然脱落即可，无须采取特别保护措施或强行将脱皮撕下。若脱皮合并红肿或水疱等其他症状，则可能为病症，需要就诊。

Q 宝宝的手抓破了小脸怎么办？

A 宝宝抓脸是有原因的，妈妈要仔细看看他抓挠的部位及附近是不是有湿疹或者痱子，有的宝宝脸上长湿疹后小手就会在头上乱抓一气，因为他控制不了手部精细的动作，所以在勤剪指甲的同时，妈妈还要仔细观察他不舒服的地方，在家长体贴、细致的照顾下，宝宝一般是不会抓脸的。

Q 新生儿呼吸快是否是气急？

A 成人以胸式呼吸为主，新生儿多呈现腹式呼吸。当新生儿呼吸急促时，常表现为小肚子起伏加快。足月新生儿呼吸浅表，其正常的呼吸频率比成人快，每分钟可达40～60次，且睡眠中呼吸快慢、深浅不均。正常未成熟新生儿呼吸频率可达60次/分，呼吸快慢、深浅不均更为明显。

如果新生儿在安静状态下，呼吸频率每分钟超过60次，就说明宝宝气急，应找儿科医生诊治。比较常见的气急原因有以下几种：

（1）出生时有羊水吸入，影响了正常的气体交换，新生儿不得不靠代偿性的呼吸来弥补其不足。另一种情况是出现了所谓的新生儿湿肺，它发生于胎儿期肺内的液体在初生时没有完全吸收时，这同样会造成宝宝暂时性呼吸增快，但这种情况一般2～3天即自行消失。

（2）先天性畸形也可影响气体交换、供氧不足，从而引起气急。

（3）呼吸困难综合征多见于选择性剖宫产的早产儿，多数在生后12小时内出现进行性、阵发性的呼吸困难，且宝宝肋间和剑突下表现有吸气性凹陷，继之有呼吸暂停和呼吸不规则现象。该病与肺发育不成熟有关，死亡率高。

（4）新生儿肺炎与大孩子不一样，常常无咳嗽、发热，而主要表现为气急，严重的可有鼻翼煽动、点头样呼吸和身体青紫等现象。

Q 宝宝脸上的小白点是什么？

A 小宝宝脸上的白点是什么？小宝宝脸上的白点是粟粒疹，它们长在小宝宝鼻部和面颊上，多为细小的白色或黑色状，像粟粒一样，并突出于皮肤表面。粟粒疹的形成主要是因为小宝宝的皮脂腺功能尚未完全发育成熟。粟粒疹通常不痛不痒，也不会给宝宝带来其他不适症状，且过不久就会自行消退。爸爸妈妈切不可用手去挤捏宝宝的粟粒疹。以免引发皮肤感染。

Q 新生儿皮肤发凉、发硬是怎么回事?

A 新生儿有时会出现周身或局部皮肤发凉，皮肤和皮下脂肪变硬并有水肿，这称为新生儿硬肿症。

新生儿硬肿症发生的直接原因是寒冷造成的损伤。新生儿特别是早产儿，体温调节中枢发育不成熟，皮下脂肪薄、皮肤嫩薄，血管又多，很容易散发热量，体温易偏低。因此，新生儿需要适宜的温度环境。为预防此病应注意以下几点：

1. 给予新生儿最适宜的环境温度

在分娩前就应做好这一准备，特别是对秋冬季出生的宝宝，应把室温提高至25～26℃，并使室温恒定，不能忽高忽低。

2. 做好产前检查

此病更易发生在早产儿，如果环境温度低，早产儿比足月新生儿更易发生此病，病死率更高，故应预防早产。同时，尽量避开在寒冷季节分娩。

3. 给新生儿及时喂奶

保证摄入奶量，以免因吃奶少而体内热量不足，遇寒冷而身体热量消耗加大，容易发病。

新生儿要避免感染。新生儿在分娩时受产伤、窒息、缺氧以及产后受到感染，都会使体温下降，诱发硬肿症，因此要预防感染导致的发病。

正常新生儿的体表温度为36.5～37℃，如体温降至35℃，则全身皮肤发凉，并且皮肤及皮下脂肪发生凝固变性而发硬，严重者苍白而青紫。最易发生的部位是大腿的外侧及面颊部，以后逐渐蔓延至臀部、腹部及胸部，以致波及全身。开始表现为不吃奶、哭声小、吸吮和吞咽能力差，严重者四肢不能活动、心跳慢、呼吸表浅、呼吸困难、尿少甚至无尿，可出现鼻出血、吐血而死亡。

Q 宝宝喉咙有痰鸣是生病吗？

A 宝宝由于喉软骨发育不完善，所以会听起来有类似痰鸣的声音，妈妈们不必为此着急。如果痰鸣比较严重，妈妈可以尝试给宝宝喂一点白开水稀释一下痰液，也可以抱起宝宝，轻拍后背，促使痰液排出。

Part 10

新生儿早教篇
聪明宝宝早培养

别小看新生儿,他们自出生之日起,甚至在母亲腹中就已经练就了各种各样的本领。他们能听、能看、能感知,并且具有语言和社交的天赋。父母可以针对宝宝的发育特点,和宝宝做游戏,锻炼宝宝各方面的能力,开发宝宝的潜能。

PART 10
新生儿早教篇：聪明宝宝早培养

新生儿综合训练

视觉训练

为训练新生儿的视力，首先可以吸引孩子注视灯光，进行视觉的刺激，然后让孩子的眼睛跟踪有色彩、发亮和移动的物体，由此而训练视觉能力。另外，还可进行以下几种视觉训练游戏：

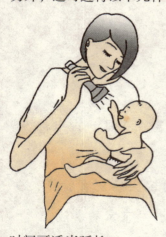

1. 看亮光游戏

新生儿出生后已有光感，可在房内挂光亮适度、柔和的乳白色灯或彩灯，光线不要直射孩子的脸，可以一会开灯，一会关灯，以锻炼瞳孔扩大与缩小的功能。2周后可用红布包住手电筒，将亮光对准新生儿眼上方15～20厘米处，沿水平线向左右或前后方向慢慢摇动数次，进行视觉训练。训练时视角仅限于正前方45°范围，注视时间仅可几秒钟。满月时，视角可扩大到正前方90°范围，注视时间可适当延长。

1. 看彩球游戏

将彩球悬挂在新生儿胸上方，距离眼部20～25厘米，逗引新生儿注视。1周后，将彩球在新生儿眼前从左到右移动，再从右到左移动，训练视线随物移动。2周后将球放在新生儿眼前上下移动，并继续向左右移动。满月时，将球放在新生儿眼前作360°转圈，训练视线随球转动。

1. 看黑白游戏

将黑纸与白纸各1张出示在出生后10天左右的新生儿面前，眼与纸的距离为15~20厘米。先看黑纸，然后再看白纸，各注视半分钟。再将黑白纸同时出示，让新生儿同时注视两种不同颜色的纸，训练眼球在两张纸之间来回移动。

新生儿醒后，可以抱着看室内墙壁上的大幅彩色画。婴儿床边可以挂些玩具，空中可悬挂彩球。家长还可以经常和宝宝面对面，在短时间内宝宝会专心致志地注视，这样的训练能促进新生儿视觉功能的发展。

听觉训练

在婴儿的感觉中，发展得最早的是听觉，它几乎与婴儿的诞生同时出现。婴儿出生2周左右，耳朵的敏感性最强，它会在周围环境的刺激下明显地发育起来，并逐渐形成与环境相适应的听觉能力。

在这个感觉能力的发展期里，父母应该注意的是，在给予婴儿丰富语言的基础上，再给他听优美的音乐。现在很多父母都很关注婴儿的音乐熏陶，据统计，有80%的母亲给婴儿听录音带或CD。这样不仅可以使其听觉能力得到锻炼，还开发了婴儿的音乐潜能。

触觉训练

新生儿触觉灵敏，特别是唇、面颊、眼睑、手掌、足心等处尤为明显，触动时立即有反应。因此，应从出生后就开始进行触觉训练。新生儿觉醒时，妈妈用手轻触左脸颊和右脸颊，训练宝宝向左或向右转头。若在触动后有这样的反应，妈妈可以在宝宝脸颊上亲吻一下鼓励。

要经常轻柔地抚摸新生儿的每个手指，使紧握的小手放开，并在每次抚摸后用不同材质的物体去触碰手掌心，如硬、软的东西，或热、或冷的东西，让宝宝感觉到触觉刺激。

在喂奶前，妈妈握着宝宝的小手抚摸自己的乳房，然后再喂奶。经常这样触摸乳房，使新生儿知道"饿了可在此处觅食"，但要在宝宝摸乳房后、喂奶前洗擦奶头，注意保持清洁。另外，还可利用给新生儿洗澡前后或换尿布后，新生儿全裸或半裸时，父母用手抚摸宝宝身体，进行轻柔的按摩，使其皮肤感觉到触压的刺激。

嗅觉和味觉训练

1. 嗅觉训练

新生儿出生后就能对各种气味产生不同反应。

妈妈可利用这一特点进行嗅觉训练。进行嗅觉训练时，不管什么气味都可让他闻，如喂奶时闻妈妈的乳香，洗澡时闻肥皂的芳香，揩脐带时闻酒精的酒味等，及早接受各种气味的刺激。

2. 味觉训练

新生儿一出生就会对甜酸苦辣等味道做出不同的反应，如对甜味会做出吸吮动作，出现愉快的表情；对苦、酸、咸的东西会皱眉闭眼，有不愉快的表情。根据这一特点，有意识地让宝宝品尝各种味道，如用消毒过的筷子蘸上酸、甜、苦、咸各种味道，让宝宝感受到不同的刺激以促进味觉发育。

动作训练

1. 转动头部游戏

让新生儿仰卧在床上，妈妈手持色彩鲜艳、会发出声响的玩具，在距离宝宝眼睛30厘米远的地方慢慢地移到左边，再慢慢地移到右边，让小儿的头随玩具转动，朝左、朝右各转动90°。

2. 手指抓握能力游戏

父母将自己洗净的食指塞进新生儿手掌里，让宝宝抓握，然后抽出来再塞进去，反复数次，以训练宝宝的抓握能力。也可以换用圆形光滑的小木棍抓握。

3. 收缩脚掌游戏

父母用手指或其他物体触碰新生儿脚心，使宝宝做自动作收缩脚掌反应，反复进行 4~6 次，以活动宝宝腿部的肌肉。

4. 进行游戏活动

新生儿脐带脱落后，恢复得很好时，可在 2~3 周时做游泳活动。在新生儿洗澡时，将其放在较大的浴盆里，用一手掌托住腹部，另一手托住下颌，让宝宝平趴在水中，露出头部，四肢自由活动，推动其身体在水中移动。

语言与思维能力培养

宝宝出生后，父母要多和新生儿交谈和沟通，千万不要以为初生的宝宝听不懂话而不去和宝宝交谈。

宝宝比人们通常想象的要聪明得多。孩子的语言能力应该从还听不懂、说不出的时候即开始培养。在宝宝清醒、精神兴奋的时候，应抓住时机尽可能多的和宝宝说话。

新生儿醒后躺在床上，然后父母面对面用柔和的声音和宝宝说话，内容可以涉及各个方面，比如认识爸爸妈妈、爷爷奶奶，穿衣、吃饭，常用物体的名称、形状、颜色等。

与宝宝交流时，环境要安静，说话的速度要慢，最多不要超过 5 分钟。跟新生儿说话时父母要带有笑容，语调要温柔、亲切。在说话的同时，要逗宝宝发声，第 2~3 周，把宝宝就能发出"哦哦"的声音来回应。父母讲得越多，孩子应答得越勤。

与宝宝说话的机会是很多的，如换尿布、喂奶、洗澡时都可以进行。如在吃奶时可以说："宝宝，吃奶了"，玩耍时说："宝宝，开始做游戏了"，洗澡时说："宝宝，要洗澡了"等。要很好地抓住这些时机，多和宝宝交谈，对新生儿的语言发展、大脑的发育均十分有益。另外，可以有意识地给孩子讲故事、唱儿歌，以训练宝宝的语言能力。

大脑潜能开发

美国心理学家布鲁纳说："一个孩子到4岁时，其智力发展了50%，另外30%到8岁时发育完成，其余20%到17岁才发育完成。"

前苏联教育家马卡连柯说："教育基础主要是5岁以前奠定的，它占整个教育过程的90%。"

意大利教育家蒙台梭利说："儿童出生后3年的发展在其程度和重要性上超过儿童一生的任何阶段。"

前苏联著名生理学家巴甫洛夫的话，更令人震惊："婴儿生下来的第三天开始教育，就晚了两天了。"

从上述几位科学家、教育家的说法中，我们不难看出婴幼儿早期教育的紧迫性和重要性。重视婴幼儿的早期教育也已成为世人的共识，它牵动着亿万父母的心。婴幼儿时期是大脑迅速发育的关键时期。抓住这个关键时期，利用其脑神经的敏感性，进行早期教育，确有事半功倍的效果。

人的大脑分为左右两个半球，左右脑的功能无法完全分开，两者在功能优势及功能发展上均存在着分工和差异。左脑拥有语言优势，右脑拥有感觉优势。大脑发育的时间差异，主要指在人体生长发育早期，大脑功能的发展主要集中在右脑半球，而右脑半球的发育又将决定左脑半球功能的发展。这就为早期教育提供了重点和目标。

介绍几种早期促进右脑半球功能发育的简单办法，可以根据新生儿的实际情况选试：

轮换对着左、右耳说话，声音不要太大，声音要轻柔缓慢，不要太靠近耳部，保持一定距离。每日2~3次，每次1~3分钟。

听没有歌词的古典音乐，音律要舒缓、音响要适量、曲调要轻柔。

按紧左鼻，用右鼻呼吸，时间要短，仅几秒钟。然后替换按右鼻。

进行早期感官教育，包括视、听、嗅、触等感觉训练。

和宝宝交谈时，母亲的话语要简单、简短，速度要慢，音调要高一些，抑扬顿挫一些，关键词要多重复几次。这样的交谈方式，宝宝才会有兴趣。

Part 10 新生儿早教篇：聪明宝宝早培养

PART10
新生儿早教篇：聪明宝宝早培养

月子分阶段宝宝智力大开发

☾ 第一阶段（第1~2周）

1. 宝宝的心智与社会性发展

更喜欢妈妈的声音。宝宝会特别留意大人说话的声音；听到妈妈的声音感到很舒服；如果有熟悉的声音在身旁逗宝宝，他会觉得很开心。此阶段的宝宝会哭着寻找帮助，当他们被抱或看到人脸时会安静下来。

对黑白鲜明的东西感兴趣。宝宝不仅会注视脸孔，还会更愿意跟你进行眼神的交流了。研究表明，相比其他图案和颜色，刚出生的宝宝最喜欢看人的脸。其次就是颜色相对鲜明的东西，比如国际象棋棋盘那样的黑白格子。

会有自发的张开及握拳动作。安静时多为侧卧，上下肢屈曲。仰卧：仰卧时颈部通常能贴近床面无空隙，两大腿轻度外展，膝、髋和踝关节屈曲，如果是臀位分娩的新生儿两下肢常伸直；俯卧：俯卧时，头歪向一侧，膝关节屈曲在腹下，骨盆高抬。

宝宝睡着时小手轻握拳，拇指放在四指外，会有自发的张开及握拳动作。双手通常呈握拳状或只是稍微张开。

2. 和宝宝一起做游戏

游戏指导。为了宝宝的智力发展，尽早训练宝宝的感觉和知觉十分重要，听力是其中的一个方面。爸爸妈妈要给宝宝一个有声响的环境，家人的日常活动会产生各种声音，如走路声、开门声、流水声、炒菜声、说话声等，使宝宝能逐渐区分不同的声响。此外，可让宝宝听有节奏的乐曲。

新生儿对柔和、缓慢、浑厚的声音喜欢，表现为安静、微笑；对于尖锐的声音则表现为烦躁、不安；对有节奏的声音更为敏感，这可能与胎儿期天天听到母亲有节律的心跳有关，并且这可以给予新生儿一种安全感。

玩具推荐。 本周，可以给宝宝准备八音盒等发音玩具，图片方面准备一些黑白图案的卡片给宝宝看。这些可以充分地调动宝宝的学习欲望，提高宝宝的智力。

游戏推荐：

看看你，看看我

游戏目的：

这个游戏不仅有助于发展宝宝眼部的肌肉，还会增进亲子感情。

游戏方法：

妈妈可以和宝宝玩"注视眼睛"的游戏，抱起宝宝的同时注视着宝宝的眼睛。

小手抓取反射

游戏目的：

这个小游戏能够增强宝宝的抓握能力和促进手部肌肉的发展。

游戏方法：

妈妈用手指轻轻地触碰宝宝的手掌，这时宝宝就会条件反射地抓住你的手指头。

第二阶段（第3周）

1. 宝宝的心智与社会性发展

这时的孩子，视觉能力逐渐有了进步，在自己的可视范围内，能够追看；对给自己换尿布或者跟自己说话的人总是给予更多的关注，并且能够辨别出妈妈的脸，经常追看。听力也有发展，喜欢悦耳的声音，并能够听出妈妈的声音。如果声音比较突然或刺耳，孩子会被吓哭。

2. 和宝宝一起做游戏

游戏指导

随着宝宝清醒时间的加长，宝宝也会有更多的反应了。要留意当宝宝目光转开，变得急躁、踢腿或者打哈欠的时候，就说明宝宝已经玩够了。家长最好和宝宝一起游戏，和宝宝身体的接触也很重要，要多抱抱宝宝，多和宝宝说话，并且变换声调和音调来说宝宝的名字。

玩具推荐

宝宝现在还不能玩太复杂的玩具，接触世界大多是通过他的视觉、听觉和触觉。应选购适合宝宝年龄、心理、发育特点的玩具，让宝宝从玩具身上去了解世界，从而发展自己的听觉、视觉等能力。

游戏推荐

追踪红线球

游戏目的：促进视力发育。

游戏方法：准备1个红色绒线球，挂上短绳，在距宝宝15～20厘米处慢慢抖动红球，以引起宝宝注意。宝宝注意红球时，妈妈再慢慢移动红球，让宝宝追视。也可以给宝宝看红光，即手电筒外面裹一块红布，让宝宝的目光追随和捕捉红光。

蹬自行车

游戏目的：促进肌肉发展。

游戏方法：当宝宝平躺在床上时，妈妈双手握住宝宝的双脚，然后循环交替轻轻移动宝宝的双腿，就好像蹬自行车一样。这个游戏能够增进宝宝的肌肉发展，同时宝宝也会感受到活动的韵律，建议每次做一两分钟即可。

第三阶段（第4周）

1. 宝宝的心智与社会性发展

即将满月的孩子所表现出来的能力让人吃惊。他总是把脸转向妈妈所在的位置，看着妈妈。如果妈妈不是经常和孩子调换位置，孩子会因此而睡偏了头。啼哭时，孩子听到妈妈的声音就会安静下来，而看到妈妈的脸时表现出愉悦表情的概率要远远高于其他人。另外，孩子的触觉非常敏感，大多数都不愿忍受身体上的不舒服，尿布湿了马上哭，换掉脏尿布的那一刻立刻表现出惬意。所以孩子的衣服、尿布要尽量柔软、舒适，可以把要给孩子换上的尿布或衣服充分揉搓，使之更柔软。

2. 和宝宝一起做游戏

游戏指导

现在的宝宝已经具有了初步的视觉、听觉、嗅觉、味觉和触觉。对宝宝来说，为他准备的玩具主要是为了促进视、听觉的发育，因此可选择一些外形优美、色彩对比度强一些的玩具，以便能引起宝宝的兴趣和注意。

玩具推荐

这个月龄最适合的玩具是可以悬挂在宝宝床上方的音乐旋转玩具，转动发出叮咚好听的声音，这会刺激宝宝的好奇心。还可以准备一个小铃铛，用布带系在宝宝的手腕上，摇动宝宝的小手，让铃铛发出"铛铛"声。

促进视觉发育的玩具

宝宝小床的周围或上方可悬挂一些颜色鲜明的玩具。出生1个月以内的宝宝最喜欢看的是造型简单的脸谱和黑白图案，脸谱的玩法妈妈可以自行安排。

促进触觉发育的玩具

本周应该多让宝宝感受不同质感的东西，来锻炼宝宝的触觉。比如天鹅绒、丝、厚绒毛、软羊毛、棉布等等，用这些布料轻轻地触抚宝宝的皮肤，让宝宝去感受不同。这个游戏可以提高宝宝的触觉敏感，加强反应能力。

妈妈是宝宝的第一个"玩具"。对出生1个月的宝宝来说，接触最频繁的就是母亲，最好的玩具也是母亲，所以你应制造出一个欢乐的气氛。例如，当宝宝注意你时，应抓住此刻机会，反复地去逗弄宝宝。

游戏推荐

找玩具

游戏目的：

这个小游戏能够很好地练习宝宝的视觉追踪能力。

游戏方法：

当宝宝仰躺着的时候，妈妈可以在距离宝宝头上30厘米左右的地方摇响玩具，最好是发音柔美的小摇铃。轻轻地摇动，直到宝宝能够听着声音找到玩具为止。当宝宝找到玩具的时候，再将玩具缓缓地移动到另一边，宝宝的眼睛会随着玩具的方向去找。

知识链接：给宝宝爱的抚触

新妈妈给予宝宝轻柔的爱抚、细心的按摩，会让宝宝更开心、更快乐。每天给宝宝进行爱的抚摸，对于宝宝来说就像吃奶和呼吸氧气一样不可缺少。

另外，抚触能促进身体血液循环，有利于宝宝内脏及肢体的发育，还可帮助消化，提高免疫力，并使宝宝的感觉能力变得更加敏锐。

下面介绍几种抚触手法：

抚触手臂：让宝宝仰卧在床，新妈妈用双手从宝宝两肩部往下轻轻抚触至其两手腕部，各做4~6次。

抚触腿部：让宝宝仰卧在床，新妈妈用左手握住左脚，用右手从内向外、从上往下轻轻抚触左侧大腿到小腿。然后用同样的方法，右手握住右脚，用左手抚触右侧的腿部，各做6~8次。

抚触胸腹部：让宝宝仰卧在床，新妈妈用双手掌面按顺时针方抚触宝宝腹部6~8次，然后再从腹部中心向胸部两肋间方向抚触6~8次。

抚触背部：让宝宝俯卧在床上，新妈妈用手顺着宝宝脊椎从头颈部位往臀部抚触，然后再从臀部沿脊椎尾骨处往上抚触到头颈部，各做6~8次。

做以上按摩时，新妈妈动作要轻柔，并注意室温是否合适，不要让宝宝着凉。

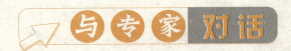

与专家对话

Q 给宝宝听胎教时的音乐好吗?

A 妈妈怀孕期间就在按时听胎教音乐,现在妈妈仍然坚持这一习惯,但爸爸认为这样会分散宝宝的精力,影响宝宝的休息。

在宝宝入睡前可播放或者唱摇篮曲,白天在宝宝活动和做抚触时可配上儿童音乐或者有节奏的舞曲。不要把胎教音乐作为背景音乐,以免分散精力,扰乱正常生活。但也不要完全停止胎教音乐,如果完全停止会使以前所获得的音乐效果在6个月前后消失。

Q 哪些玩具适合新生儿?

A 给新生儿选择的玩具一定要有颜色、有声响的,要小型的、柔软光滑、无棱角的,且分量要轻的玩具。下面的玩具可供选用:

悬挂彩球、彩灯、脸谱画、大幅人像画、红色玩具等玩具,用这些玩具促进视觉的发育。

八音琴、响铃棒、拨浪鼓、能捏出声音的塑料娃娃或动物等音响玩具,用以促进听觉的发育。

小皮球、小木棒、塑料圆环、布娃娃等触摸玩具,以促进触觉的发育。

玩具是孩子最好的伴侣,也是教育与训练不可缺少的教具。新生儿虽然小手还不会抓握玩具,更不会玩弄玩具,但眼睛会看、耳朵会听、小手会去触摸,所以选择玩具要根据这一特点,选择色彩鲜艳、有声响能活动的,使新生儿能看、能听、能触摸的,并能引起兴奋情绪的玩具,以发展视觉、听觉、触觉。

Part 10
新生儿早教篇：聪明宝宝早培养

Q 早期教育从什么时候开始？

A 许多家长在孩子刚刚会说话就教唱儿歌、背诗等，进行早期教育，以期早日开发智力。其实，这还不算早，在孩子处于婴儿期，只知道吃和睡的时候就应该进行教育了。

婴儿期孩子和母亲接触最多，这一重任自然落在母亲身上。正规的早期教育，应始于母婴间的4种交流。

1. 触觉交流

母婴间的触觉交流，最常见的是母亲为婴儿哺乳。因为，授乳已不单是为婴儿提供生长发育的营养，而且为婴儿触觉的产生和发展提供条件。婴儿以其最为敏感的嘴角、唇边和脸蛋，依偎着母亲温暖的乳房，能在大脑中产生安全、甜蜜的信息刺激，这对其智力发育起催化作用。母亲经常抚摸、拥抱婴儿所产生的肌肤接触，也会获得同样的效果。研究发现，一生下来就失去上述交流的婴儿，在成长过程中会表情冷淡、发育迟缓、性格孤僻而难与同龄儿和睦相处。

2. 视觉交流

婴儿出生1个月左右，视网膜已经形成，但中心凹尚未发育成熟，故其可见距离不会超过40厘米，可见区限于45度，几乎只能见到眼睛正前方。不过，此时他们对于人脸，特别是人眼已有识别能力。母亲在哺乳时，总会发现婴儿边吃边用眼睛直视着自己的眼睛，这是婴儿情感发育过程中的视觉需要。因此，婴儿可在吃奶速度和进奶量上，达到所需要的标准；失去这种交流，其吃乳时会频繁转身摇头，甚至烦躁不安。当然，除哺乳以外，平时多与婴儿作对视交流，大多会得到婴儿甜蜜的微笑，从而有益于其心理健康发育。对于人工喂养的婴儿，母亲在使用奶瓶授乳时，更应有这种视觉交流。

3. 嗅觉交流

生物学研究证实，人类在视觉相当发达后，嗅觉便开始退化了。但是，婴儿的嗅觉却相当灵敏。刚出生几天的婴儿，便能闻出气味的好坏。在试验中，如果把浸过母乳的布片靠近婴儿鼻端，婴儿会顿时止哭而做出寻乳的姿态。由于婴儿能嗅出是不是母亲，故日本学者提出，婴儿期由母亲陪睡可产生良性刺激，有利于其智力发育。他指出，那种不停更换陪睡者的婴儿，心理常处于紧张状态，睡眠时间和质量均大幅度下降。这对其身心发育不利，严重者可导致婴儿发育迟缓和幼儿期心理障碍。

4. 听觉交流

研究表明，婴儿出生1周后，即能分辨出人声或物声。这是因为，婴儿自出生起，便有声响需求，并能从各种声响中产生"诱发效应"，从而很快以声音辨别是不是母亲。可别小看母亲与婴儿间毫无意义的"对话"，细心的母亲会发现，在对婴儿说话时，他会动手动足，一副满足的模样。更重要的是，多与婴儿"对话"，可使大脑正处在快速发育中的婴儿，很快牙牙学语，为日后语言发展奠定良好的基础。事实上，缺乏母婴语言交流的婴儿，发语均迟于有母婴语言交流的同龄儿，且发语不清，表情不活泼。

由此可见，年轻妈妈和婴儿的密切接触与交流多么重要。千万不要因为生活快节奏等种种原因，忽视了身边的小宝贝。别忘记，婴儿需要母亲带她认识这个充满爱的新鲜世界。

Part 11

补丁篇
让月子更完美

每个女人坐月子的轨迹是不一样的，一些特殊妈妈需要给予不一样的月子照护；宝宝也会不一样的，早产儿、双胞胎宝宝需要给予不同的养护。为了更好地照顾好月子中的母亲和新生儿，新升级的爸爸需要担负起双重任务，不仅要让新妈妈开心、健康，无后顾之忧，还要把宝宝照顾得舒适妥帖。

PART 11
补丁篇：让月子更完美

特殊新妈妈的月子护理

高龄新妈妈产后须知

有些女性由于种种原因，过了35岁才开始怀孕生子，这时就成了高龄新妈妈。高龄新妈妈的身体比年轻的新妈妈娇弱，所以更应该特别注意月子期间的调养。

1. 高龄新妈妈的产后第1天

高龄新妈妈大多是剖宫产，手术后的第1天一定要卧床休息。

在手术6小时后，新妈妈应该多翻身，这样可以促进淤血的下排，同时减少感染，防止发生下肢静脉血栓和盆腔静脉血栓。

在手术24小时后，新妈妈可以下床适当活动。

在48～72小时后，新妈妈可以走得稍多一些，这样能促进肠蠕动，减少便秘、尿潴留和肠粘连的发生，但是走的次数和时间要根据新妈妈的身体状况来进行调整。

2. 高龄新妈妈坐月子细则

静养。高龄新妈妈产后42天都要静养，新妈妈要在安静、向阳、空气流通的居室休养身体，不要过早负重及操劳家务。

远离产后抑郁。新妈妈年龄越大，产后抑郁症的发病率越高，这可能与新妈妈产后体内的激素变化有关，很多患有产后抑郁症的新妈妈在产前就已经有先兆，如常常莫名哭泣、情绪低落等。因此家人在新妈妈产后要精心呵护新妈妈，多和她说话，多开导、安慰她，要及时地安慰新妈妈的情绪。

宜温补，不宜大补。高龄新妈妈产后都很虚弱，一定要吃些补血的食物，不过不能吃红参等大补之物，以防虚不受补。比较适合高龄新妈妈的温补食品有桂圆、乌鸡等。此外，新妈妈也要补充蛋白质，富含蛋白质的食物有牛奶、鸡蛋、海鲜、黄豆等。对于患有产后痔疮的新妈妈，应多吃水果、蔬菜。总体来说，新妈妈的饮食要清淡可口、易于消化吸收，且富有营养及有足够的热量和水分。

高龄新妈妈应注意护理好产道

分娩时，新妈妈的阴道或多或少会受到损伤，尤其是高龄新妈妈阴道组织器官的自我恢复能力减弱，因此在月子期间可以在身体条件允许的前提下通过运动、医学保健等方式来做好产道护理工作，以加强产道的恢复能力，进而使自己能像年轻的新妈妈一样，轻松快乐地坐月子。

由于新妈妈年龄的增加，阴道内自净能力和免疫力下降，可能会导致各种妇科疾病的出现，从而给高龄新妈妈带来很大的烦恼。鉴于此，为了能够在日后的生活中尽可能地避免出现妇科疾病，高龄新妈妈需要通过一些特定的措施来杀菌、排毒，以达到保养产道的目的。

除此之外，高龄新妈妈在日常生活中还应注意平衡阴道内的环境，保持阴道的卫生和免疫能力，避免体内毒素的滞留，从而尽量使自己摆脱产道感染的危险。

妊娠合并糖尿病的新妈妈要特别注意饮食

由于新妈妈在月子期间不仅自己需要很多的营养来恢复体力，而且也要为宝宝的生长发育提供乳汁，所以妊娠合并糖尿病的新妈妈在饮食要求上与其他的新妈妈是有所不同的。鉴于此，如何控制饮食以保证有效控制新妈妈的血糖，使母子顺利度过月子期，是妊娠合并糖尿病的新妈妈在月子期间最为重要的问题。

新妈妈在摄取食物时需要特别注意一些饮食细节，其中就包括需要了解食物中所含的主要营养物质：蛋白质、脂肪、碳水化合物、膳食纤维等。

1. 蛋白质

妊娠合并糖尿病的新妈妈在坐月子期间，一定要补充足量的蛋白质，因为蛋白质不仅是维持子宫和胎盘正常发育的营养物质，而且对产后子宫的恢复也相当重要。对于妊娠合并糖尿病的新妈妈来说，进食富含蛋白质的食物是补充蛋白质最好的方法，其中富含蛋白质的食物主要有乳制品、鱼类和豆制品等。

2. 脂肪

对于患有妊娠合并糖尿病的新妈妈来说，脂肪类食物的摄入需要根据自身情况而定，建议以摄入植物性脂肪类食物为主，但不宜过多，而最好不要摄入动物性脂肪类食物。

3. 碳水化合物

由于妊娠合并糖尿病新妈妈的身体有特殊情况，因此，在进食含有碳水化合物的食物时需要注意选择低碳水化合物的食物，即糖分较低的食物，如五谷、根茎及豆类等食物。另外，对于如香蕉、甘蔗、桂圆、葡萄、蜂蜜、巧克力、甜点等食物，妊娠合并糖尿病的新妈妈则应该远离。

4. 膳食纤维

妊娠合并糖尿病的新妈妈应该食用富含可溶性纤维的食物，如草莓、菠萝和猕猴桃等水果。这些水果既可以补充营养，又可以有效控制血糖，是患有妊娠合并糖尿病的新妈妈的最佳选择。

5. 维生素

在坐月子期间，新妈妈尤其是母乳喂养的新妈妈对维生素 D 的需求量明显增加。鉴于此，妊娠合并糖尿病的新妈妈可以饮用加有维生素 D 的牛奶，当然，也可以采用最简单的方法，那就是多晒晒太阳。

另外，妊娠合并糖尿病的新妈妈对于 B 族维生素以及维生素 C 的需求量也有所增加，但增加幅度较小，而且这两种营养素在许多食物中都有相当高的含量，大多数新妈妈一般都不会缺乏，所以正常饮食即可，没必要进行特别的补充。

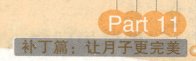

此外，新妈妈在坐月子时还需要补充叶酸。新妈妈在平时应该多吃一些富含叶酸且不会使血糖升高的食物，如绿叶蔬菜、豆类和全麦面粉等。

6. 矿物质

矿物质是人体必需的营养素。

当然，每种微量元素都有其特殊的生理作用。其中，微量元素中的铁元素是主要的造血物质。在坐月子期间，由于身体虚弱以及分娩时失血过多，新妈妈需要补充大量的铁元素。富含铁元素的食物很多，例如动物肝脏、菠菜等。

除了需要补铁外，妊娠合并糖尿病的新妈妈每天还应保证1200毫克钙的补充，因为钙对新妈妈产后的身体恢复非常重要。至于补充钙元素的方式，新妈妈可以喝牛奶，也可以进食富含钙的食物，例如虾皮、豆腐、骨头汤等。

研究表明，绿叶蔬菜也能为身体提供大量的矿物质，而且这些食物能很好地调节新妈妈的口味，比较符合新妈妈的饮食要求，再加上这类食物含糖量较低，因此妊娠合并糖尿病的新妈妈们可以放心食用。

家人应给予高血压妈妈更多关注

作为家人，一定要了解高血压新妈妈的血压等相关情况，要时刻提醒新妈妈注意高血压方面的相关事项，让新妈妈树立起与高血压做斗争的信心。而且新妈妈还要密切与医护人员配合，努力将血压控制在正常或接近正常的范围，缓解高血压在月子期间对身体的损害，从而避免发生严重的并发症，这样就可以实现与正常新妈妈一样的产后生活。

此外，高血压新妈妈的情绪也是至关重要的。家人要替新妈妈照顾宝宝，给她创造一个良好的休息环境。在另一方面，家人还应该采取正确的方式来调整新妈妈的情绪，让新妈妈时刻保持情绪稳定，心情舒畅。

谨防高血压新妈妈3种并发症

患高血压的新妈妈分娩后，应立刻将她转入高危病房，卧床休息，将病房内光线调得暗淡一点，一定保证充足睡眠。产后第一天，除必要的喂宝宝初乳外，母婴尽量分室。在饮食方面，应给予高血压妈妈低盐、高蛋白饮食。各种护理操作尽量集中进行，动作轻稳，以免引起抽搐。同时，要根据病情做血压、心电监护，待平稳后改为每 4 小时测 1 次，注意有无自觉症状，记录 24 小时出入量。

妊高症新妈妈需防以下 3 种并发症，这些并发症会给身体带来很大伤害。

1. 产后子痫

子痫是指孕妇妊娠晚期或临产时或新产后，眩晕头痛，突然意识模糊，两目上视，手足抽搐，全身强直，少顷即醒，醒后复发，甚至昏迷不醒的疾病，又称妊娠痫证。

子痫是孕产妇特有的一种疾病，是产科常见的急症，直接危及母婴生命。这种疾病的治疗和预后需要医护人员及家属仔细观察病人情况，并对她精心护理。合理的预防和护理能防止产妇死亡，避免产妇患上慢性高血压。当产妇出现子痫症状时，要采取正确的护理方法。护理方法如下：保持产妇的呼吸道通畅，并立即吸氧，用开口器或于上下磨牙间放置一个缠好纱布的压舌板，以防唇舌咬伤；使患者取头低侧卧位，防止黏液吸入呼吸道或舌头阻塞呼吸道。

必要时用吸引器吸出喉部黏液或呕吐物，以免引发窒息；对昏迷未清醒者，禁止一切饮食及口服药，以防误入呼吸道引起吸入性肺炎；专人护理，加床栏保护以防止患者坠床受伤，减少刺激，以免诱发再次抽搐。

2. 产后急性心功能衰竭

由于高血压新妈妈在怀孕期间全身小动脉痉挛，全身水肿，产后腹压骤降，以及孕期体内组织中潴留的液体大量迅速进入血液循环，回心血量增加，进一步加大心脏负担，导致产后急性心功能衰竭。该病的预防措施包括：产后 3 天内仍然是心脏负担较重的时期，所以下床活动时间以 5～7 天后为宜；饮食除了低盐、高蛋白外，还应摄入高维生素、高纤维素、低脂肪的食物，少量多餐，每天液体摄入量要严格控制在 1000～1500 毫升；同时做好产妇的心理疏导，及时化解产妇和家属的心理压力。

3. 急性肾衰竭

怀孕期间患高血压的产妇由于肾动脉痉挛，引起肾缺血，会导致急性肾衰的出现，此病与产前及时合理的预防有关。另外，产后出血、感染，也会加重肾功能损害。所以，护理人员应认真听取产妇的主诉，并时刻观察新妈妈的状况，如出现头痛、恶心、呕吐、眼花、血压下降、尿量变化等情况，应提高警惕，防止急性肾衰竭的发生。如果高血压新妈妈水肿比较严重，饮食中不能加盐。

高血压新妈妈要养成良好的生活习惯

研究表明，养成良好的生活习惯对新妈妈控制血压有一定的作用。大体来说，高血压新妈妈应注意以下几个问题。

1. 保证充足睡眠

高血压新妈妈在产后一定要保证充足的睡眠。因为充足的睡眠不仅有益于缓解自己的情绪，还有益于产后身体的康复。新妈妈要为自己创造一个安静、舒适的睡眠环境，并防止过度劳累，晚上不要睡得太晚，保证自己有充足的睡眠时间。

2. 忌食含高胆固醇的食物

对于高血压新妈妈而言，低脂饮食是相当重要的，所以新妈妈要忌食高胆固醇的食物，其饮食应以清淡为主，但一定要保证营养丰富，同时还可以适量食用豆浆、豆制品等植物蛋白类食物。

3. 宜低盐饮食

低盐饮食对高血压的预防和治疗有着非常重要的作用，因此高血压新妈妈一定要坚持低盐的饮食原则，每天食盐摄入量不宜超过5克。如能做到此点，其血压可以明显得到降低。

4. 控制体重

体重与血压有一定的关系，因此高血压新妈妈要尽量控制自己的体重。在坐月子期间，新妈妈要在饮食方面控制脂肪的摄入，在睡前可适量加餐以保证充足的营养摄取，但是不能吃得过饱，否则会影响正常的睡眠。除此之外，一定还要避免暴饮暴食，注意粗细食物的搭配，以保证营养的均衡。另外，要遵循少食多餐的饮食原则。

5. 适度运动

高血压新妈妈除了要注意睡眠和饮食，还需要适度地运动，以避免长期静卧给自己的身体带来不健康的影响。新妈妈及其家人尤其要注意这一点，并加以督促。

6. 养成良好的排便习惯

高血压新妈妈一定要保持大便的通畅，养成良好的排便习惯，防止排便用力而导致自己血压升高。

流产、早产的女性也需要坐月子

对于女性来说，除了自然分娩和剖宫产后需要坐月子外，流产或早产的女性也需要坐月子。妊娠不足28周、胎儿体重不足1000克而终止妊娠者称为流产。流产发生于妊娠12周之前者称为早期流产，发生于妊娠12～28周者称为晚期流产。流产又分为自然流产和人工流产两种。早产是指在妊娠28～37周的分娩。

通常来说，早产和自然分娩、剖宫产的新妈妈需要的坐月子时间为42～56天，而流产的女性坐月子需要的时间则为21～30天，俗称"小月子"。

女性的小月子不可不重视。因为流产时，子宫内膜会受到损伤，卵巢功能受到影响，会导致月经异常。还有一部分原因是子宫内膜被刮得太厉害，子宫内膜粘在一起，以致月经减少或停经。女性流产的这些情况如果没有及时治愈，很容易影响以后的生育。

流产、早产后女性要做好避孕工作

流产或早产后可能会很快排卵，但子宫内膜需要4～5个月的时间才能完全恢复正常，所以在此期间，要做好避孕措施，不宜再次"中招"，因为这时怀孕对身体是非常不利的。

夫妻双方除了采取避孕措施外，也可以在医生的指导下，采取合适的避孕方法或绝育措施，切不可忽视日常避孕而频繁地进行人工流产。人工流产次数过多的话，女性身体的免疫力必然也会有所下降，进而导致患上各种妇科疾病，严重损害身体健康。

流产、早产后女性应注意月子中的小细节

流产、早产的女性身体受到了极大损伤，所以需要坐小月子养护身体。在此期间，家人要给予细心的护理。如果护理不当，可能引发并发症，对女性的健康造成威胁。一般应从以下几个方面对流产、早产的新妈妈进行护理。

1. 调节心情

自我调节。失去小宝宝的准妈妈内心不免失落、悲伤，此时，准妈妈要进行积极的自我调节。可以通过听音乐、看书、看电影等方式，转移注意力，让自己的郁闷情绪得以缓解转移，慢慢平静下来。

家人支持。作为丈夫，要对流产后的妻子呵护备至，在照顾好她的日常起居的同时，也要注意心理的抚慰，让流产带来的心灵创伤慢慢复原。其他家庭成员也要关心体谅新妈妈，营造和谐温馨的家庭氛围。

夫妻和睦相处，并做好避孕措施。以防再次受孕伤害准妈妈的身体。

2. 加强营养

与分娩后加强营养一样，流产后也应重视饮食的补给，这能够使准妈妈身体快速恢复。

因此，手术后要吃2~3天的消炎药，在服消炎药期间，就要立刻进行食补，多吃一些富含蛋白质、维生素和无机盐的食物，特别要多吃一些补铁的食物，如猪肝、鸡肝、鲈鱼、鸡肉、猪肉、黑糯米、红枣、红豆等。

需要注意的是，在此期间，尽量不要吃或少吃生冷、油腻、辛辣以及有刺激性的食物，这类食物均能刺激性器官出血。女性流产后，要注意饮食中的禁忌。包括：尽量不吃或少吃油腻、生冷食物，不宜吃白萝卜等具有理气活血功效的食物；避免进食燥热、动火类食物，如羊肉、韭菜、雪里蕻以及香菜等；忌食辛辣刺激性食物，例如辣椒、胡椒、姜、酒、醋等，此类食物都能刺激性器官充血，增加月经量；严禁食用田螺、螃蟹、河蚌等寒性食物。

3. 日常护理细节

在流产或早产后的第 1 周，需和自然分娩的新妈妈一样，不要洗头，尽量少沾水，即使是碰水也应该是热水，选择淋浴而不是盆浴，并且还要做好保暖工作。

流产或早产后，新妈妈阴部有流血症状，此时可以用一些卫生巾或护垫。需要注意的是，卫生巾和护垫一定要买质量比较好的，因为此时阴部非常脆弱和敏感，卫生巾的制作工艺不达标，很容易使新妈妈感染细菌而导致阴部炎症。

Part 11 补丁篇：让月子更完美

PART11
补丁篇：让月子更完美

特殊宝宝的护理

🌙 双胞胎这样喂养

双胞胎的照料在开始时确实很麻烦。但到了两个孩子能互相认识之后，就会成为玩友而形影不离，比其他家庭的独生子更加快乐，且能更早学会协作。对父母来说，虽然照顾孩子很费工夫，但却能得到来自孩子的双份欢乐。所有双胞胎的母亲都说一起抚养两个孩子的感觉很好。

双胞胎出生时体重低于 2500 克者较多，所以在产院一般作为早产儿来处理。如果是这种情况，就需要母亲提早挤出更多的母乳备用。最理想的是两个孩子都能采用母乳喂养，要相信双胞胎的母乳分泌也绝对是双份的，这是大自然的特别安排。在同一时间要照看两个孩子是艰苦的工作，会有许多困难。因此，妈妈们需要更多的支持和鼓励，使之相信自己能够同时喂哺两个孩子。而且双胞胎很多是早产儿，他/她们也就非常容易疲倦，一两周内很难好好吃奶。因此对于双胞胎妈妈来说，正确的喂奶姿势尤为重要。

1. 先分别喂，再一起喂

在开始的阶段，大多数妈妈都觉得一次只喂一个宝宝要容易许多。一旦两个宝宝都学会了正确的衔乳技巧以后，你就会发现同时喂更轻松。研究证实，同时喂两个宝宝的妈妈，体内的泌乳素要比一次只喂一个宝宝的妈妈多。为了让每个宝宝都能获得特别的关注，每天同时喂奶之余，保留那么一两次单独喂的时间。特别是在其中一个饿了，而另一个还在熟睡的情况下。

2. 多喂体弱的宝宝

大多数双胞胎出生时的体重和营养需求都是相似的，但也有其中一个抢夺另一个营养的情况，导致两个宝宝一胖一瘦。这时，瘦宝宝需要每天多喂几次，以补充成长所需。有时候，一个宝宝要求较多，而另一个容易满足。这种情况下，让容易饿的宝宝来决定喂奶的方式。当你要给较饿的宝宝吃奶时，最好也要叫醒另一个需求较少的宝宝，以保证一天之中至少有几次是同时喂的。否则，你会觉得自己整天都在喂奶。

给双胞胎宝宝喂奶的方式有以下3种可以借鉴：

双人橄榄球式（参考实战篇中的相关内容）：这种姿势可以让你在喂奶过程中控制宝宝头部的移动，不让他们往后仰。若采用这种姿势，一定要用很多枕头支撑你和宝宝。

交叉摇篮式：你要先用摇篮式抱姿抱住一个，然后在另一边抱住另一个，他们会把头分开，双腿交叉。这种姿势同样需要很多枕头来支撑。

平行姿势：一个宝宝用摇篮式抱姿，另一个用橄榄球式抱姿，让两个人的身体在同一个方向上。采用摇篮式抱姿的宝宝放在你的手臂上，而用橄榄球式抱姿的宝宝则放在一个枕头上，你的手托住他的颈背。

在抚养双胞胎一事上，父母的角色不是那么容易界定清楚。虽然只有妈妈能够进行母乳喂养，但是爸爸却能做除此以外的任何事情。事实上，大多数哺乳失败的妈妈都是因为太疲劳了。所以，不论是爸爸的协助，还是聘请月嫂或是请家里人帮助，都需要比别人家投入更多一些。

早产儿喂养方法

世界卫生组织将胎龄小于37周，出生体重小于2.5千克的小宝宝称为早产儿。早产儿皮肤鲜红，呼吸浅、快而不规则，吸吮力差，体温调节功能和各种反射差，觉醒程度低。

1. 母乳喂养

早产儿体重增长快，营养供给要及时，并尽量用母乳喂养，因为母乳更易被宝宝消化吸收。如果早产儿没有自行吸吮能力，可用滴管喂养法。即用滴管吸取母乳或牛奶后，沿舌根慢慢滴入。但在滴奶时不要猛烈向咽喉部灌满，以免呛入气管。另外，奶的温度要适宜，既不能太凉，也不能太烫，一般以奶滴在手背上不感到冷或烫为宜。

2. 把握喂奶时间

如果是体重小于 1 千克的早产宝宝，产后 48 小时开始喂奶；体重在 1~1.5 千克的早产宝宝，产后 36 小时开始喂奶；体重在 1.5 千克以上的早产宝宝，产后 24 小时开始喂奶。

3. 把握喂奶的次数

因早产儿消化能力差，胃容量小，但每日所需要的热能又不能少，所以只能采取分次哺喂的方法。如体重低于 1.5 千克的早产儿，每隔 2 小时哺喂 1 次；体重在 1.5 千克以上的早产儿，每隔 3 小时喂 1 次。

4. 喂奶的量

因早产儿消化能力弱，所以最好采用母乳喂养。初次喂奶量不可太多，体重为 1.5 千克的宝宝，开始量为 4 毫升，如喂后反应较好，每次可增加 2 毫升，但每天最多增长 16 毫升。体重低于 1.5 千克或超过 1.5 千克的宝宝酌情增减。白天在两次喂奶之间，应喂少量的葡萄糖水。需要注意的是每次喂完后，最好让宝宝侧卧，避免吐奶时引起窒息。

5. 及时补充营养成分

早产儿早期还应补充维生素 E，1 个月后每日可用 5 滴浓缩维生素 A、维生素 D 制剂。

用袋鼠养育法养育早产儿

袋鼠养育法（Kangaroo Care）是西方医学界最近几年推荐的一种辅助早产儿成长的手法，就是像袋鼠妈妈把小袋鼠放在胸前的养育袋那样，人类妈妈也把早产儿紧紧地贴在自己身上，母子肌肤相亲（skin to skin），外边裹上抱带（baby sling）或者被子。妈妈的体温和温暖的衣物给宝宝保暖，这样可以防止早产儿身体热量流失。和妈妈乳房的近距离接触刺激宝宝频繁吸奶，满足宝宝小小的胃高频率的需求。妈妈和宝宝一起睡觉，肌肤的接触刺激宝宝大脑中生长素的分泌。只要有机会就抱着宝宝走一走，走路的节奏、母亲的心跳和呼吸，都有助于宝宝有节律地呼吸。

使用袋鼠养育法的早产儿较少哭泣，因为哭泣浪费氧气和能量，哭得少的宝宝长得快。和孩子大量的亲密接触也能够增强母亲的自信心，提高乳汁分泌量，母子双方都获益无穷。

早产儿需要给予特别护理

当早产儿逐渐康复后就可以离开加护病房回家了。但是他们还是与普通的宝宝有很多不一样的地方，需要大人给予特别的护理。

早产儿每次吃奶量不大，喂奶的次数更多，因为他们的热量消耗得更快。喝奶量与婴儿的体重及性别有关。大致来说，1千克体重的婴儿每天需要喝奶150～180毫升，2千克体重的婴儿每天喝奶350～450毫升是正常的，可以每天喝7次，间隔3小时，也就可以改为每天8～9次。

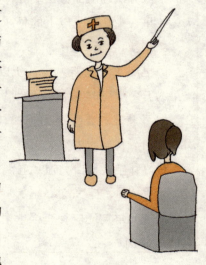

早产儿的体温调节差，对感染的抵抗力低。因此，在家里需要准备一个宝宝专用的房间，保持房间的恒定温度在20～25℃之间。

要防止交叉感染，除照料者之外，其他人要限制入内，特别是有感冒症状的大人。寻常的探访者，甚至家里的兄弟姐妹等最好都禁止入内。而且照料者要经常戴口罩，每天至少更换1次；喂母乳或冲奶粉前，都要注意洗手清洁。

早产儿从出生后2周到2周岁都需要补充复合维生素液，每日1次，用吸管喂。把早产儿用的奶粉换成普通奶粉的时间，一般根据早产儿的成熟度及出生后的发育情况而定。

早产儿的洗澡次数应尽量减少，因为洗浴会使通过吃奶好不容易得到的热量丧失。特别是在寒冷季节，更应该控制洗浴次数。不过，如果宝宝达到了1次喝奶100毫升以上的量，体重也超过3千克的话，就可以和普通宝宝一样洗澡了。

早产儿与普通婴儿相比，黄疸持续的时间比较长，即使到了1个月，黄疸还没有消退的情况也并不少见，但并不需要特殊的治疗。

要密切观察早产儿的生命体征，如呼吸、心率及体温等。

医生让早产儿出院，是因为其已经达到了在家庭中可以进行照顾的条件，所以母亲不必提心吊胆。不过如果出现了下面的情况，就必须与医生联络。

宝宝的体温平常是36℃左右的，降到35℃以下时，就必须注意了，要马上与早产儿中心的医生进行联络。在此之前，要使宝宝的被褥逐渐变暖，恢复体温。宝宝体温过高时（比如38℃），首先应该想到是不是过于保暖了。

呼吸非常急促，特别是出现咳嗽或者从口中吹出气泡。

脸色突然变白，哭声变弱。

吃奶量急剧减少。

宝宝腹部突然发胀。

宝宝有抽搐症状。

PART 11
补丁篇：让月子更完美

新爸爸的责任

新爸爸要扮演3个角色

1. 总经理：分工和管理

第一天通常都是最忙乱的，这个时候很需要有人来做好分工：谁来照看宝宝？谁负责产妇的餐点和送餐？谁拿好录像机、照相机为值得留念的瞬间做好记录？谁来负责大家的饮食？新爸爸通常是最有资格号令众人的人选了。

宝宝刚出生，好心又好奇的亲戚朋友会在这个时候来探望，此起彼伏的来客和电话干扰母子的休息，所以必须由你来做好管理。首先，你要在第一时间群发短信（根据事先准备的名单），可以用最给力的言词简略描述下此刻的情况，别忘了加上一句："孩子妈妈表现不错——很累，接下来的几天我会不断报道最新近况。"如果每个人都知道一切很好，知道她很累，那么就会尽可能减少打电话和拜访的次数。如果亲朋好友想帮点忙，那就实实在在地告诉他们可以做哪些事。不排除新妈妈迫切想见访客的情况，那么就让访客尽量缩短来访时间。还有一件事，就是请客人们务必在进门前洗干净手，尤其是他们想抱孩子的时候。护士每次抱孩子前都要洗干净手，所以其他人没理由不这样做。

2. 拉拉队队长：安慰和鼓励

这个角色很重要，最好由新爸爸来担当。刚刚经历了艰难分娩过程的产妇，身体各方面都非常脆弱，体内激素水平的变化让她们变得暴躁易怒或是

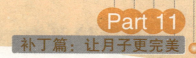

多愁善感,这时特别需要来自另一半的安慰和鼓励。你要尽可能多地陪在妻子身边,多多给予她爱抚和亲吻;绝对避免对她说消极的话,不要责备和埋怨;不要急着离开她独自回家。做好妻子的支持者,坚持在头2天待在她身边,否则妻子就有患上产后抑郁症的危险。除了你自己,也要让身边的人这么做,特别是要处理好自己的父母和妻子的关系。

3. 爸爸

之前的2项任务还可以由别人代劳,可是"爸爸"的职责却是责无旁贷。过去爸爸在照顾新生儿时总被描述成那种好心办坏事的角色,他们也常常被认定为"二手看护"——他们照顾妈妈,而妈妈照顾孩子。其实爸爸会以其独特的方式与孩子相处,而孩子也需要这种独特相处的方式。

下面一些事情是爸爸可以做的:

抱抱宝宝。

与宝宝笑脸相对。

与宝宝多说说话,宝宝很快就会熟悉你的声音,知道你是爸爸。

为宝宝换尿布。

妻子喂奶时搂抱一下他们母子。

带宝宝出去走走,宝宝喜欢户外的阳光和空气。

与宝宝一起嬉笑玩耍。

事实上,研究显示,爸爸一旦充分获得照顾新生儿的机会,他们就会全身心地投入其中,不比妈妈做得差。爸爸作为看护人的直觉也许不如妈妈那样强烈,反应也许要比妈妈慢一点,但是爸爸完全可以在孩子的新生儿时期就与孩子建立起牢固的亲密关系,而且他们很有可能比妈妈们学习得更快更好哦。

体味做新爸爸的快乐

在镜子里多角度地看自己抱着宝宝的模样,体味做爸爸的快乐;给宝宝换尿布和洗澡时,多跟宝宝说话,告诉宝宝你正在为他做什么,并把自己称为爸爸。

继续给宝宝听胎教音乐，唤起宝宝曾经的记忆；给宝宝唱歌、讲故事。要知道，爸爸讲故事比妈妈讲得更动听，因为宝宝更喜欢爸爸低沉一些的声音。

协助妻子给宝宝洗澡。新妈妈前几次给宝宝洗澡必定会手忙脚乱，需要新爸爸打打下手。

现在新妈妈还不能过多地用眼和劳累，所以新爸爸不要忘了及时用相机或文字记录下宝宝成长、变化的奇妙瞬间，同时不要忽略了新妈妈。如果某天你突然告诉妻子你已经记录下了她在初为人母的第一个月中的辛劳、幸福、欢乐和苦恼，她一定会惊喜不已。

新爸爸要牢记育儿4原则

分娩后，新妈妈的身体会非常虚弱，如果家里没有请月嫂或家人照料，新爸爸则一般要担负起照顾妻子和宝宝的职责。那么，新爸爸在照顾妻子和宝宝时有哪些需要注意的事项呢？

大体上来讲，新爸爸照顾宝宝需要注意以下几点温馨要则。

1. 新爸爸要做好喂养宝宝的辅助工作

众所周知，母乳是宝宝最佳的食品，新爸爸尤其要认可这一观点。每当新妈妈给宝宝哺乳时，新爸爸都要协助妻子做好这项工作，以使喂养宝宝的这一过程更加轻松。

2. 新爸爸抱宝宝时要注意姿势

由于出生不久，宝宝的身体骨骼还没有长好，特别是其颈部，他们这时还无法竖起头来，因此新爸爸们在抱宝宝时，务必要注意扶住宝宝的头部。如可以让宝宝的头部枕在自己胳膊的前臂上，然后用另一只手环抱住宝宝的屁股，这样抱宝宝就非常安全了。

3. 不要让宝宝离开自己的视线

在医院里，人员较多，且人员复杂，父母如果一时疏忽，就很可能给宝宝带来伤害，进而造成全家的不幸。鉴于此，新爸爸平时一定要知道宝宝被谁抱走了，抱去做什么了，千万不要让宝宝离开自己的视线。

Part 11
补丁篇：让月子更完美

4. 新爸爸抱宝宝之前要清洁自己的双手

宝宝刚出生时，他们的身体抵抗力十分弱，新爸爸每天照顾新妈妈和宝宝的过程中，会接触很多其他东西，这样手上就难免会携带各种细菌。因此，新爸爸每次接近宝宝之前，一定要做好双手的清洁工作，以免把细菌传给宝宝，损害宝宝的健康。

新爸爸一定要做的几件事

1. 为新妈妈制作营养餐

新妈妈月子期间，新爸爸以及家里的其他成员应肩负起制作美食的"重任"。在烹饪新妈妈和宝宝的食物时，要注意以下几点：

食品一定要新鲜、卫生、可口、美味，最重要的是营养丰富、均衡。可轮流烹制虾、排骨、鸡、鸭、鱼、豆腐等营养丰富的食品，多煲汤，以利于乳汁分泌。多准备些水分含量高、维生素丰富的新鲜水果和蔬菜，如番茄、橙子、葡萄等。

烹饪时要注意少放盐，一日不超过3~5克。此时，新妈妈的肾功能还没有恢复，婴儿肾功能发育还不成熟，高盐食品会引起母子体内钠潴留。此外不要加味精，因为它含有的化学物质会影响婴儿对锌的吸收。

避免制作过于辛辣、刺激的饮食，有的婴儿会因此拒绝吃母乳。

除一日三餐外，可适当为新妈妈增加2~3次小点心或汤类、水果等。

2. 发挥潜能，努力成为超级奶爸

做新爸爸了，在享受小宝宝带给你欢乐的同时，不要忽视了你身边的妻子。看着身心俱疲的她，你应该发挥潜能，成为"超级奶爸"。

成为卫生护理员。月子里新妈妈的卫生对体质的恢复很重要，丈夫要帮助妻子做好以下几件事：每天洗脸、勤梳头、勤刷牙。另外，新妈妈排汗量大，应该勤换衣裤、常洗澡。

成为作息管理员。作为家中的"顶梁柱"，新爸爸要主动承担家务劳动，担负起照顾小宝宝的任务，当然，也可以请家里其他成员帮忙照料，使妻子得到充分的休息。另外，丈夫要安排好亲朋好友的来访事宜。

耐心陪练。要鼓励新妈妈尽早下地活动。自然分娩后6小时、剖宫产后48~72小时，新爸爸即可陪新妈妈下床扶着栏杆做轻微活动。

亲子行动。新爸爸可以亲自动手喂哺婴儿，和婴儿做小游戏，为宝宝布置多彩空间，给宝宝洗澡和清洗衣物。这样，不仅体现出你对妻子的关爱，还增加了和宝宝亲近的机会。

3. 克制欲望、关爱妻子

真正的爱，表现为体贴和理解。妻子因产后激素水平的变化，加之料理家务、照顾婴儿的负担，性欲可能会由此降低。丈夫应该体贴、尊重、理解妻子，克制自己的欲望。产后的新妈妈可能变得感情脆弱、易哭泣、发脾气，这主要是由于产后体内激素水平变化引起的，丈夫应该多倾听妻子的感受，多抽时间陪伴妻子，哪怕一个充满爱意的眼神、一句甜蜜的话语、一个亲切的拥抱也会加深你们的爱情。

提前准备好母婴用品

一般情况下，最好在准妈妈分娩前就把分娩后新妈妈和新生儿的用品准备好。倘若还有些东西没有备好，新爸爸可在新妈妈分娩住院期间将东西置办齐备，这样才能让新妈妈和新生儿更好地度过月子期。

1. 为新妈妈准备好相应的物品

产后新妈妈由于身体的特殊性，除了可以继续穿孕期的宽松衣服外，还需要准备产后妈妈专用的内裤、胸罩、喂奶衫和专用卫生巾。

另外，贴心的新爸爸也可以为新妈妈准备一条束腹带，帮助新妈妈尽快恢复火辣身段。不过，自然分娩的新妈妈和剖宫产的新妈妈用的束腹带是不一样的，所以建议不要早早准备，最好等新妈妈产后再买。

2. 为新生儿准备好衣物和清洁用品

刚生下宝宝，别忙着打扮他，就选择衣服来说，漂亮与否不是重点，重要的是衣服要合身、舒适，要充分考虑到安全因素。

纯棉至上。应当选用质地柔软、吸水性强、透气性好、颜色浅淡、不脱色的全棉布衣服。

无领最好。新生儿的颈部较短，可选择无领或和尚领斜襟开衫，这样的衣服不用系扣子，只用带子在身体的一侧打结，不仅容易穿脱，还可随着新生儿逐渐长大而随意放松，一件衣服可穿较长时间。

素色为佳。宝宝内衣裤应选择浅色花型或素色的，因为一旦宝宝出现不适和异常，弄脏了衣物，爸爸妈妈可以及时发现。

宜买大忌买小。为刚出生的宝宝选择衣服时宜买大、忌买小，虽然新衣服对宝宝来说稍微大一些，但并不会影响他的生长发育，切忌太紧身。

多陪伴新妈妈，预防产后抑郁

相对于事事都需要他人帮助的第1周来说，本周新妈妈的表现较为独立，不仅能学习和练习护理自己的孩子，也可以亲自喂奶而不需要帮助。但这一时期新妈妈容易产生压抑情绪，可能与痛苦的妊娠和分娩过程、分娩后感情脆弱、太多的母亲责任、由新生儿诞生而产生的爱被剥夺感、糖皮质激素和甲状腺激素处于低水平等因素有关。压抑的感情和参与新生儿的护理让新妈妈极为疲劳，而这种疲劳又加重了抑郁。在这种情况下，新妈妈可能会时不时哭泣，感到委屈，对周围漠不关心，停止活动等。

当妻子情绪沮丧时，新爸爸应及早发现，多给予同情、支持、爱护和谅解，避免争吵。同时积极分担家务，多帮助妻子照顾宝宝。在饮食和哺乳方面，多征求妻子的意见。

协助新妈妈调养身体

新妈妈分娩后，体力消耗极大，因此及时进行休养是非常有必要的。特别要注意的是，在产后的前几天，由于新妈妈体力尚未恢复，且消化功能较弱，因此应食用富含营养、易于消化、不油腻的半流质食物，此后再逐渐转为普通饮食。一定要注意，产后初期千万不要让新妈妈大鱼大肉地吃喝，而应合理饮食，这样才能起到既防止发胖，又促进身体恢复的效果。

有些新妈妈产后乳房较为柔软，而且没有丝毫胀感，乳汁分泌也不太好，这多是产后虚亏、气血不足的表现。此时，新爸爸应注意调整饮食，鼓励妻子多吃营养丰富的汤类食物，如鸡汤、猪蹄汤、鲤鱼汤等。另外，新妈妈还要按时哺乳，因为通过宝宝吮吸乳头，才可促进垂体生乳素的分泌，最终使乳汁分泌正常。大体来说，只要新妈妈没有传染性疾病，如乙肝等，则多可进行母乳喂养。

作为丈夫，新爸爸一定要注意观察妻子的乳房。通常来说，乳房胀痛发生在产后第1周。一旦发生，新爸爸要帮助妻子用毛巾热敷乳房，并轻轻按摩，使乳汁通畅。当宝宝吮吸无力或吸不尽时，也可以借助吸奶器来吮吸，从而防止乳汁淤积而诱发乳腺炎。

当然，新爸爸还要知道足够的休息并非是整天躺卧在床，适度的运动也有助于产后体力和各器官功能的恢复。通常情况下，新妈妈在产后可以及早下床活动，比如洗漱、吃饭、大小便等。但要注意的是，新妈妈在产后初期站立的时间不要过长，而且应避免下蹲或提举重物等活动。

多与宝宝零接触

父母与宝宝肌肤上的接触不但可以帮助建立亲子间的感情，同时可以起到安抚宝宝情绪的作用。爸爸可以与宝宝肌肤接触的事情有：

帮宝宝换尿布、哄宝宝入睡、为宝宝洗澡等，甚至解开自己的衬衫纽扣，让宝宝紧贴着自己的胸膛小睡一会儿，也不失为一个与宝宝肌肤相亲的好办法。

爸爸越多参与这些工作，就会越有信心当个好爸爸。

抽时间与宝宝单独相处。调查发现，当有妻子在场的时候，男人们常常会对新生宝宝感到手足无措，他们容易怀疑自己的能力而依赖妻子来搞定。而妻子呢，这时也容易像个救星或专家似的为如何做而不断地对丈夫指手画脚。因此，爸爸若想成为育儿能手，一定要多花时间单独与宝宝相处，挖掘出自己独特的育儿技巧。这样，当爸爸对照料孩子的自信心建立起来后，即使妻子不在场也不会束手无策。

不过在和宝宝亲密接触之前，必须学会如何正确地抱宝宝。刚出生的小宝宝，脖子软绵绵地竖不起来，刚做了爸爸，生怕把小宝宝"弄坏了"。但只要掌握了要领，尽可以放心大胆地去抱。婴儿生长发育的特点是头大、头重、骨骼的胶质多，肌肉还不发达，肌肉力量较弱。因此，刚出生时的婴儿只能稍稍抬头片刻，3个月时头才能初步直立。由于颈部和背部肌肉发育还不完善，婴儿不能较长时间支撑头的重量。因此，抱婴儿的姿势是很讲究的，关键是要托住婴儿的头部。

方法1：如果想变换成横抱姿势，让宝宝身体重量落在你的身体上。挪动托在脖子后面的左手，让宝宝脖子完全靠在你的左侧胳膊肘上，右手依然托着臀部；让宝宝头部贴近你的左胸前，这样他能够听见你的心跳声。

方法2：先把两只手插到仰卧着的宝宝脖子下面，轻轻托起头；将右手移到宝宝的臀部，左手托住脖颈；左侧手掌抱住宝宝的头，注意不要只抬起头；你的身体靠近宝宝，两只手小心地将宝宝的身体抱起；如果竖起抱，将宝宝贴在你的身体上，分别用两手托住宝宝的脖子和臀部。

方法3：采取直立抱时，有两种姿势可供选择。一种直立抱姿势是婴儿背朝成人坐在成人的一只前臂上，成人的另一只手拦住婴儿的胸部，让婴儿的头和背贴靠在成人的前胸；另一种直立抱姿势是让婴儿面朝成人坐在成人的一只前臂上，成人的另一只手托住婴儿的头颈、背部，让婴儿的胸部紧贴在成人的前胸和肩部。

不忘和网络奶爸多多交流

当你手忙脚乱地照顾哭闹的宝宝时，当你费尽心思开导抑郁的妻子时，不要以为你是一个人在战斗。打开电脑，去育儿论坛找到你的同伴吧，那里有很多奶爸等着和你交流心声呢！

新爸爸可以在网上和那些与自己一样的年轻新爸爸，交流一下初为人父的感觉和经验，秀秀宝宝的靓照，维护一下宝宝的个人主页，或者向有经验的新爸爸们取取经。网络为我们提供了一个既开放又很休闲的空间，在这样一个充满了家的温情的地方，对面新爸爸的一声招呼、一声问候都有助于新爸爸们更快地进入角色。

让宝宝开心，老爸有妙招

1. 走进宝贝心灵的抚慰

宝贝饿了，爸爸却在给他播放音乐；宝贝出牙感觉不舒服了，爸爸却在给宝贝更换尿布……所有类似牛头不对马嘴的做法对于安抚哭闹的宝贝自然无济于事。安抚哭闹宝贝最重要的事情就是找出宝贝哭闹的原因，再针对实际情况采取相应的措施。确认宝贝的需要看起来是一件十分简单的事情，但是对于年龄比较小，还不会正确表达自己需要的宝贝来说，爸爸想要明白宝贝的真实需要确实必须学会更好地了解、观察。带宝贝比较少，对宝贝的需求无从了解，那么通过进行多方位的尝试来确认宝贝的需要，不失为一头雾水的爸爸们寻找安抚宝贝途径的好方法。只要从多方面考虑，从不同的侧面尝试，爸爸的抚慰总会在宝贝的哭闹声中产生作用的。

2. 带着宝贝去兜风

无论白天还是黑夜，只要宝贝不是因为健康原因哭闹，可以将宝贝约束在私家车的安全座椅上，风风火火在户外转上一圈是安抚哭闹宝贝非常有效的方法。望着户外不断变化的风景或者闪烁的霓虹，应接不暇的小宝贝一定将哭闹的念头抛在九霄云外，乖乖地嗯嗯啊啊表达自己无边的快乐与惊喜。

3. 牺牲手指让宝贝啃一啃

如果弄不清楚宝贝哭闹的原因，将自己的手指伸出去让宝贝吮吸不失为一个最简单有效的安抚哭闹宝贝的好方法。几个月的宝贝有着强烈的吮吸需要，并且吮吸也是宝贝自我安慰的一种有效方式。一旦将手指伸进宝贝嘴边，宝贝通常都会条件反射似地停止哭闹，转而津津有味地吮吸伸向他嘴边的手指。不过将手指伸进宝贝小嘴巴的时候，切记要保证手指的干净，并且指甲朝下,以免指甲刮伤宝贝的上腭。

4. 让宝贝哭得淋沥尽致

有的时候,无论怎么安抚,宝贝都会哭闹不休。这个时候,如果宝贝没有身体上的疼痛,也不是因为饥饿、疲乏、尿湿等原因哭闹,并且他也拒绝被爸爸搂抱或者摇晃,那么宝贝可能仅仅是想通过哭泣来发泄一番。如果碰上这种情况,无法忍受宝贝哭闹声的爸爸最好戴上耳塞,并尽量控制自己心中的怒火,给宝贝一个哭泣的机会。

5. 来点美食的诱惑

饥饿或者口渴是引起宝贝哭闹的常见原因之一。如果妈妈不在家,孤立无援的爸爸可以在奶瓶里装上温水或者温热的奶水,喂给宝贝喝。即便宝贝不饿,奶瓶或者奶嘴也能带给宝贝安慰。宝贝通常都会比较喜欢吸吮奶嘴,或者用舌头顶着奶嘴玩耍。

6. 体验"坐飞机"的快乐

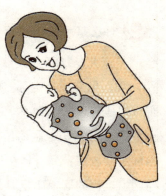

几乎所有的宝贝天生就喜欢被轻轻地摇晃,因此,当宝贝哭闹时,让小宝贝躺在爸爸强健的肘弯里,或者汽车座椅、摇篮里,轻轻地摇晃,让宝贝体验"坐飞机"的奇特感觉是摆脱哭闹的有效方法之一。被摇晃的宝贝通常都会很快安定下来,让小宝贝"坐飞机"还是一件一举两得的事情:这种活动既抚慰了哭闹的小宝贝,还可以让小宝贝在被摇晃的过程中被动地得到锻炼。

7. 给宝贝来个"空中飞毯"

"空中飞毯"游戏非常简单,就是将宝贝轻轻地抛向空中,然后接住。这是一项宝贝非常喜欢,爸爸也乐得尝试但是让妈妈提心吊胆的游戏。有心的爸爸可以通过添加一些别的有趣的游戏元素,让"空中飞毯"游戏摆脱单调乏味的境地,让宝贝玩得更加有滋有味:抓住小宝贝的两只小胳膊,让宝贝骑在爸爸脖子上,轻柔地迈着舞步前后左右摇晃着走上几圈,然后在保证安全的前提下将宝贝扔在空中接住,再扔在空中接住,如此反复。还可以将宝贝放在膝盖上,一边哼唱一些柔和的曲子一边轻轻地跺脚、颠脚、左右摇晃双腿，或者将双腿前伸，降低膝盖的高度再将膝盖抬起来……这些不断变化的花样会带给宝贝很多新奇的感受，让他很快在好奇心的驱使下忘记挂在小腮帮上的眼泪。

8. 发挥婴儿背带的大用场

将哭闹的宝贝放在那种前置背带里，让宝贝感受爸爸的体温，倾听爸爸的心跳声可以有效地缓解宝贝的哭闹。如果再带着宝贝走上几步，也许过不了几分钟，宝贝就会在背带里安然入睡。

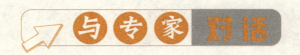

Q 什么是早产儿？

A 早产儿是指至少提前3~6周出生的婴儿。所有的早产儿都需要特别护理，但并不一定都需要进入加护病房。早产儿由于出生时还未发育成熟，很难适应母体子宫外的环境。他们的肌肉紧实度很低，身体几乎不怎么动，通常缺乏钙、铁，血糖浓度也偏低。他们的眼睛可能一直闭着，皮肤偏红，脸部皱痕较多；和身体相比，早产儿的头部显得尤其大，而且颅骨非常柔软。他们患黄疸的概率比足月的婴儿要大很多。尽管宝宝的弱小令人担忧，但事实上他们有着强烈的生存意愿，早产儿的存活概率其实并不低，所以妈妈们自己首先要有坚定的信念，来帮助宝宝渡过这开始的难关。

有些宝宝需要待在保育箱里1个月左右才能出院回家。既然妈妈不能够接触孩子，自然也谈不上母乳喂养。而且因为医院已经给孩子喂上了奶瓶，再来适应母乳喂养谈何容易；更何况母亲的奶也因为缺乏吸吮和刺激早就消退了，母乳喂养很难实行。但实际上，早产儿更需要母亲的亲密接触和母乳的保护。如果早产儿在保育箱里，新妈妈如何与他建立母子联系呢？

作为母亲，你应该尽早和宝宝建立联系，你的气味、声音和接触都有助于这种联系的建立。事实上，即使宝宝待在保育箱里，也不代表他/她虚弱得连碰都不能碰。不要被宝宝周围的机器吓到了，你可以在医务人员的指导下轻轻抚摸你的宝宝。

Q 为什么说早产儿的母乳是"超级母乳"？

A 早产儿更加需要母乳。早产儿为了"追赶"生长速度，需要更多的蛋白质和热量，而早产儿的妈妈身体会迎合这个需要制造出高热量高蛋白的母乳。早产儿的妈妈分泌出来的母乳，还含有高于足月儿妈妈分泌的母乳所含的抗体以及其他养分，可以说早产儿的母乳是"超级母乳"（super milk）！这种差别甚至一直延伸到宝宝出生后6个月。

这种超级母乳中含有更加丰富的抗体和养分，会保护宝宝免于受到早产儿更加容易患上的诸多感染。母乳更加容易消化，不会像奶粉那样给宝宝本来就脆弱的肠胃带来额外的负担。宝宝对于母乳中的脂肪和蛋白质的利用率，远远高于奶粉。母乳还会促进早产儿大脑的发育，一项著名的研究发现，母乳喂养的早产儿比奶粉喂养的早产儿在7岁半~8岁时，平均智商高出10多个百分点。传统做法是等到早产儿能够吃奶粉后再进行母乳喂养，但是新的研究表明，对于早产儿来说，吃母乳比吃奶粉省力，母乳喂养的早产儿比奶粉喂养的早产儿成长得更好、呼吸暂停（窒息）的现象明显下降。一些提前2个月出生的早产儿可能会在母乳之外需要补充维生素和矿物质，这并不意味着你的母乳有什么不足，只是这么小的早产儿也许需要某些额外的养分来保证正常的发育。

Q 新爸爸怎样增强与宝宝的亲子关系？

A 刚刚把宝宝接回家中，新爸爸可能会有几分骄傲，几分激动，也许还有几分疲惫。但是，新爸爸绝对不能认为有了新妈妈的照顾，回家后就不需要自己亲近宝宝了，真有这种想法，那新爸爸和宝宝以后的亲子关系可就"悬"了。

事实上，生活中大多数的新爸爸认为，刚出生不久的宝宝，只要有妻子关爱就可以了，自己也帮不上多少忙，何况这时的宝宝也不怎么需要爸爸的关爱。其实这种看法是错误的，只要新爸爸愿意，就可以增强与宝宝的亲子关系。这种亲子感情就像宝宝和新妈眯之间的纽带一样重要。建议新爸爸通过以下方面来逐渐增强亲子关系。

1. 不断学习

育儿不是新妈妈一个人的事情，新爸爸也需要一同学习如何育儿。此外，平时和那些已经有孩子的朋友待在一起，也是增长育儿知识的途径。这些事情虽然很简单，但是不学习新爸爸也是不能掌握的。

2. 行动，行动，再行动

新妈妈们之所以能够很好地照顾宝宝，并非是靠所谓母亲的本能得来的，而是她们付出了行动，这一点同样适用于新爸爸。

因此，不能以自己不会作为借口，新爸爸得行动起来，例如给宝宝冲奶粉、换尿布、换衣服等。刚开始新爸爸也许会笨手笨脚，但以后会慢慢成为"高手"的。

3. 参与照顾宝宝

有些新妈妈可能会认为，如果不能全天候亲自给宝宝喂奶、换尿布、穿衣服，就不是一个好新妈妈。其实，这些事情也可以让新爸爸参与，这对其成为一名好父亲也非常重要，而且对新妈妈和宝宝也十分有益。因此，在生活中新爸爸可以不时地给妻子搭把手，主动帮她照顾孩子。这样一来，既可以让新妈妈得到一些休息，也有助于整个家庭氛围的和谐。

4. 坚持自己的立场

在现实生活中，许多新妈妈不管是有意还是无意，通常都会大大低估新爸爸照顾宝宝的能力。当她们看到丈夫小心翼翼地把巴掌大的小鞋套在宝宝的小脚丫上时，就忍不住想上去插把手。其实，对于新爸爸来说，如果妻子批评你照顾宝宝的方法或方式不对，你要温和地提醒她，只要自己多进行练习，就能做得越来越好。

5. 帮助妻子母乳喂养

如果宝宝是母乳喂养，新爸爸可以亲自把宝宝抱到妻子身边吃奶，等母乳喂养形成规律了，偶尔还可以给宝宝喂一瓶挤出来的母乳。这样，新爸爸和宝宝就会拥有一些高质量的亲子时间，而新爸爸也会感觉到妻子对自己的付出很高兴，从而可以增加夫妻间的感情。

6. 周末抽时间陪伴宝宝

现实生活中，有些新爸爸由于白天工作很忙，没有时间陪伴宝宝。所以就应该尽可能在晚上或周末抽时间陪伴宝宝，照顾宝宝。例如在条件许可的情况下，可以将宝宝放在宝宝背带或小推车里，带他到小区或公园里走走。如果没时间或无法外出，也可以在家里陪宝宝玩耍。久而久之，新爸爸和宝宝的关系会越来越好。

7. 发挥新爸爸的风格

众所周知，新爸爸和宝宝的相处方式与新妈妈和宝宝的相处方式有所区别。新爸爸在和宝宝玩耍时比较活跃、动作幅度大，这与新妈妈温柔、呵护的方式恰恰相反，其实这些没有多大关系。

新爸爸可以尽情和宝宝去玩坐飞机或其他经久流传的父子互动游戏。但是，最好不要总是玩这些力量型的亲子游戏，偶尔也可以玩一些柔情的游戏，让宝宝和妻子看到新爸爸温柔的一面。